CW01665133

Il bambino naturale

35

Esther Weber

Portare i piccoli

Un modo antico, moderno e… comodo per stare insieme

prefazione di
Chiaretta Busconi

Seconda edizione ampliata e aggiornata

Il leone verde

Questo libro è stato stampato su carta Fedrigoni nel pieno rispetto delle norme ambientali.

In copertina: fotografia di Elisa Weber-Heller.

ISBN: 978-88-6580-058-4

Edizioni Il leone verde
Via della Consolata 7, Torino
Tel/fax 011 52.11.790
leoneverde@leoneverde.it
www.leoneverde.it
www.bambinonaturale.it

Prefazione

di Chiaretta Busconi

Ho conosciuto Esther Weber ad un corso di formazione sulla clinica della prima infanzia, a Verona nella primavera del 2011. Alla fine del corso Esther mi ha fatto dono del suo libro Portare i piccoli, anzi, lo ha regalato al centro per i disturbi affettivo relazionali della prima infanzia, in cui lavoro.

La lettura di questo testo mi ha aperto altre finestre, prima chiuse, o solo intraviste. I concetti di "portare" e di "spazio portato" sono stati spunto di ripetute riflessioni e di emozioni vive.

Il libro di Esther è oggi un forte richiamo all'ascolto della prima infanzia, che ci parla linguaggi propri, non verbali, lingue vicine a bisogni di contenimento di angosce, solitudini, tremiti, cui solo la relazione empatica, calda, accogliente e attenta può corrispondere. Rispondere e corrispondere ai bisogni di sicurezza, accoglimento e accettazione del neonato, che si esprime col pianto o con la quiete della pace, secondo ritmi e tempi di una sua musicalità interna, significa dargli quel senso di onnipotenza narcisistica da cui si staccherà gradualmente attraverso il processo di separazione e le frustrazioni ottimali. Quel senso di onnipotenza primaria servirà (a lui, anello più debole della catena umana) da fluido vitale per affrontare le difficoltà, il senso di abbandono e di impotenza, che gli presenteranno i conti della vita.

Servirà nel contempo alla madre, per soddisfare e rinforzare il suo bisogno di unicità ed esclusività che, oggi più che mai, le viene anche richiesto dall'organizzazione sociale, sempre più orientata alle famiglie nucleari, isolate e spaventate. Favorire il senso di onnipotenza neonatale non può essere frainteso con il concetto del "viziare". Viziare, a mio parere, non è una modalità di calmare il pianto del bambino decodificandone il significato profondo, il bisogno vitale sottostante, viziare è placare il pianto del bambino con modalità che attengono al mondo degli adulti, al mondo degli oggetti, dei consumi, dell'avidità che nutre se stessa attraverso il soddisfacimento compulsivo di false necessità o di bisogni indotti.

Ma cosa si intende veramente per bisogno di contenimento nel bambino piccolo? Essere tenuto dentro, al caldo empatico e al riparo dai pericoli di sovraesposizione sensoriale, di eccitazioni insopportabili, provenienti sia dal mondo interno che da quello esterno, potrebbe essere una prima risposta.

La fascia è uno strumento che favorisce e permette sia il legame, trasmettendo un senso di continuità con lo stato gestazionale, sia il passaggio graduale verso il mondo esterno. Favorisce uno sguardo sul mondo da una posizione di sicurezza: è bella la metafora del mondo visto dalla groppa della madre! Rafforza il legame, ma offre nel contempo un forte slancio verso l'autonomia: la dipendenza si tramuta in quell'energia che permette il distacco verso l'autonomia di una vita unica ed esclusiva: tanto il legame primario sarà stato armonico e sintonico, quanto il futuro adulto saprà concedersi al mondo degli oggetti e delle relazioni, saprà amare e coinvolgersi nel bene comune, per il bene comune.

"Portare" nella mente, nel pensiero, un'altra mente, alla quale far germinare pensieri: è esperienza riconosciuta oggi dalle neuroscienze, dall'infant research, oltre che dalla psicanalisi, che una mente ha bisogno di un'altra mente per farsi e sentirsi viva. Così come un corpo ha bisogno di un altro corpo per sentirsi esistere: l'abbraccio della madre al suo bambino fonde la mente con il corpo e gli rimanda il pieno senso di essere vivo. Se togliamo l'abbraccio al bambino è come se lo privassimo di una parte di mente.

Il portare dentro va oltre il confine dei primi anni di vita, si evolve in noi adulti nel concetto-idea di essere portati e nel contempo portare, funzioni che si alternano fino a fondersi, in un gioco di continui e magici rispecchiamenti.

Mi ha infine teneramente commosso la testimonianza di una nonna alla fine del libro. La linea di continuità che lega tre generazioni di donne si fonde con quella fascia: altra metafora del filo che unisce le menti attraverso lo spazio, il tempo, l'amore e avvicina al mistero dell'infinito.

Grazie Esther!!

Chiaretta Busconi

Psicologa psicoterapeuta presso la Neuropsichiatria dell'AUSL Piacenza e per il Centro di secondo livello per i disturbi affettiva relazionali nella prima infanzia.
Docente all'Università di Parma e alla Fondazione Bonaccorsi di Milano.

Introduzione

Portare i piccoli? La gente che passa davanti a casa nostra si ferma incuriosita e indaga la scritta misteriosa sulla nostra porta. Scuote la testa. Alcuni si fermano e chiedono: “ma che cosa significa?” Spesso, a questa domanda segue una seconda: “Per quali strade si arriva a occuparsi del *portare*?”

Se qualcuno ancora dieci anni fa mi avesse detto che mi sarei occupata personalmente, con passione e con professionalità di questo tema (e che avrei avuto due bambine) gli avrei detto: improbabile. Infatti non svolgo una professione attinente al tema (per diversi motivi non sono diventata ostetrica, ho fatto esperienze lavorative nell’ambito aziendale), e costruire una famiglia, crescere dei bambini non faceva parte dei miei sogni immediati e consapevoli. Tutto iniziò con la prima gravidanza (è stata comunque la vita a dare il suo contributo), quando cercai un mezzo più comodo e agevole per trasportare la mia bambina quando sarebbe nata. Avevo bisogno di continuare a essere libera. Presto comunque mi resi conto che non si trattava di utilizzare uno strumento di trasporto alternativo, ma che sarebbe stata una modalità (diversa) per stare (bene) insieme alla mia bambina. Iniziò allora la ricerca e la scoperta dei mondi dietro alla piccola parola *portare;* seguita presto dalla richiesta di altri genitori di trasmettere loro le conoscenze acquisite.

Quando nel 2002 decisi di costruire un sito internet con il nome www.portareipiccoli.it, in Italia le informazioni specifiche rispetto al tema del *portare* i bambini erano quasi inesistenti e per lo più limitate a un approccio commerciale. Allora mi occupavo del tema da due anni, e notai che le conoscenze che raccoglievo in lingua tedesca o inglese per lo più erano sconosciute alla maggioranza dei genitori (e operatori) che conoscevo. Convinta che l’informazione oggettiva fosse la base da cui partire per promuovere *una cultura occidentale del portare*, decisi di cominciare a tradurre testi specifici e pubblicarli (con il permesso degli autori) sul mio sito. Quando poco dopo costituimmo l'associazione "Portare i Piccoli", a molti sembrava incredibile fondare un'associazione su un aspetto così specifico come il portare! Ora sembra che stia scoppiando una moda; i forum in internet sono pieni di mamme entusiaste che si scambiano informazioni e si danno sostegno a vicenda; si comincia a sapere che esiste la fascia lunga, la televisione se ne interessa, spuntano altre associazioni specifiche, si moltiplicano i siti dedicati. È un buon momento per le aziende e per chi svolge attività commerciale per vendere supporti per portare.

Ma torniamo alla prima domanda; cosa si intende esattamente con *portare?* Si tratta di una pratica scomoda o comoda (secondo il punto di vista) per trasportare i bambini piccoli, o magari c'è di più? La lingua stessa ci fornisce un primo approccio. Il dizionario Sansoni restituisce 22 significati diversi per il verbo portare*;* una di quelle parole che si possono utilizzare in molte circostanze per illustrare varie situazioni fisiche ma anche metaforiche e simboliche. Tra i significati posso elencare: portare un peso, farsi carico di un peso, indossare, tenere, sostenere qualcosa o qualcuno, sopportare, supportare, trasportare, muovere qualcosa o qualcuno da una parte all'altra.

È subito evidente che sostanzialmente si distinguono due significati:

- il significato stabile, che si fa carico di un peso, lo sostiene, lo regge, lo sop-porta, lo sup-porta e
- il significato mobile, che muove il peso e lo tras-porta.

Portare un bambino piccolo non è poi così diverso: significa farsi carico, letteralmente, del bambino, tenerlo addosso, sostenerlo e poi muoversi insieme a lui, con lui addosso o, con l'espressione usata nei paesi anglofoni, "indossando il bambino". E non solo.

Questo libro è un invito a riflettere sul significato del portare nell'ottica di una relazione individuale, per evitare approcci semplicistici (basta mettersi il bambino addosso) oppure ideologici (bisogna portare il bambino continuamente a contatto) oppure di moda (è *chic* tenersi il pupo addosso).

Per illustrare il concetto della *fisiologia del portare* mi sono addentrata in diverse discipline scientifiche quali innanzitutto la biologia, l'etologia (biologia comportamentale), l'antropologia e la psicologia, riportando delle cornici teoriche da cui sono partita per andare oltre al tentativo di produrre le prove che portare sia una modalità "scientificamente corretta" per prendersi cura dei bambini e per trasportarli. Ecco un semplice esempio che può illustrare l'intento di questo libro.

Quando un bambino piange nel suo lettino i genitori hanno diverse possibilità di ascoltarlo e di reagire. Possono sentire il pianto del bambino come la comunicazione urgente di un suo bisogno, andare da lui, prenderlo in braccio e cercare di capire di che cosa ha bisogno. Oppure possono andare da lui e cercare di distrarlo con le parole e le carezze, ma senza prenderlo in braccio perché vogliono che stia ancora un po' giù. Oppure possono pensare che non debba prendere il vizio e che debba imparare a stare giù, e possono quindi lasciarlo piangere.

Senza esprimere un giudizio frettoloso su una modalità piuttosto che sull'altra, ritengo sia fondamentale riflettere sulla qualità delle proprie modalità di risposta al bambino e diventare consapevoli del *potere* che si può esercitare nei suoi confronti. Siamo tutti d'accordo che essere genitori oggi (come ieri) non è un'impresa facile, ma forse più che in ogni altro periodo della nostra vita siamo invitati a riflettere e a non dare per scontato valori sociali, culturali, generazionali rispetto al modo di prenderci cura dei nostri bambini.

In questo contesto *Portare i piccoli* non propone una ideologia né una strada da seguire a occhi chiusi uguale per tutti, né la sicurezza di fare tutto giusto, ma vuole essere un invito alla riflessione su cosa significhi relazionarsi con i nostri bambini e con il nostro futuro.

Dal punto di vista strutturale, per una lettura più agevolata, ho scelto di mettere nelle note a piè di pagina tutti i riferimenti bibliografici, articoli e studi scientifici. In questo modo ho cercato di dare la possibilità di approfondire i diversi argomenti secondo il proprio interesse. Un'altra scelta è stata di limitare il più possibile i riferimenti alla patologia (per esempio al tema del bisogno di contatto corporeo insoddisfatto e delle sue conseguenze per lo sviluppo del bambino) per rimanere in un ambito di fisiologia e di positività.

Il libro parte dall'osservazione della *pratica antica* nel mondo (capitolo I), per passare poi al concetto teorico della *fisiologia del portare* (capitolo II) e alla sua *applicazione pratica* (capitolo III) come modalità moderna per stare insieme ai propri bambini.

Nel capitolo IV si trovano invece le valutazioni e le indicazioni tecnico-pratiche rispetto ai diversi supporti e le tecniche per portare.

Consiglio di non lasciarsi tentare dagli aspetti tecnico-pratici passando subito al capitolo IV, ma di fare lo sforzo di arrivarci seguendo il filo rosso del libro. Solo in questo modo le indicazioni pratiche acquisiscono un senso logico e non si è costretti ad accettarle come un consiglio esperto o un punto di vista esterno.

Rivolgo il mio invito alla riflessione innanzitutto a neogenitori e genitori, nonni e nonne, zie e zii, ma anche a operatori della prima infanzia, che avranno a disposizione molto materiale per approfondire ulteriormente l'argomento.

Ringraziamenti

Ringrazio Evelin Kirkilionis per l'aiuto e il materiale generosamente messo a disposizione rispetto al concetto biologico del portare, Waltraud Stening, Urs A.Hunziker per le loro ricerche inviatemi con grande disponibilità quando ho iniziato ad addentrarmi nel tema e ringrazio Susi Milz, che ha condiviso con me il suo ampio sapere pratico nei primi tempi di *portare i piccoli.*

Da tutto l'inizio e nel corso degli ultimi anni, per lo scambio vivo, continuo e arricchente innanzitutto ringrazio Giovanna Anti, con la quale ho condiviso teoricamente e praticamente l'avventura del *portare i piccoli.*

Ringrazio inoltre per l'incoraggiamento, il sostegno, l'amicizia e la fiducia: Gloriana Facci, Federica Casanova, "il gruppo del martedì", le mie colleghe istruttrici, i genitori soci, Anita Molino e tutte le persone, operatrici e genitori, che mi hanno dato fiducia nella promozione di *Portare i piccoli.*

Grazie a tutti i bambini nati e portati, i veri protagonisti, che ho avuto il piacere di conoscere, osservare e ammirare negli ultimi anni.

Infine ringrazio mia madre Elisa per avermi dato il sostegno pratico per scrivere questo libro. Grazie ad Alexander, con cui ho avuto la fortuna e il piacere di condividere dall'inizio il *portare i piccoli.*

Per le nostre figlie, che mi hanno fatto scoprire l'essenza del portare:
Gwenda e Aileen

I

La pratica antica del portare

Ad oggi, due terzi dell'umanità, da nord a sud, *porta* ancora i propri bambini. In Groenlandia e in Siberia, in Alaska, in Africa, in Centro e Sud America, in Asia e in Australia *portare* è una pratica diffusa, anche se viene praticata, come vedremo di seguito, in molti modi diversi. Esclusi da questo quadro si trovano soltanto il continente europeo e gli USA.

Nell'intento di scattare una fotografia della *realtà portata* nel mondo, ci si può chiedere se sia una pratica sviluppatasi per semplice necessità e adattamento ambientale. Come si porta tradizionalmente? Che significato attribuiscono i diversi popoli al portare?

E nell'Occidente? Se oggi *non si portano* più i bambini, forse una volta *si portavano*? Quali sono le alternative e che significato hanno?

Sulla base del materiale antropologico, etnologico e storico a disposizione, indubbiamente in molte parti del mondo si portano i bambini per semplice necessità. In assenza di strade e nelle zone impervie della terra portare non è una scelta ma l'unico modo (mezzo) di trasporto praticabile e sicuro e quindi una necessità senza alternative finché i bambini non si muovono autonomamente.

Ma osservando le pratiche di *maternage* nel mondo si nota anche che laddove si è creata una *cultura del portare,* questa è parte integrante e naturale dei modi di cura nei confronti dei bambini, supportata da valori socioculturali. In questo senso significa che portare è una pratica adatta "a crescere" i bambini e non semplicemente una modalità di trasporto per mancanza di alternative più comode.

Poiché il materiale etnologico è vastissimo e non può essere trattato in modo esaustivo e completo in questo capitolo, perché oltrepasserebbe i limiti ma anche gli obiettivi preposti di questo libro, vi propongo di seguito un'idea della realtà del portare nel mondo e in Europa ieri e oggi, differenziandola nel doppio significato:

a) portare per trasportare e

b) portare come modalità nel modello di cura del bambino piccolo.

Anche se in molti casi si tratta di una differenziazione teorica, perché nel Sud del mondo, dove esistono ampie realtà di cultura del portare, gli aspetti si intersecano e si completano a vicenda, la considero necessaria per una buona fotografia del portare in Occidente.

I.1. Portare per tras-portare

La necessità di muoversi e di spostarsi fa parte dell'umanità ed è una caratteristica di tutte le culture; sia nelle società tradizionali, spesso nomadi, di cacciatori-raccoglitori, dove la comunità (e le madri) si spostano di continuo in cerca di cibo, sia nelle società non industrializzate dove comunque gli scambi con altre comunità sono vitali, sia nelle società industrializzate, dove la necessità di spostarsi per qualsiasi cosa (spesa, lavoro, scuola, vita culturale, ferie) è più che mai scontata.

I.1.1 Nel mondo

Nel Sud del mondo e nelle parti remote del nostro pianeta, *portare addosso* è ancora oggi lo strumento più sicuro e praticabile per spostarsi con un bambino piccolo da un luogo A a un luogo B. I bambini sono trasportati in molti modi diversi; sulle spalle (dove si tengono aggrappati ai capelli dei genitori), sulla schiena seduti in alto o in basso, sul fianco a portata del seno. Sono trasportati in braccio ma molto spesso con un supporto ausiliare, che ha il compito di sostenerli al posto delle braccia e di "incollarli" al corpo del genitore in modo che questo possa avere le mani e il corpo liberi per svolgere altre attività. Un ruolo importante nella modalità di trasporto sembrano avere le condizioni climatiche.

Whiting[1] ha analizzato 250 società rispetto alla relazione tra clima e supporti utilizzati per tras-portare i bambini. Conclude che in ambienti climatici freddi sono tipici i supporti contenitori, come culle o cesti, dove il bambino passa la maggior parte del giorno e della notte. In queste società è uso comune fasciare oppure vestire molto pesantemente i bambini. Il contatto corporeo tra i bambini piccoli e i genitori è molto più raro che nelle società con clima caldo (definito con temperature invernali oltre i 10°), dove i bambini passano fino al 90% del giorno (e della notte) a contatto corporeo con un'altra persona. In molte società i bambini non sono portati solo dalla madre, ma anche dal padre, e spesso da fratelli e sorelle poco più grandi, dai nonni e da altre persone della famiglia o tribù.

In queste società predominano supporti come teli, reti o cinture, che permettono di legare il corpo del bambino, nudo o vestito pochissimo, al corpo di chi porta. Lo stretto contatto corporeo è frequente anche durante la notte.

Rispetto alla teoria climatica ci sono alcune eccezioni; infatti gli Inuit dell'Alaska e della Siberia portano i loro bambini a contatto pelle a pelle all'interno della propria giacca di pelle. Questo lascia presupporre che, sebbene il clima possa essere un fattore importante nel modellare il mezzo di trasporto dei bambini e la predisposizione al contatto corporeo, probabilmente ci sono altri aspetti da considerare. Mi sembra un chiarissimo indizio rispetto al fatto che il significato del portare non si esaurisce nel suo aspetto di trasporto, come vedremo di seguito.

Posizioni e supporti tradizionali

Tradizionalmente i bambini sono portati sul fianco e sulla schiena così che la loro pancia si appoggi sempre al corpo di chi porta. Solo occasionalmente sono portati in braccio davanti, per esempio quando vengono allattati o quando l'adulto si dedica al bambino in modo diretto, come nel gioco.

Probabilmente si tratta di posizioni fisiologiche sia per il bambino, sia per chi lo porta. Una modalità di trasporto in una posizione non fisiologica, che a lungo andare avrebbe procurato danni alla postura di un'intera popolazione, sarebbe stata abbandonata presto a favore di pratiche più fisio-

[1] Whiting JWM, *Environmental constraints in infant practices,* in H., Munroe, R L, and Whiting, BB. (Eds.), *Handbook of cross-cultural human development*, Garland STPM Press, New York, 1981, pp. 155-179.

logiche. Una società tradizionale che conta sul lavoro (fisico) di ogni suo membro non può permettersi lo sviluppo e il mantenimento a lungo di una pratica del portare non fisiologica.[2]

I supporti ausiliari sono molto vari e diversi fra di loro e rispecchiano cultura, modo di vivere, disponibilità di materie prime, clima, ricchezza o povertà di chi porta, addirittura valori sociali. Se i bambini per esempio sono un sinonimo di fortuna, anche i supporti, di infinita bellezza, sono spesso curatissimi nei dettagli, cuciti e ricamati finemente.[3]

I portabebè di ieri e di oggi sono fatti di stoffe semplici, di tessuti ricamati o stampati, con lacci lunghi o semplici teli corti, adeguatamente piegati e annodati. Sono reti di canapa o di altre fibre grezze, cesti, zaini più o meno imbottiti. Ci sono portabebè fatti di pelle, di pelo, di cuoio. Sulla schiena i bambini sono adagiati nel supporto a gambe divaricate o in diagonale, tutti fasciati. Sul fianco i bambini seduti a cavallo vengono sostenuti da cinture di fibre naturali o teli corti di cotone. Se le condizioni climatiche lo permettono sono portati a contatto pelle a pelle.[4]

In molte culture il supporto portabebè tradizionale ha un nome proprio, indice di una cultura del portare. Per citare solo i più conosciuti, si possono incontrare il *Mei Tai* in Cina, il *Podeagi* in Korea, l'*Onbuhimo* in Giappone, il *Bambaran* in Guinea Bissau, il *Pagne* in Senegal, il *Kanga* in Kenya, *il Kikoy* nelle parti della costa occidentale africana, il *Bilum* in Papua Nuova Guinea, il *Selendang* in Indonesia, il *Rebozo* in Messico, l'*Amautik* dagli Inuit in Alaska.

[2] Hilsberg Regine, *Koerpergefuehl*, Rowohlt TBV, 1985.

[3] Si possono ammirare degli esemplari bellissimi di *mei tai* cinesi tradizionali (prima di Mao) in Lin Brenda et al., *Bonding via baby carriers*, Les Enphants Co, 2001.

[4] Per approfondire consiglio due libri correlati da moltissime fotografie: Fontanel Béatrice, D'Harcourt Claire, *Bebè del mondo,* L'Ippocampo, 2007; Van Hout IC, *Lieve lasten -hoe kinderen gedragen worden*, Tropenmuseum Amsterdam, 1993.

In Centro America e nelle Ande i piccoli vengono portati sulla schiena, legati con un telo quadrato piegato a triangolo e annodato davanti.

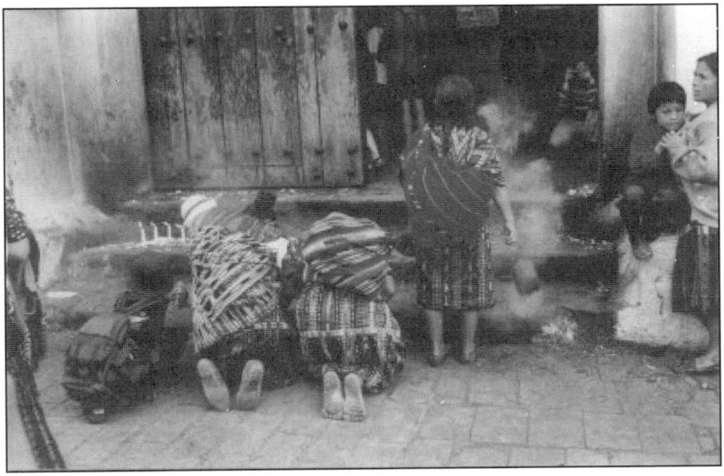

In Africa i bambini vengono portati sulla schiena bassa con dei semplici teli di cotone della lunghezza di appena 2 yard (180 cm) e senza nodo.

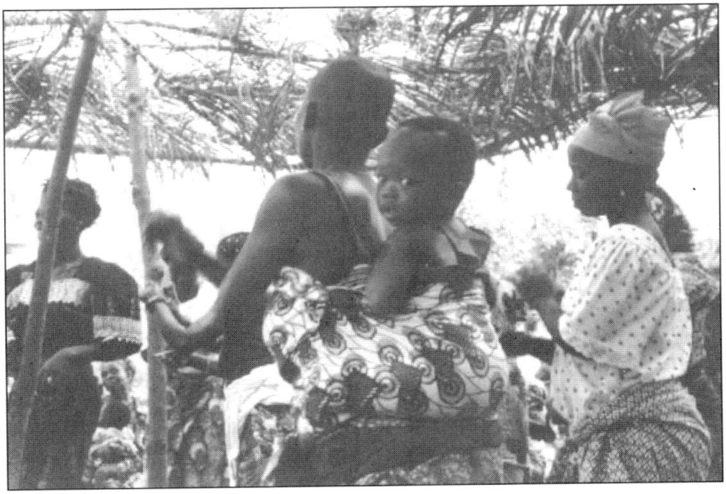

Nelle regioni asiatiche (Cina, Vietnam, Thailandia, Indonesia) i piccoli sono portati con una specie di fascia quadrata (40 cm per 40 cm) a cui sono fissati dei lacci lunghi con cui si annoda il supporto attorno al corpo.

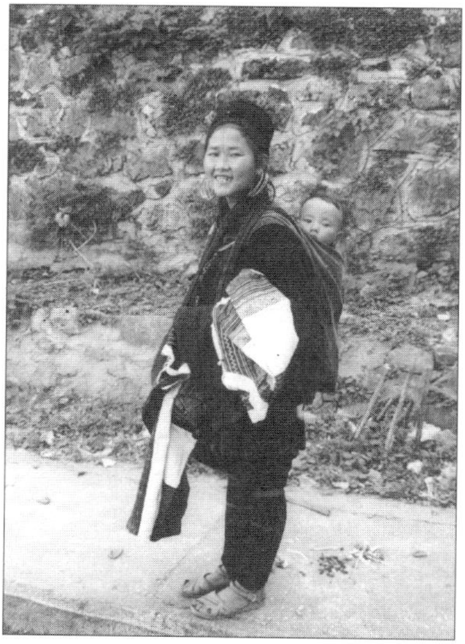

La maggior parte dei portabebè tradizionali sono morbidi e molto adattabili (supporti semi o non strutturati) e permettono di portare "a contatto". Un'eccezione costituiscono gli indiani pellerossa che portavano i loro bambini non a contatto diretto, ma fasciati sulla schiena (rivolti all'esterno) su una tavola o dentro una culla rigida (*cradleboard*).

Laddove è possibile e per tratti lunghi, i bambini non solo vengono trasportati sulla propria schiena, ma anche in cesti e culle portatili sul dorso dei cavalli e degli asini o sulle slitte. Trasportare i bambini fino alla loro autonomia motoria è faticoso, ma spesso sono i fratelli più grandi che si fanno carico del piccolo mentre il padre o la madre porta ceste o vasi molto più pesanti.

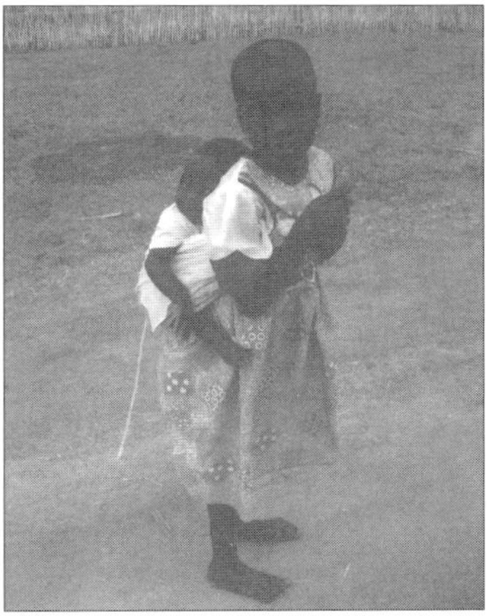

Tras-portare i bambini addosso in molte parti del mondo è indispensabile perché mancano alternative più comode e ugualmente sicure. Per tratti lunghi o durante il lavoro della madre i bambini vengono portati soprattutto sulla schiena e girati al bisogno sul fianco o davanti per essere nutriti. I supporti ausiliari che legano i bambini in modo saldo al corpo del genitore sono adatti ai bisogni e alle condizioni di vita di ciascuna popolazione. I bambini vengono trasportati finché non camminano da soli e dopo su richiesta, spesso dai fratelli poco più grandi o da altre persone della famiglia disponibili.

I.1.2. In Europa

Oggi, per tras-portare un bambino in Europa, viene proposta una serie di accessori indispensabili (e costosi):

- carrozzina prime settimane (navicella)
- passeggino (dopo alcuni mesi)
- passeggino a tre ruote per le lunghe passeggiate
- passeggino pieghevole (*buggy*) per il bambino più grande (fino a 4/5 anni)
- ovetto per la macchina (fino a 9 mesi)
- seggiolino per la macchina (dai 9 mesi in poi)

La lunga lista di accessori per il trasporto del bebè lascerebbe presupporre che i bambini siano volentieri e spesso portati "in giro", ma in realtà non è così. Anzi, parlando con molte mamme, emerge che la loro mobilità con un bambino piccolo è molto limitata. Molte madri fanno fatica a uscire di casa con il neonato perché lo ritengono troppo faticoso. Preferiscono uscire da sole o non uscire affatto.

"In molte parti basta uno strumento per portare il bambino dappertutto, mentre nella nostra società, dove siamo attorniati da una grande quantità di accessori, portare con sé il bambino non è diventato più semplice né considerato naturale".[5]

Solo da alcuni anni si aggiungono a tale lista i supporti per tras-portare addosso un bambino, per esempio il marsupio oppure uno zaino per fare delle passeggiate. Nelle riviste e guide all'acquisto per mamme di bebè, il marsupio viene consigliato "a genitori con uno stile di vita attivo" che "vogliono portare il loro bambino con sé". Il marsupio, "la perfetta alternativa alla carrozzina per uscire", da usare per "una breve passeggiata" o per "spostamenti in città che prevedono l'utilizzo di mezzi pubblici". Non manca mai comunque il consiglio di non portare troppo a lungo di seguito, "per dare al bambino la possibilità di muoversi e di sgranchirsi fuori dal prodotto e per fare riposare la schiena dell'adulto".

La grande quantità di prodotti e rifiniture – "dal design innovativo e accattivante" – mostra un mercato in crescita. Infatti gli strumenti per trasportare addosso il bambino in Europa sono in netta crescita e dimostrano quindi una richiesta in aumento, anche se sono ancora prodotti considerati marginali. Nella copia omaggio[6] di una guida all'acquisto per mamme troviamo 24 prodotti tra marsupi e zaini descritti, mentre ci sono ben 33 passeggini/carrozzine diversi combinabili e ben 60 passeggini pieghevoli pubblicizzati!

La presenza della carrozzina, così scontata, potrebbe fare pensare che ci sia sempre stata, ma invece si tratta di una invenzione piuttosto recente (rispetto alla storia dell'umanità).

[5] Albrecht-Engel Ines, *Tragen Betten Wiegen. Ein kulturhistorischer Vergleich und Ueberlegungen zur heutigen Situation,* in Gottschalk-Batschkus Christine, Schuler Judith, (Ed), *Ethnomedizinische Perspektiven zur fruehen Kindheit*, curare Sonderband 9/1996, Verlag fuer Wissenschaft und Bildung, VWB, Berlin, 1996.

[6] *La Guida, Io e il mio bambino,* copia omaggio, Sfera editore, 2006.

Storia del tras-portare i bambini in Europa

Sebbene si possa pensare diversamente, fino al tardo Medioevo anche in Europa tras-portare i bambini piccoli sul proprio corpo era una pratica diffusa e forse addirittura scontata.

Nelle raffigurazioni della Sacra Famiglia si trova l'indizio che la modalità del portare fosse socialmente accettata. In un dipinto medievale di Francken il bambino Gesù viene portato da suo padre Giuseppe dentro una fascia sul fianco. Anche Giotto, nella cappella areniana di Padova, nel tardo Medioevo rappresenta Maria nella fuga in Egitto con il bambino Gesù seduto sul fianco e assicurato da una fascia corta.

Nell'antichità i bebè erano trasportati in ceste fissate sul dorso degli asini o alla schiena dei genitori, ma Sorano di Efeso (98-138 d.C.) consigliava l'uso di una piccola carrozzella fino ai quattro mesi, solo più tardi "la nutrice potrà portare il bambino in braccio e passeggiare a piedi o abbandonarsi al dondolio di un carretto".[7]

I supporti per portare i bambini erano diversi, da teli corti annodati per piccoli spostamenti a cesti in vimini o pelle portati sulla schiena oppure fissati sul dorso degli animali da soma. Anche le culle, piccole e maneggevoli, sono contenitori per trasportare i bambini, utili durante il giorno, perché la notte la maggior parte delle madri tiene il bambino piccolo con sé nel letto.

"Succede che gli uomini arrivino a caricarsi la culla sulle spalle e le donne... sulla testa, come un vaso di latte!"[8]

Nel Rinascimento raffigurazioni del trasporto dei bambini mostrano bambini portati in zaini e strumenti di legno sulla schiena di madri zingare, mendicanti, e comunque contadine e povere. Nei ceti sociali più altolocati il bambino, affidato alla balia, viene portato sulle braccia, adagiato su un grande cuscino.

Nel XVI secolo le bambinaie e le madri cominciano a ricorrere all'uso di piccoli carretti da trainare, di cui all'inizio si servono in casa. Infatti, in assenza di strade spianate e asfaltate, portare a passeggio il bambino su questi carretti avrebbe significato esporlo a eccessivi pericoli. Solo nella seconda metà del XIX secolo nasce la "carrozzina" per l'aria aperta.

[7] Fontanel Béatrice, d'Harcourt Claire, *Il grande libro dei piccolissimi bebè*, Mondadori, 1997, p. 175.

[8] *Ibidem*.

La carrozzina

Le prime carrozzine, non più carretti da trascinare ma mezzi a tre ruote da spingere, vengono prodotte nel 1840 in Inghilterra. Nel 1855 il reverendo Armstrong annota nel suo diario: "Le strade di Londra sono piene di carrozzelle, macchine per bambini che non conoscevo, in cui i bebè sono spinti invece che tirati dalle loro balie".[9]

Presto la carrozzina è un successo e soprattutto per i ceti altolocati diventa un segnale distintivo di benessere come, del resto, la presenza della balia che la spinge per le strade di Londra. Ma la carrozzina aveva il limite che non era adatta a bambini che non stavano ancora seduti, prima dei sei mesi di età.

Nel 1876 un fabbricante di carrozze costruisce una carrozzella a quattro ruote per portare a passeggio i suoi piccoli, ma la polizia vieta a questo veicolo la circolazione sui marciapiedi perché classificato come vettura fatta per circolare su strada. Questo problema non riguarda solo l'Inghilterra; in Germania, nel XIX secolo, bisognava prendere la patente per passeggino.

Verso il 1880 viene messo a punto un nuovo veicolo che sfugge a queste regole e permette di trasportare i lattanti coricati: un telaio munito di ruote viene adattato a una culla di vimini, importata dalla Francia. Fragili e difficili da pulire questi canestri a rotelle sono stati sostituiti alla fine del XIX secolo da altri costruiti con materiali diversi, tipo legno, cartapesta, pelle spessa. Nei grandi centri abitati dell'Inghilterra si fa a chi esibisce la carrozzina più bella. Illustrate in cataloghi che ne elogiano le qualità le carrozzine sono disponibili in tanti modelli magniloquenti: l'ascot, l'albania, il parigino... Come le carrozze che le hanno ispirate, le carrozzine sono disponibili anche nelle versioni con lo stemma di famiglia dipinto sui fianchi.

A partire dai primi anni del XX secolo i passeggini diventano sempre più sofisticati e i fabbricanti fanno a gara a chi è più ingegnoso. Le invenzioni, utili o strambe, si moltiplicano: carrozzine trasformabili in culla, in girello, in slitta o in altalena; carrozzine con sedia pieghevole incorporata per la balia, ecc.[10]

Inventata in Inghilterra, la carrozzina prese piede velocemente in tutti i paesi europei, e una volta resa accessibile dal punto di vista economico

[9] Fontanel e d'Harcourt, 1997, *op. cit.* p. 185.

[10] *Ibidem.*

anche ai meno abbienti, si diffuse rapidamente come unico mezzo di trasporto per bambini piccolissimi e piccoli, anche se non era priva di rischi.

A partire dagli anni Venti, l'eleganza e il lusso cedono il passo alla sicurezza e al comfort. La carrozzina non è più oggetto di rappresentanza: diventa molto più bassa per prevenire le cadute dei bebè, le ruote si rimpiccioliscono ma vengono migliorate le sospensioni e l'imbottitura. Non sono più di legno, in pelle o in vimini ma diventano di acciaio. L'acciaio permette per la prima volta la produzione in serie di carrozzine di qualità a prezzi accessibili. Nei giardini, le madri si sostituiscono poco alla volta alle tate, che si fanno più rare: esplode il boom delle carrozzine pieghevoli, che arrivano dagli Stati Uniti. I manuali per madri in attesa raccomandano l'uso di questo mezzo, ma non senza precauzioni: dopo un piccolo apprendistato per esercitarsi a salire e scendere bene i marciapiedi di città senza fare sussultare il bambino bisogna imparare a evitare per quanto possibile gli scatti e i sobbalzi, che causano vibrazioni che potrebbero dare reali inconvenienti al piccolo. Bisogna camminare sempre molto dolcemente. Infine, ultima raccomandazione da fare: non lasciare mai, nemmeno per un istante, la carrozzina mentre si cammina; la più piccola negligenza può essere causa, soprattutto nelle grandi città, di spaventosi incidenti.[11]

Oggi, in Europa e nei paesi industrializzati, la carrozzina e poi il passeggino superaccessoriati fanno parte del corredo obbligatorio e indiscusso come mezzi di trasporto per un bambino piccolo. I genitori hanno solo l'imbarazzo della scelta!

Altri mezzi di trasporto

Oltre ai mezzi "a ruote" oggi i genitori possono scegliere anche supporti ausiliari per portare i bambini addosso. Di facile reperibilità nei negozi per la prima infanzia si trovano marsupi e zaini delle maggiori case produttrici per prodotti della prima infanzia; mentre nei negozi specializzati e soprattutto in internet si trovano supporti "alternativi".

Trasportare un bambino "a ruote" o trasportarlo addosso; in Europa oggi si può scegliere come, se e quando tras-portare il proprio bambino con una soluzione o con l'altra.

[11] *Ibidem.*

Anche se il trasporto a ruote è ancora la soluzione scontata, mentre il trasporto addosso ha l'aria di essere una soluzione "alternativa", quest'ultima sta conquistando punti per una comodità diversa da quella prettamente fisica-posturale di chi porta. Infatti, nelle giungle delle città, in metrò, sull'autobus, nei negozi stretti, nei centri commerciali, ma anche in montagna oppure in campagna molti genitori cominciano a preferire il marsupio alla carrozzina per motivi di comodità e di libertà di movimento.

Affermare che il marsupio sia sempre la soluzione "più comoda" e "meno faticosa" però è irragionevole, soprattutto quando si tras-porta un bambino che ha superato i sei mesi. Infatti portare non si esaurisce nella sua funzione di mezzo di trasporto ottimizzato. Se fosse solo una questione tale non si spiegherebbe il fatto che molte popolazioni continuano a portare i loro bambini nonostante le loro città abbiano le strade asfaltate.

Si spiega soltanto se portare viene considerata una pratica che si integra nel modello di cura dei bambini piccoli di una popolazione, un aspetto altrettanto importante nel considerare la realtà portata nel mondo oggi.

II.2. Portare come modalità nel modello di cura

Le pratiche di *maternage* diffuse nelle diverse parti e culture del mondo sono molto varie e rispecchiano usanze, tradizione, ambiente, clima, stile di vita, situazione economica e sociale di una determinata popolazione. Nello studio trasversale comparativo su 186 società, industrializzate e non, di Murdock e White,[12] è emerso che nelle società tradizionali i bambini vengono portati dall'80-90% delle madri, nelle società non industrializzate dal 56%, mentre negli Stati Uniti i bambini passano solo il 25% del giorno a contatto fisico.

Dati confermati anche nello studio di Lozoff e Brittenham,[13] che descrivono come nelle società tradizionali e non industrializzate il contatto corporeo del bambino con la madre o un altro adulto durante il giorno è più del 50%, mentre nelle società industrializzate la percentuale è molto più bassa.

[12] Murdock, GP, White, DR, *Standard cross-cultural sample*, "Ethnology", 1969;8:329–369.

[13] Lozoff B, Brittenham G, *Cache or Carry,* "Pediatrics", 1979 Sep;95(3):478-483.

In uno studio britannico recente[14] è stato rilevato che le madri tengono il loro bambino di 6 settimane in braccio addormentato oppure quando piange per una durata complessiva di 61 minuti nelle 24 ore. A un anno di vita questo tempo si riduce a 17 minuti. Ovviamente, questo è considerato il contatto "in più", oltre al tempo per l'allattamento, il cambio e il bagnetto. Le madri britanniche, nello studio, spendono 3 ore e 27 minuti per la cura fisica dei loro bambini, mentre a un anno di vita sono 2 ore e 23 minuti nelle 24 ore. In un altro studio[15] emergono dati simili, anche se il tempo del contatto corporeo sembra più alto. I bambini a 2 settimane di vita vengono tenuti in braccio per un tempo di 1 ora e 57 minuti al giorno, tempo che si aggiunge al tempo per l'allattamento (4 ore e 12 minuti). A sei settimane il tempo in braccio è aumentato a 2 ore e 11 minuti mentre il tempo per l'allattamento è ridotto a 3 ore e 38 minuti.

Al di là delle differenze tra culture, costumi, tradizioni, nell'etnopediatria[16] si suddividono sostanzialmente due approcci nelle cure materne.

Da un lato c'è un approccio, che Balsamo chiama *ad alto contatto*, che corrisponde al concetto di *contatto prossimale*[17] e *al modello pediatrico*,[18] dall'altro lato troviamo l'approccio a *basso contatto* oppure *distale* oppure *il modello pedagogico.*

[14] Baildam EM, Hillier VF, Menon S, Bannister RP, Bamford FN, Moore WMO, *Attentions to infants in the first year*, "Child: Care, Health, Development", 2000, 26:199-216.

[15] St. James-Roberts I, Alvarez M, Csipke E, Abramsky T, Goodwin J, and Sorgenfrei, *Infant crying and sleeping in London, Copenhagen and when parents adopt a "proximal" form of care.* "Pediatrics", 2006;117:e1146-e1155. Recuperato a giugno, 2006 da http://pediatrics.aaplublications.org/cgi/reprint/117/6/e1146.

[16] L'etnopediatria è una disciplina recente nata in America, *che si pone l'obiettivo di studiare i differenti modelli di cure parentali per valutarne l'effetto sulla salute globale del bambino, in una prospettiva evoluzionistica e transculturale. Si tratta di un lavoro congiunto di antropologi, pediatri e psicologi che cercano di capire in che modo la cultura modifichi lo stile di cure rivolte ai bambini e in che modo, a sua volta, lo stile di cure materne modifichi la crescita e il benessere dei bambini.* (Balsamo Elena, *Bambini immigrati e bisogni insoddisfatti: la via all'etnopediatria*, In: *La casa di tutti i colori, Mille modi di crescere*, Franco Angeli, 2002, p. 100).

[17] Stork Hélène, *Enfances indienne. Etude de psychologie transculturelle e comparée du jeune enfants,* Paidos/Bayard editions, Paris, 1986.

[18] LeVine RA et. al., *Child care and culture: Lessons from Africa,* "Cambridge University Press", New York, 1994.

Il modello ad alto contatto

Questo approccio mira all'obiettivo di proteggere la salute (e quindi la sopravvivenza) dei bambini, quindi accetta e risponde ai loro bisogni innati.

Il modello ad alto contatto è caratterizzato da uno stretto e intenso rapporto fisico tra madre e bambino che inizia fin dalla nascita.

Il parto avviene in ambiente domestico, il neonato rimane per un lungo periodo a contatto pelle a pelle con la mamma, l'allattamento avviene a richiesta del bambino e per periodi prolungati. La notte il bebè dorme nello stesso letto con la madre o nelle immediate vicinanze e durante il giorno viene portato sulla schiena della mamma, che accompagna in tutte le attività quotidiane. I bambini godono dunque di un'esistenza da piccoli marsupiali che li immerge fin da piccolissimi nella vita degli adulti, alla quale partecipano attraverso tutti i loro sensi. I lattanti africani passano solo il 10% del loro tempo sdraiati. Appena sono in grado di muoversi e manipolare vengono lasciati liberi di esplorare l'ambiente che li circonda e gli oggetti che vengono loro offerti sono quelli reali, tipici dell'universo domestico.

La risposta al pianto dei bambini da parte degli adulti è immediata. (...) In questo contesto rientra il concetto di cure condivise, per cui l'impegno della crescita dei bambini non grava solo sulle spalle dei genitori, ma è suddiviso tra l'intera comunità.[19]

Riassumendo, il modello *ad alto contatto* prevede:

- nascita in ambiente domestico
- riposta immediata e diretta (tramite contatto corporeo) ai bisogni del bambino e quindi:
- allattamento a richiesta
- contatto pelle a pelle
- portare
- *cosleeping*
- cure materne condivise

Il modello ad alto contatto è più frequente nelle società tradizionali, organizzate come cacciatori-raccoglitori, nelle società non industrializzate, nelle zone di clima caldo della terra, ed è diffuso in tutti i continenti.

[19] Balsamo, *op. cit.*, p. 100.

La pratica del portare assume, in questo contesto, il significato di una modalità integrata nel modello di *maternage ad alto contatto*.

Il modello a basso contatto

Il maggiore obiettivo di questo approccio dovrebbe essere di *insegnare* ai bambini a diventare precocemente indipendenti dai loro genitori dal punto di vista emotivo, e di sviluppare spiccate capacità cognitive.

Il modello a basso contatto invece è caratterizzato da una relazione mamma-bambino basata prevalentemente sullo sguardo e sull'espressione verbale.

La nascita quasi sempre avviene in strutture altamente medicalizzate in cui si fa un notevole ricorso alla tecnologia. Il taglio del cordone ombelicale è immediato e il neonato viene per lo più separato dalla madre per essere sottoposto alle procedure di routine.

I lattanti occidentali passano il 70% del loro tempo sdraiati in un lettino o in una carrozzina, vengono nutriti per lo più al biberon e se al seno solo per i primi mesi di vita.

La notte i bambini dormono nel loro lettino e spesso anche in una camera separata da quella dei genitori. Di giorno passano da un contenitore all'altro: infant-seat, seggiolone, box, girello, etc. Più diventano autonomi nel movimento e più vengono limitati nelle loro libere attività.

Il modello a basso contatto, essendo prerogativa delle famiglie mononucleari, è infine caratterizzato da una non condivisione delle cure materne, tale per cui tutto l'oneroso impegno di accudimento del bambino grava unicamente sulle spalle della madre, solo sporadicamente supportata dal partner.[20]

Riassumendo, il modello a basso contatto prevede:

- nascita industrializzata – separazione madre bambino
- risposta ai bisogni del bambino non immediata e per lo più "indiretta" (tramite surrogati)
- allattamento al seno minimo, spesso artificiale
- interazione diretta visiva e verbale con il bambino
- durante il giorno in contenitori vari
- sonno solitario
- famiglie mononucleari – cure materne non condivise

[20] Balsamo, *op. cit.*, p. 102.

Si può riassumere che questo modello si basa soprattutto sulla separazione corporea del bambino dalla madre per una gran parte del giorno e della notte, mentre prevede una forte interazione verbale e visiva con il piccolo in concomitanza con una risposta al pianto certo non immediata.[21]

Il modello a basso contatto è un modello "inventato" nel corso dell'industrializzazione e quindi relativamente recente (200 anni circa). Ancora oggi è il modello di *maternage* riconosciuto e di riferimento delle società industrializzate, la base della nostra *cultura visiva.*

I.2.1. Portare nelle società *ad alto contatto*

Molte, ma non tutte le società tradizionali e non industrializzate sono società ad alto contatto. Ci sono tante testimonianze importanti rispetto alle pratiche del portare, che impressionano sempre di nuovo antropologi, etnologi, giornalisti e missionari europei, provenienti da una cultura a basso contatto e dei quali riporto qualche impressione:

Le madri in Zimbabwe mi hanno più volte confermato che ogni bambino dopo la sua nascita per tre anni ha il diritto di vivere in groppa a sua madre. Questa "groppa" non è un termine spregiativo: si tratta della rupe sulla schiena del mondo. Nei linguaggi Bantu viene descritta con una propria parola, perché si tratta di una parte importante della schiena. Il bambino si trova "incollato" sul continente schiena in groppa, in quel luogo, che serve pèr spiccare il volo, nel luogo di partenza nel viaggio della vita.[22]

I bambini nelle società ad alto contatto non piangono quasi mai, vivono immersi nel ritmo della vita della loro tribu, i loro bisogni primari vengono soddisfatti prontamente.

La famiglia africana è immancabilmente il quadro entro il quale il bambino scopre progressivamente il mondo. (...) Per un tempo assai lungo, e cioè fino a che possa camminare da solo, il bambino rimane a contatto strettissimo con la madre. Si può dire che la cultura fornisca un sistema di

[21] Le madri americane resistono molto al pianto dei loro neonati. Al 43% del pianto del bambino non rispondono proprio. Vedi Schoen Regine A, *Natural Parenting - back to Basics in Infant Care*, "Evolutionary psichology" tratto da: http://www.epjournal.net -2007;5(1):102-183.

[22] Imfeld Al, *In groppa*, su http://www.portareipiccoli.it/pp_io_ingroppa.html.

"nascita progressiva", in un certo modo attenuando il trauma del passaggio dalla vita intrauterina a quella autonoma, almeno in senso psicologico. (...) Soddisfatto e confortato dal contatto fisico con la madre e dal senso di sicurezza che ne trae, sopporterà di buon grado durante il giorno tutte le scosse anche violente provocate dalla spesso dura attività materna (basti pensare alla molitura del miglio nel mortaio di legno), durante la quale non mancherà di fare anche i suoi pisolini, mentre dal suo sicuro marsupio potrà anche farsi una prima ma larga idea visiva del mondo esterno, nel villaggio, per la strada, al mercato, senza peraltro doversi direttamente impegnare.[23]

Secondo l'osservatore si spiega così una percentuale di malattie mentali estremamente bassa.

Anche le osservazioni di Bateson e Mead su Bali riportano lo stile ad alto contatto:

Il bambino balinese è portato liberamente sul fianco, come nella maggior parte dei villaggi di pianura, sia dentro un'imbracatura, come a Bajoeng Gede, ma anche dove la mano della madre è sostituita dall'imbracatura, il bambino si adatta lo stesso, passivo e con totale flessibilità, ai movimenti del corpo della madre. Può anche dormire con il capo dondolante alla cadenza del pestello con il quale la madre batte il riso nel mortaio.[24]

Portare, nell'approccio ad alto contatto, è una modalità per stare con i bambini ed è fisiologica, normale attività integrata. Una madre ad alto contatto non si aspetta di mettere giù il bambino al più presto per avere le mani libere e non si lascia neanche bloccare nelle sue attività quotidiane dal bambino al centro delle sue attenzioni. Si aspetta che il bambino stia con lei, addosso a lei, e lo porta con sé.

Valore simbolico attribuito al portare

Nelle società ad alto contatto esiste quindi una cultura del portare, che si esprime oltre che nella ricchezza dei supporti ausiliari anche nel linguaggio, in cui si trovano termini specifici per la pratica del portare i bambini.

[23] Rinaldi Niccolò, *L'invenzione dell'Africa*, edizioni la meridiana, 2005.

[24] Bateson G, Mead M, *Balinese Character,* Special Publication, New York:New York Academy of Science, 1974, p. 30, cit. in Montagu, *op. cit.* p. 111.

Ma il suo significato non è solo implicito. Lo psicologo Oumou Diodo Ly in *Les rituels du coucher de l'enfant,* spiega il significato simbolico del supporto per portare il bambino:

In Senegal si utilizzano due pezzi di tessuto (pagnes), ognuno dei quali riveste un ruolo preciso. Il primo pagne è quello che lega il bambino alla madre, viene tessuto artigianalmente e preparato, appena nato il bambino, dalla mamma o da una donna della famiglia materna. Servirà a portare il neonato fino al momento del distacco dal seno e poi passerà in eredità ai suoi fratelli minori. Esso rappresenta il ventre-utero materno ed è per questo che apparterrà anche agli altri bambini che vivranno nello stesso luogo del corpo materno. Questa pelle comune al bambino e alla madre è importante quasi quanto il bambino stesso ed è perciò oggetto di attenzioni particolari: non deve per esempio mai essere lasciata fuori di notte perché potrebbe essere utilizzata per esercitare il malocchio nei confronti del bambino, che potrebbe ammalarsi e anche morire. Il secondo pagne invece è una specie di coperta – e come tale viene anche utilizzata – che viene posta sopra al primo pezzo di tessuto: è un dono della famiglia paterna ed appartiene esclusivamente al bambino, che lo porterà con sé anche quando sarà cresciuto e lascerà la famiglia per andare a studiare lontano da casa. Questo secondo pezzo di tessuto rappresenta il processo di differenziazione e separazione del bambino nei confronti della madre e degli altri fratelli e svolge la funzione di pelle rinforzata e invulnerabile.[25]

Globalizzazione e perdita della pratica del portare

Sulla scia della globalizzazione e nella rincorsa dei paesi del Sud del mondo ad adeguarsi ai valori occidentali, sembra che la pratica del portare stia sparendo. Al Imfeld lo constata con rammarico: "purtroppo il mondo visto dalla groppa sta scomparendo e di conseguenza anche lo sguardo e l'inizio spirituale diverso della vita".[26]

Nelle grandi metropoli in Cina (Shanghai, Pechino) non si porta più da tempo; portare i bambini è rimasta una tradizione radicata nelle remote campagne. Ma ci sono anche altri esempi:

[25] Balsamo, *op. cit.* p. 176

[26] Imfeld, *op. cit.*

In un articolo pubblicato sul "Washington Post" viene riportato che la vendita dei passeggini a Nairobi, capitale del Kenya, è decisamente un *flop*. Anche se i passeggini hanno fatto il loro ingresso ormai in tutte le grandi metropoli africane, sono considerati scomodi, non adatti e addirittura dannosi per i bambini e la relazione madre-bambino. Frank Njenga, uno psichiatra infantile di Nairobi, afferma: "La carrozzina è il mezzo per spingere il bebè via dalla madre. Il bambino sulla schiena invece segue la madre al caldo e al massimo comfort. I bambini si sentono più sicuri e persone più sicure sono persone più felici". Anche Carol Mandi, una manager africana, non ha dubbi: "Ci sono tradizioni antiche che gli africani oggi lasciano perdere. Ma portare sulla schiena, allora questo è proprio una tradizione meravigliosa, che rende il bambino stabile emotivamente e la madre legata. Non possiamo smettere di essere donne africane anche se siamo state catapultate nel mondo moderno. Cosa succederà dopo? Che ci diranno di non allattare più in pubblico? Non esiste!"[27]

Migrazione e portare

Le donne provenienti da una società ad alto contatto e immigrate nell'Occidente cambiano le loro cure nei confronti dei bambini, si adeguano al nostro modello oppure mantengono il loro approccio ad alto contatto? Generalmente sembra che riescano a mantenere il proprio stile di *maternage*. Ma la loro vita, indubbiamente, subisce dei grandissimi cambiamenti, che possono anche influire sulle cure materne.

Probabilmente il maggiore cambiamento che affrontano è quello della mutata struttura famigliare. Se nel paese di origine le donne potevano contare su una famiglia estesa e condividere la cura dei bambini, in Italia spesso si trovano sole, ridotte alla famiglia minuscola, spesso in condizioni di isolamento sociale, senza il sostegno della comunità. Nel caso in cui la donna debba lavorare fuori casa si pone il problema della custodia, e spesso le madri sono costrette a separarsi dai figli e riportarli nel paese d'origine dove se ne occuperanno i membri della famiglia estesa al suo posto. Se

[27] Wax Emily, *African mothers see baby strollers as abhorrent fad. Tradition of carrying children upheld; 'they can't sit like lumps'*, http://sfgate.com/cgi-bin/article.cgi?f=/c/a/2004/05/20/MNG6Q6O4LI1.DTL, prima pubblicazione su "San Francisco chronicle", 2004, rivisitato il 25.3.2007

invece sta a casa, insieme al bambino, spesso continua le cure tradizionali nei suoi confronti, continua a tenere il bambino a contatto, a portarlo in casa e fuori.[28] D'altronde si nota che soprattutto la pratica del portare è soggetta a cambiamenti. Probabilmente perché in Italia esiste una scelta di mezzi alternativi per contenere e trasportare il bambino proposti come più comodi e dalle donne avvertiti come più adatti al modello sociale vigente.

Parlando con le donne di una comunità marocchina in Italia, le giovani non vogliono portare i loro piccoli nel modo tradizionale (con una fascia corta sulla schiena) perché si vergognano delle loro antiche tradizioni, che considerano così arretrate. Pertanto sembra loro più appropriato spingere la carrozzina come tutte le donne italiane. Solo all'interno delle mura domestiche qualcuna ammette sottovoce di mettersi il bambino addosso. Oppure che è la nonna a metterselo sulla schiena quando piange.

Le donne provenienti dall'Africa Centrale invece portano ancora i loro piccoli nel modo tradizionale, anche se ultimamente sembra che molte portino i neonati in un marsupio occidentale, mentre spingono il passeggino con il bambino più grande.

La perdita della pratica tradizionale del portare per le comunità immigrate non solo è un valore perso, ma può mettere a rischio lo sviluppo adeguato del bambino. Spesso queste madri che cercano di adeguarsi al modello a basso contatto non sono abituate a interagire in modo non corporeo con i loro bambini, attraverso l'espressione vocale e l'interazione visiva, tipiche del modello a basso contatto. Se la pratica del portare viene tralasciata, ma non rimpiazzata da un'adeguata stimolazione e un'interazione visiva e vocale, il bambino riceve una stimolazione sensoriale scarsa che può determinare un ritardo nel suo sviluppo senso-motorio. Sarebbe molto importante valorizzare le donne immigrate nelle loro pratiche tradizionali ad alto contatto.

[28] Martini Nives, *Mamme e bambini stranieri-Continuità, fratture e riadattamenti in emigrazione,* in Chinosi Lia, *Sguardi di mamme*, Franco Angeli, 2002.

I.2.2. (Non) portare nelle società *a basso contatto*

Portare non è una modalità in linea con il modello a basso contatto vigente oggi in Europa e in quasi tutte le società industrializzate.[29] Così non sorprende il fatto che la maggior parte dei genitori di oggi non conosca questa pratica e il suo significato per il bambino.

Ma se il cambiamento fosse davvero così recente, si potrebbe attingere di nuovo con relativa facilità a un modello *a contatto*, e farlo rinascere. Questo significherebbe che prima dell'industrializzazione esisteva un *maternage a contatto* dove il portare era una modalità integrata di questo approccio. Oppure bisogna chiedersi se le radici della separazione sistematica tra madre e bambino, del basso contatto, della relazione distante, siano da ricercare molto più addietro nella nostra storia.

Abbiamo visto che in Europa, fino al tardo Medioevo, trasportare il bambino in modo sicuro da un luogo all'altro in braccio o con l'aiuto di una fascia corta e per tragitti lunghi in zaini e mezzi simili, era indiscusso e normale. Ma all'interno delle case, nelle pratiche di *maternage*, il portare come modalità di stare con il bambino probabilmente aveva cominciato a cedere da molto tempo il passo ad altre modalità, finalizzate non a fornire, ma a suggerire la presenza materna.

Renggli[30] dimostra che quando l'uomo divenne sedentario (circa 10.000 anni fa), assieme all'affermazione dell'agricoltura sistematica, i bambini venivano messi giù e lasciati in contenitori all'interno delle case, considerate sicure. L'uso di contenitori al posto delle braccia era il primo passo per separare in modo sistematico il bambino dalla madre e per abituarlo a sopravvivere senza il contatto corporeo diretto e continuo con la persona che si prendeva cura di lui.

Iniziò allora la lunga epoca dei surrogati materni, che ha segnato con maggiori e minori accenti la cultura occidentale negli ultimi 10.000 anni.

[29] Un'eccezione costituisce il Giappone, dove da sempre nelle cure materne il contatto corporeo diretto ha una grande importanza. vedi Wolf AW., Lozoff B, Latz S, Paludetto R, *Parental theories in the management of young children's sleep in Japan, Italy, and the United States.* In Harkness S, Super CM (Series and Vol. Eds.), *Culture and human development: Parents' cultural belief systems: Their origins, expressions, and consequences* (pp. 364–384), "Guilford Press", New York, 1996.

[30] Renggli Franz, *L'origine della paura,* Magi edizioni, 2005.

Oggi la società a basso contatto si mantiene e si sostiene anche attraverso i surrogati e ne ha creato un mercato molto proficuo con un fatturato annuo complessivo stimato in centinaia di milioni di euro solo in Italia; i prodotti di consumo per la prima infanzia, che contengono il bambino, lo stimolano, lo rassicurano, hanno raggiunto livelli di perfezione a livello estetico e funzionale, tanto da mettere molti neogenitori in crisi prima davanti alla lunga lista di prodotti con cui si devono confrontare quando nasce un bambino e che serviranno per deporlo: culla, lettino con le sbarre per la notte, navicella, box come contenitore diurno, il girello, la sdraietta regolabile, il seggiolino il seggiolone; e poi quando si accorgono che il loro bambino (spesso) non apprezza affatto tutti gli accessori appositamente comprati per lui. Perché gli accessori contenitori che i genitori comprano, preparano, dando per scontato che servano a tutti gli effetti, altro non sono che una sostituzione artificiale dello spazio in braccio, del contatto e del movimento addosso al corpo del genitore.

Contenitori al posto delle braccia

I primi contenitori per bambini neonati risalgono molto addietro nella storia umana.[31] Infatti sembra che le prime culle[32] siano stati pezzi di tronchi d'albero scavati, e in diverse forme e materiali sono in uso in quasi tutte le parti del mondo, anche nelle società tradizionali. Ci sono culle fatte di corteccia e imbottite di foglie. Le donne spartane usavano gli scudi concavi degli uomini come culla, gli antichi greci e romani avevano le culle profonde "a vasca", che forse sono le più note fino a oggi. Sono fatte di vimini o di legno. Ci sono culle con cielo e culle aperte, culle feudali con lo stemma di famiglia e culle in legno intarsiato con simboli pagani per proteggere il piccolo dal malocchio.[33]

Alle culle seguivano altri contenitori per fare fronte a situazioni diurne diverse del bambino in crescita; si incontrano i primi girelli e seggioloni nel medioevo, molto più recente è l'uso del box, che lascia al bambino, entro limiti ben precisi, una certa libertà di movimento a terra.

[31] Questo si rispecchia nel linguaggio; già i Sumeri e gli Alemanni avevano un termine proprio per "culla". Cfr Von Zglinicki Friedrich, *Die Wiege*, F. Pustet, 1979, p. 39.

[32] Dal latino *cuna.*

[33] *Ibidem*, pp. 40.

Storia e significato della culla

La culla è definita un piccolo contenitore aperto che può oscillare e che è di una dimensione tale da poter essere spostato agevolmente da una stanza all'altra. Il significato iniziale dato alla culla era quello del movimento ritmico, che rassicura e rasserena un bambino agitato e lo concilia al sonno. Infatti già nell'antica Grecia la culla era tema e oggetto di pareri di esperti. Così Platone (500 a.C.) scriveva: "Per la salute del corpo e dell'anima di tutti i bambini, sarebbe vantaggioso trovarsi sempre in movimento, di notte come di giorno, come in una specie di oscillazione; in definitiva sarebbe vantaggioso per loro vivere come se navigassero sempre sul mare".[34]

Un po' più tardi, il medico romano Galeno (129-199 d.C.) consigliava per neonati irrequieti di allattare, cullare e cantare ninne nanne. Dai Romani infatti cullare era una vera professione: la *cunaria*[35] o il *cunarius* erano servi incaricati di cullare[36] il neonato![37]

Nel medioevo, il filosofo e medico Avicenna (985-1037 d.C.) suggerisce di cullare dolcemente il bambino dopo che sia stato allattato, senza però esagerare il movimento perché il latte nello stomaco potrebbe andare a male.

Fino al tardo Medioevo la culla era rimasta un contenitore diurno, che serviva alla madre per tenere il bambino nelle vicinanze quando sbrigava le faccende. "Perché la notte la madre preferisce tenere il bimbo non ancora svezzato con sé: lo nutre, lo riscalda, lo rassicura. Ma, con il pretesto di lottare contro il soffocamento dei lattanti, la Chiesa si oppone a questa abitudine. Così le madri lasciano, a malincuore, il bebè nella culla di notte".[38]

Ma a partire dal Rinascimento, quando i medici cominciano a occuparsi di allevamento e di cura dei bambini, non solo quasi tutti sconsigliano di dormire insieme al bambino, ma molti proclamano che è anche sconsigliabile cullare i bambini, perché il movimento può stordirli, causare una cattiva digestione e creare problemi al loro "tenero cervello".[39]

[34] Fontanel e d'Harcourt, 1997, *op.cit.*, p. 190.

[35] Nome derivante dalla dea Cunina, che veglia sulla culla e tiene lontani gli spiriti maligni dal bambino.

[36] Il cullare è proprio legato alla culla; il neonato viene mosso dolcemente nella sua culla.

[37] von Zglinicki, 1979, *op. cit.*

[38] Fontanel e d'Harcourt, 1997, *op. cit.*, p. 191.

[39] *Ibidem.*

A livello accademico, la discussione attorno alla culla si rese molto accesa. Il filosofo Rousseau, che non riconobbe nessuno dei suoi cinque figli, finiti tutti in orfanotrofio, era contrario alla culla e al cullare, e nel suo *Emile,*[40] uscito nel 1762, condanna duramente questa pratica perché potrebbe corrompere il bambino.

Tuttavia altri medici del XVIII secolo spiegano che cullare è una buona abitudine, perché anche bambini in crisi di pianto si calmano e si addormentano dolcemente. In questo modo, la gente comune continuava fino al XIX secolo a usare la culla e a cullare i bambini.

Solo allora la culla viene definitivamente condannata. "La migliore culla è quella che non può cullare", dice Pinard, un medico francese.[41] Anche in Germania, alla fine del XIX secolo, si consiglia una cesta o un lettino per contenere il bambino, ma assolutamente non una culla e il bambino ovviamente non deve dormire con la madre. La motivazione di tale consiglio è che il bambino potrebbe contrarre un'infiammazione degli occhi, contaminati dal flusso della madre. Importante è una cesta trasportabile che può essere portata dappertutto nei primi mesi.[42] Contemporaneamente si ammonisce, per esempio nel *Buch der Muetter*,[43] dal dormire insieme, e anche le culle non sono ben viste perché potrebbero viziare il bambino.

"Cullare è molto in voga presso le nutrici, con questo mezzo calmano facilmente il loro bimbo. È un'abitudine che sarà meglio perdere, poiché il bambino abituato a essere cullato non può più farne a meno; diventa 'cullomane' e niente può provare che questo movimento oscillatorio, ripetuto così di frequente, non nuoccia al sistema nervoso, a quell'età delicato".[44]

All'inizio del XX secolo un autore consiglia di portare in braccio il bambino, ma poi si legge: "speriamo che tu non abbia una culla. Questo strumento di tortura dovrebbe essere estinto dappertutto. Cullare significa inebriare per via meccanica. Tranquillizza perché inebria".[45]

In quel periodo la modalità di sedare i bambini con vari mezzi come l'oppio e l'alcool era molto diffusa e probabilmente la teoria che la culla

[40] Rousseau Jean Jacques, *Emile oder ueber die Erziehung,* reclam Leipzig, 1998.
[41] Fontanel e d'Harcourt, 1997, *op. cit.*, p. 195.
[42] Meyer Hans, *Die Frau als Mutter*, Stuttgart, 1899.
[43] Kuebler MS, *Das Buch der Muetter,* Leipzig, 1883.
[44] Fontanel e d'Harcourt, 1997, *op. cit.* p. 195.
[45] Lohtzky H, *Die Seele deines Kindes,* Leipzig, ca.1917 cit. in. Albrecht-Engel, *op.cit.*

inebri era anche un modo per sensibilizzare i genitori rispetto al problema. Dopo questo periodo, nei libri per genitori, la culla e il cullare non furono neanche più presi in considerazione nelle pratiche per la cura dei neonati.[46]

Oggi in Italia la culla, contenitore piccolo, mobile e oscillante, sembra aver lasciato lo spazio ad altri contenitori multifunzionali; lettini fissi con nidi incorporati o direttamente la carrozzina (navicella), che funge da culla anche in casa. Quest'evoluzione viene considerata una perdita da molti esperti perché, considerando la nostra cultura a basso contatto, ritengono la culla un buon mezzo per suggerire la presenza materna al bambino, "per rasserenarlo attraverso il movimento oscillante" e per procurargli di conseguenza l'importante stimolazione vestibolare.[47]

Ma vediamo ora la fasciatura del neonato come un altro esempio di pratiche tradizionali per suggerire la presenza della madre.

Storia e significato della fasciatura

Già nell'antichità, nei primi mesi di vita il bambino veniva fasciato stretto dal collo ai piedi. "Il bambino deve essere fasciato perché venga data al suo corpo la figura dritta che è la più decente", così l'ostetrico Mauriceau nel XVII secolo esprime il pensiero che il corpo molle del bambino facilmente potrebbe deformarsi.[48] Condivisa dai medici fino al XVIII secolo, questa convinzione resterà radicata nella cultura contadina fino al dopoguerra. Una signora oggi settantacinquenne veronese mi racconta come faceva con i suoi bambini: "Ho fasciato tutti e tre i miei bambini. Era il modo per tenerli caldi tra una poppata e l'altra – non esistevano le camere riscaldate – e la comare mi diceva che la fasciatura serviva per fare crescere le gambe dritte. Ho partorito tutti i miei figli a casa". La fasciatura aiutava a riscaldare il neonato in stanze prive di riscaldamento e quindi a proteggerlo dall'ipotermia, ma anche a farlo stare tranquillo tra una poppata e l'altra (circa ogni 3-4 ore). Le braccia all'inizio finivano dentro la fasciatura, mentre con l'età crescente lo si fasciava solo dalla pancia in giù. Le gambe, per crescere dritte, dovevano essere stirate.

[46] Albrecht-Engel, 1996, *op.cit.*, p. 196.
[47] Montagu Ashley, *Il linguaggio della pelle,* Vallardi, 1981.
[48] Fontanel e d'Harcourt, 1997, *op. cit.* p. 151.

Ma a livello accademico già all'epoca del Rinascimento la fasciatura veniva giudicata una pratica crudele e barbara. Rousseau, ancora in *Emile,* si esprimeva chiaramente per "la libertà del bambino":

Niente fasce strette, niente bende; fasce larghe e fluttuanti che lasciano in libertà le membra e che non siano né così pesanti da impedire i movimenti né così calde da far mancare l'aria. Mettetelo in una grande culla bene imbottita dove possa muoversi a suo agio e senza pericolo... Paragonatelo a un bambino ben fasciato della stessa età: sarete stupiti della differenza dei loro progressi.[49]

Rousseau non fu il primo a condannare questa pratica: già nell'antichità classica Plinio il Vecchio si opponeva a questa abitudine: "Il bambino appena liberato dalla sua prigione e già gli si danno nuovi intralci; questo re degli animali, piedi e mani legate, piange e geme; la sua vita comincia nei supplizi".[50]

Sono soprattutto filosofi e medici (uomini) ad accusare le nutrici di fasciare i bambini a loro carico per comodità e per negligenza. In effetti un bambino fasciato normalmente sta tranquillo, lo si può lasciare immobile nella sua culla, o anche appendere a un chiodo o a un albero mentre la madre o nutrice lavora nei campi, ed è meno faticoso portarlo in braccio rispetto a un bambino che si muove liberamente. La condanna della fasciatura come pratica barbara a partire dal XVIII secolo ha un suo effetto solo nei ceti sociali agiati e urbani, mentre in campagna rimarrà praticata ancora per quasi due secoli.

In alcune popolazioni la fasciatura del neonato fa parte dei metodi tradizionali di *infant-care*, come per esempio dagli indiani del Nord America. In uno studio condotto con madri Cree, che vivono stabilmente in una riserva Cree in Canada, emerge che la fasciatura applicata tradizionalmente e la posizione supina del bambino durante la notte prevengono la morte in culla (SIDS[51]), mentre la fasciatura in ambienti riscaldati e il fumo in gravidanza potrebbero incrementarne il rischio.[52] Questo rischio viene confermato da

[49] Rousseau, *op.cit.*, cit. in Fontanel e d'Harcourt, 1997, *op. cit.*, p. 151.

[50] Fontanel e d'Harcourt, 1997, *op. cit.* p. 151.

[51] SIDS=*Sudden Infant Death Syndrome*, oppure morte in culla oppure morte improvvisa del lattante.

[52] Wilson CE, *Cree infant care practices e sudden infant death sindrome*, "Canadian Journal of Public Health", 2000, MarApr;91(2):133-6.

uno studio olandese pubblicato nel 2002,[53] dove si cita il caso di una coppia di gemelli – un maschio e una femmina – che furono fasciati per molti giorni e tenuti così in una stanza ben riscaldata, come lo sono oggi molte case con impianto di riscaldamento. Al loro ricovero in ospedale soffrivano di gravi sintomi di ipertermia e di conseguente insufficienza respiratoria. Per la bambina non ci fu più nulla da fare, mentre il bambino sopravvisse. Si conclude che i genitori che fasciano i loro bambini devono essere informati rispetto ai potenziali rischi di ipertermia.

Un altro rischio connesso alla fasciatura è che può favorire malformazioni delle anche (displasia, lussazione) se le gambe vengono costrette in una posizione non fisiologica, cioè se vengono stirate. Popolazioni che fasciano tradizionalmente i loro neonati hanno un'incidenza di displasia e lussazione delle anche maggiore rispetto a popolazioni che portano i loro bambini addosso al corpo con le gambe ben divaricate. In Africa, dove i bambini vengono portati sulla schiena a gambe divaricate, la displasia e la lussazione delle anche sono malformazioni sconosciute.

Da alcuni anni si riconsidera la pratica della fasciatura, in modo più dolce e con fasce meno strette, come modalità nella cura del bambino occidentale. La medicina antroposofica consiglia di fasciare il bambino nei primi mesi di vita. La dottoressa Giovanna Gigli, del Centro Arte Medica di Milano spiega i perché della fasciatura:

Fasciare significa avvolgere, sostenere e contenere il neonato come faceva l'utero prima del parto. (...) La fasciatura, con i suoi vari strati di cotone e di lana, protegge l'organismo dai repentini cambiamenti di temperatura dell'ambiente e, insieme alla cuffia, contribuisce alla maggiore tranquillità del bambino. Oltre a fornire calore e un'esperienza di contatto, di sentirsi "tenuto insieme", la fasciatura permette anche di sperimentare il peso del proprio corpo, il senso della gravità (pensiamo a come il contatto con le coperte ci predispone favorevolmente al sonno).[54]

Ma se questo approccio sembra essere in controtendenza con il modello vigente, una serie di studi e ricerche indica un interesse nella pratica della fasciatura soprattutto per il suo effetto calmante e contro il pianto eccessivo

[53] Van Gestel JP et al., *Risks of ancient practices in modern times,* "Pediatrics", 2002 Dec;110(6):e78.

[54] http://www.bellicomeilsole.it/a_26_IT_394_1.html.

dei primi mesi. Secondo uno studio americano recente[55] i bambini fasciati dormono più profondamente e più a lungo sulla schiena rispetto a quelli non fasciati. Questo è un dato importante perché attualmente la posizione supina è considerata la migliore per la prevenzione del SIDS. Molti neonati non amano dormire in posizione supina, ma se sono fasciati fino al collo gli arti sono contenuti. Questo riduce notevolmente i sussulti e i soprassalti causati per esempio da rumori forti e improvvisi, e i bambini si calmano più facilmente. Un altro studio recente[56] conferma che la fasciatura può essere un aiuto per calmare e proteggere un neonato di meno di 8 settimane da troppi stimoli, mentre per il bambino più grande questo effetto calmante in risposta al pianto eccessivo non esiste più.

In un altro studio condotto per capire l'effetto che la fasciatura possa avere sul sonno e sulla soglia per rumori ambientali è emerso che i bambini fasciati dormono più a lungo (con meno risvegli frequenti dei bambini non fasciati) ma si svegliano nella fase REM all'esposizione di rumori molto meno forti. I ricercatori concludono che la fasciatura provoca sì un sonno più prolungato ma potrebbe aumentare la sensibilità rispetto a rumori ambientali.[57]

Andrea Savady, nel suo libro *Baby Gami* uscito nel 2005 in Italia, propone con tono leggero "la scienza del fagotto" (fasciatura) insieme al portare: "Non abbiate paura. Quello che ogni neonato desidera è di venire fasciato senza alcuna via di scampo e starvi appiccicato tutto il tempo possibile. Tutto ciò è molto dolce, oltre che scientificamente provato, anche se purtroppo neppure la scienza può tenerli lì per sempre".[58]

A questo punto ritengo importante distinguere chiaramente tra le due pratiche: "fasciare" e "portare con la fascia". Entrambe sono pratiche antiche ma se *portare* è una pratica *a contatto*, la fasciatura del neonato è chiaramente *un surrogato* di contatto e quindi una pratica che aiuta a tenere il bambino buono e distante dal proprio corpo. Sebbene entrambe le pratiche

[55] Gerhard, Harris, Thach, *Spontaneous arousals in supine infants while swaddled and unswaddled during rapid eye movement and quiet sleep.*, "Pediatrics", 2002 Dec;110(6):e70.

[56] Van Sleuwen, et al., *Comparison of behaviour modification with and without swaddling as interventions for excessive crying.* "Pediatrics", 2006 Oct;149(4):512-517.

[57] Franco P, et al. *Influence of swaddling on sleep and arousal characteristics of healthy infants.* "Pediatrics", 2005 May;115(5):1307-11.

[58] Sarvady Andrea, *Baby-Gami*, Magazzini Salani, 2005.

tengano conto del bisogno primario di contatto e contenimento del bambino, la qualità della risposta da parte dei genitori è decisamente diversa.

Fatto sta che oggi nell'ambiente culturale occidentale è molto più semplice e normale proporre, anche con tono leggero, dei surrogati di contatto al posto del contatto "originale". Proviamo ad analizzarne i motivi.

L'uso dei surrogati nel corso della storia occidentale

Come abbiamo visto, nella storia della culla e della fasciatura fino al tardo medioevo l'uso di surrogati insieme a un contatto corporeo (notturno) con la madre o la balia era socialmente accettato. In questo modo comunque si teneva conto, ancora parzialmente, dei bisogni dei bambini di essere a contatto, contenuti, cullati.

Solo nel Rinascimento e con l'epoca dell'industrializzazione, quando furono condannati i surrogati, l'uso della culla e della fasciatura, del pollice e del ciuccio, e le madri furono costrette a non dormire più con i loro bambini, poté nascere la società a basso contatto, che ha cominciato a negare ai bambini i loro bisogni primari di contatto, movimento e contenimento, privandoli di conseguenza anche della soddisfazione di questi bisogni. Un'intensa interazione diretta e visiva, che sostituisce il contatto corporeo nel modello a basso contatto, è una modalità recente. Il prezzo pagato durante quell'epoca di negazione quasi totale dei bisogni primari dei bambini probabilmente è più alto di quanto si osi immaginare. Come conseguenze visibili e dirette si possono elencare sicuramente le vittime della strana malattia chiamata *marasma.* Nel XIX secolo in America più della metà dei bambini sotto l'anno si spegneva a causa di questo "deperimento progressivo", di cui allora si ignoravano le cause. Ancora nei primi anni venti del XX secolo in America il tasso di mortalità dei bambini sotto l'anno in orfanotrofio era quasi del cento per cento![59]

A quell'epoca il pediatra americano Emmett Holt, con il suo libretto *La cura e l'alimentazione dei bambini* (pubblicato nel 1894 e arrivato alla quindicesima edizione nel 1935), era riconosciuto come un'autorità assoluta sull'argomento. L'autore raccomandava l'abolizione della culla, suggeriva di lasciare giù il bambino quando piangeva, di nutrirlo a ore fisse,

[59] Montagu, 1981, *op. cit.*, p. 84.

di non viziarlo con troppe coccole e sebbene l'allattamento al seno fosse preferibile non escludeva quello artificiale.[60]

Un cambiamento di pensiero, a livello accademico, si nota solo dopo la seconda guerra mondiale (!), quando si cominciano a studiare le conseguenze della privazione emotiva nei bambini della guerra. Si scoprono le cause del marasma come deperimento per mancanza di contatto e relazione. Si riscoprono "scientificamente" i veri bisogni dei neonati di contatto, movimento, contenimento e legame. Sebbene oggi a livello accademico, in psicologia, etologia e nelle neuroscienze ormai sia indiscussa l'importanza del contatto corporeo, della relazione viva, del contenimento e della soddisfazione dei bisogni primari dei bambini per un loro sviluppo ottimale, nella realtà e nella vita di tutti i giorni il contatto corporeo diretto e continuativo con il bambino non è scontato né accettato. Troppo spesso si sentono ancora voci che "piangere fa bene ai polmoni" oppure "un po' di pianto non ha mai fatto male nessuno" oppure "lascialo giù perché altrimenti lo vizi". Infatti oggi continua la diffidenza sociale verso una disposizione al contatto diretto e "originale" con i bambini, mentre l'uso dei surrogati, culle, ciucci, fasciatura, contenitori vari che simulano il contatto, il movimento, e che producono una sorta di contenimento, è riammesso nelle modalità di cura dei bambini in Occidente.

Ciò significa che si sono riscoperti i bisogni primari dei bambini, ma la discussione è tuttora accesa su come soddisfare questi bisogni. Indubbiamente la cultura occidentale a basso contatto continua a invitare i genitori a usare surrogati per rispondere ai bisogni dei bambini. Il bambino viene dondolato in culla, spinto nella carrozzina, mosso nella sdraietta. Gli si danno il ciuccio e il biberon (con l'acqua o la tisana) quando piange fuori dall'orario dei pasti, lo si avvolge nelle coperte in modo che si senta contenuto.

Ma non tutti i bisogni dei bambini si "coprono" facilmente con i surrogati, soprattutto nei primi tre mesi, così i genitori attenti al pianto dei loro bambini si vedono "costretti" a tenerli in braccio, perché sembra l'unico posto dove stanno veramente bene. Probabilmente è proprio quest'esperienza di arrivare al limite del surrogato e della sua "efficacia" che apre ai genitori occidentali le porte verso il *portare*, come pratica originale e diretta, *a contatto*.

[60] *Ibidem.*

Inventarsi una pratica antica – portare *in Europa oggi*

Infatti, nonostante non ci sia mai stata in Occidente una vera e propria tradizione del p*ortare come modalità ad alto contatto*, e solo pochissimi individui possano fare leva sull'esperienza di essere stati portati da piccoli, da alcuni decenni si nota lo strano fenomeno della nascita di una *pratica occidentale del portare.* In testa a questo movimento si trovano gli Stati Uniti e il Nord Europa, dove il *portare* fu introdotto sull'onda del movimento *hippy* e praticato da allora da madri di un'estrazione sociale molto "alternativa". In Germania agli inizi degli anni settanta una madre per caso ha "inventato" la fascia europea, quando si trovò nella difficile situazione di avere come terzo figlio due gemelle! Per fare fronte a loro, ai loro bisogni oltre che alla casa, si legava addosso le gemelle con una fascia portata da un viaggio precedente in Sudamerica. Fu un articolo su questa mamma "stramba" in un mensile nazionale che suscitò così tante reazioni e richieste da portarla a fondare la prima azienda produttrice di fasce portabebè in Europa e a diffondere le tecniche per legarsi i bambini addosso.[61] Negli ultimi trent'anni altri l'hanno seguita, le tecniche sono state raffinate e adeguate, il *Tragetuch* è diventata ormai una parola popolare. Anche il mondo scientifico ha cominciato a interessarsi del come e del perché portare, contribuendo alla costruzione di un'informazione oggettiva (e non ideologica) rispetto al tema. (vedi capitolo II.1). Oggi circa il 20 % dei genitori tedeschi e svizzeri hanno una fascia lunga nel loro corredo per la prima infanzia, anche se, secondo le stime, una percentuale molto più bassa la utilizza veramente.

Nel frattempo nei paesi anglofoni e soprattutto negli USA si sta affermando una propria terminologia per il concetto del portare i bambini: da un concetto iniziale di *baby carrying* (portare il bebè) ora si usa molto di più: *baby wearing* (indossare il bebè).

La Francia, come l'Italia, è un po' indietro e solo da un po' di anni si sta confrontando seriamente con questa pratica. Ma negli ultimi anni anche in Italia si nota un interesse crescente da parte di genitori e operatori rispetto al tema del portare. Anche se non esiste ancora una terminologia recepita univocamente a livello linguistico, si sa cosa siano un marsupio o uno zaino portabimbi. Nuovi termini ed espressioni come "portare i piccoli" o "la fascia lunga", introdotti da me nel 2002, si stanno rivelando efficaci per

[61] Vedi http://www.didymos.de/italiano/index.htm

comunicare la pratica del portare e vengono utilizzati anche da altre associazioni e dalle aziende commerciali.

L'attualità del tema viene confermata anche dall'interesse dei media. Escono articoli specifici sui quotidiani e sulle riviste del settore. Esce il libro *Baby-Gami*, già citato prima, che descrive al pubblico italiano per la prima volta metodi di fasciatura e tecniche per portare con la fascia, anche se in modo molto superficiale. Nel 2006 Rai2 gira un servizio sul *portare i piccoli*. Anche su internet si trova riscontro del crescente interesse: i forum e le liste email sono piene di mamme entusiaste che si scambiano informazioni e si danno sostegno a vicenda, scambiandosi i link che spiegano le tecniche con la fascia lunga, aiutandosi nella ricerca del supporto migliore: più funzionale, più raffinato, più economico.

È evidente che la nascita della *pratica occidentale del portare* segue le regole della società di consumo: dopo aver letto qualche informazione sui benefici, si passa all'acquisto di un supporto ausiliare, ponendosi il duplice problema del supporto "migliore" quanto quello del "più economico". Sembra che portare significhi comprare un prodotto, che poi viene applicato, usato, sperimentato e giudicato adatto o meno. Può succedere che il primo supporto comprato ottenga il giudizio personale di "non adatto". C'è chi lascia perdere, ma c'è chi insiste, perché convinto dei benefici. Facendo una ricerca in internet, si trova una bella gamma di prodotti alternativi diversi. In questo modo si arriva a comprare un supporto dopo l'altro con il rischio di perdersi tra le offerte, sempre in cerca di un supporto ancora migliore.

Un altro aspetto significativo è che, sebbene si tratti sostanzialmente di una pratica antica, il *portare* in Occidente è oggetto di invenzione, di brevetti, di tutela di marchi. Un esempio curioso lo fornisce una ditta produttrice che cerca di tutelarsi dalla concorrenza brevettando le tecniche per annodare la fascia lunga. Questa non è una barzelletta, ma ci fa capire come il *portare* in Occidente sia una pratica "inventata" (anche se ispirata ai supporti tradizionali), innovativa, diversa, alternativa, fuori dal contesto culturale tradizionale, che dà impulsi nuovi, che suscita scalpore tanto che ci sono genitori che non osano mettere piede fuori casa con la fascia lunga perché si sentono guardati e soprattutto giudicati da una cultura ancora troppo legata al modello a basso contatto: "Ci guardano come se fossimo degli extraterrestri!"

Posizioni e supporti specifici occidentali per portare

In Occidente il modo più comune di portare un bambino è nella posizione frontale davanti al proprio corpo. I supporti ausiliari sono per lo più supporti strutturati; cosiddetti *front pack carrier* o più semplicemente marsupi.

In Nordeuropa e negli Stati Uniti sono ormai molto conosciuti anche supporti non strutturati, mentre nel Sud Europa, compresa l'Italia, la conoscenza di supporti ausiliari alternativi al marsupio è ancora molto bassa. Ovviamente i bambini vengono portati vestiti e sopra i propri vestiti, il che permette un contatto pelle a pelle scarso.

Portare con un supporto nella posizione frontale è una modalità singolare in tutto il mondo, che si trova solo nei paesi occidentali, privi di una cultura del portare e di uno strumento tradizionale funzionale.

Perché inventarsi una posizione che dal punto di vista fisico-anatomico sicuramente non è ottimale per la postura di chi porta e forse neppure per chi viene portato? La risposta è semplice. Nei paesi a basso contatto si è sviluppata una *cultura visiva* mentre il sentire differenziato a livello della pelle è piuttosto sottosviluppato: si sente e si controlla ciò che si vede!

La posizione del portare il bambino davanti è quindi necessaria per permettere al genitore di *vedere* il proprio bambino mentre è addosso al proprio corpo. Per vedere che respiri, per vedere il colorito della sua pelle, per vedere e quindi sentire e capire che sta bene.

L'altra posizione davanti, esclusivamente di invenzione occidentale, è di voltare il bambino con la pancia al mondo, in modo che possa vedere e quindi godere di maggiori stimoli visivi. Anche qui si rimane in linea con i valori da sviluppare nell'ambiente culturale occidentale.

Oggi i bambini sono portati soprattutto nei primissimi mesi. Bambini più grandi (da sei mesi in poi) invece sono portati addosso solo di rado, per esempio in uno zaino per una passeggiata in montagna. Nella quotidianità la maggior parte dei genitori preferisce trasportare i propri bambini, ormai diventati troppo pesanti per il marsupio, nel passeggino, o tenerli nel box, nel girello, nel seggiolone. Solo pochi genitori, sulla base di una scelta di genitorialità diversa, continuano a portare i propri bambini (per esempio con la fascia lunga) per i primi due o tre anni.

Portare – *una nuova moda?*

I personaggi dello spettacolo, soprattutto americani, aiutano molto ad alzare il livello di approccio *fashion* o di moda, facendosi ritrarre con i loro pupi addosso. Sicuramente non è sempre garantito un approccio serio a una pratica seria che dai media per lo più viene proposto come una curiosità. Siamo ancora lontani dal poter parlare di una cultura occidentale del portare. Credo comunque, e lo illustrerò nei prossimi capitoli, che ciò che oggi sembra pionieristico fra alcuni decenni potrebbe diventare una modalità riconosciuta, appropriata e adatta per stare con i bambini proprio nell'Occidente, in una società in cambiamento.

Una voce chiara in tale direzione proviene da alcuni decenni da un movimento in crescita che si chiama *attachment parenting*,[62] che significa una genitorialità a contatto e prevede una disposizione di ascolto empatico e una risposta pronta e sensibile dei genitori ai reali bisogni del bambino; tra cui allattamento al seno e a richiesta, *portare addosso* e *co-sleeping*.[63] Come approccio in netto contrasto col modello tradizionale a basso contatto e per diversi motivi che vedremo di seguito è ancora poco popolare, non tanto perché gli manchino le fondamenta scientifiche, ma perché disegna una relazione dove è il genitore che si addossa la grande fatica di essere disponibile, pronto e sensibile nei confronti del bambino, adattandosi alle sue esigenze e non viceversa.

Questo porta a un'ulteriore riflessione sul senso profondo che un modello di *maternage* ha nei confronti del bambino e della società in cui cresce. Qual è la relazione tra cultura e modello di *maternage*? Cambiare il modello di *maternage* potrebbe cambiare la cultura e i suoi valori?

I.3. Relazione tra cultura e modello di cura del neonato

Ogni cultura ha adottato un suo stile di cura dei bambini finalizzato all'obiettivo che si propone di raggiungere nell'educazione della prole. Così ad esempio il sistema del multiple caretaking dei pigmei (Africa) si addice

[62] Per approfondire: http://www.attachmentparenting.com.

[63] Sears William, *The attachment parenting book,* Little Brown, 2001; Sears William, Sears Marta, T*he baby book: Everything you need to know about your baby from birth to age two,* Little, Brown & C., Boston, 1993.

a una società di cacciatori-raccoglitrici, il cui valore primario consiste nell'integrazione sociale e nella cooperazione tra i suoi membri; mentre nel sistema americano di infant-care, basato su un precoce addestramento all'indipendenza, è funzionale a una società che mira all'individualismo e alla competizione.[64]

Franz Renggli[65] ha indagato in profondità quanto il modello di *maternage* possa avere un'influenza diretta non solo sulla personalità dell'individuo ma su tutta la cultura, e come bisogni e angosce collettive impregnino la cultura, la religione, le leggi di una popolazione e siano finalizzati alla loro sopravvivenza.

Anche Montagu[66] affermava che proprio per i modi e le modalità delle esperienze tattili dell'individuo all'interno della sua famiglia e specialmente nel rapporto con la madre, che sono influenzati sempre dal modello culturale vigente, ci sono comportamenti così diversi negli individui e nelle popolazioni.

Oggi nell'etnopediatria si parla della *nicchia di sviluppo (development niche)*[67] del bambino, che indica un rapporto dinamico e interattivo tra ambiente e fattori genetici e innati. La nicchia di sviluppo viene influenzata da tre fattori: l'ambiente fisico e sociale in cui il bambino vive, le pratiche di *maternage* e le rappresentazioni interne che gli adulti hanno della crescita del bambino. Questi fattori interagiscono tra di loro e determinano la *nicchia di sviluppo*. Così, nelle diverse culture, un bambino viene ritenuto "difficile" o "facile" per motivi diversi e a seconda dei valori vigenti:

I bambini con irregolari abitudini di sonno (dovute al loro temperamento) sono considerati difficili negli Stati Uniti, poiché interferiscono col modo di vivere dei genitori, che apprezzano la propria indipendenza e autonomia. Tra i Kipsigis nel Kenya, Super e Harkness notarono che i bambini dormono con le madri e sono portati a spalla per quasi tutto il giorno.[68]

Il problema del sonno quindi è eliminato, mentre i bambini considerati difficili dai Kipsgis sono quelli a cui non piace essere portati sulle spalle o essere accuditi da altre persone oltre alla madre.

[64] Balsamo, 2002, *op. cit.*, p.101.
[65] Renggli Franz, *Angst und Geborgenheit*, Ex Libris, 1975.
[66] *Op. cit.*
[67] Vedi anche Balsamo, 2002, *op. cit.*, p. 101.
[68] Martini, 2002, *op. cit.*, p. 175.

Proprio nel suo primo periodo di vita il bambino è maggiormente esposto all'influenza culturale della società in cui vive. Ogni cultura ha creato propri modi e modalità nella cura dei neonati. Attraverso ripetuti stimoli precisi, ai neonati e ai bambini viene insegnato a vivere secondo le aspettative della società di riferimento.

A questo punto sembra inevitabile la domanda: quale dei modelli, ad alto o a basso contatto, sarebbe il migliore? Il modello ad alto contatto, come vedremo anche nei prossimi capitoli, propone una cura dei bambini più naturale, più fisiologica, più in linea con le aspettative del bambino quando nasce, e che lo esponga meno, e non sistematicamente, a traumi, frustrazioni e separazione precoce, accogliendolo nella sua vera natura.

Tuttavia ormai è ritenuto errato, in una visione etnocentrica, dare un giudizio rispetto al modello migliore. Sulla base di una grande mole di ricerche, osservazioni antropologiche, studi etnologici emerge che non esiste un modello migliore nel prendersi cura dei bambini piccoli, ma qualsiasi modello (anche quello occidentale!) è sempre funzionale all'obiettivo che si vuole raggiungere.

Per una maggiore comprensione propongo alcuni esempi illustrativi: la ricerca di Richard James de Boer sugli eschimesi Netsilik, le osservazioni di Jean Liedloff sugli indiani Yequana, le osservazioni di Margaret Mead sugli Arapesh e sui Mundgumor in Papua Nuova Guinea e lo studio di Anette Hamilton sugli Anbarra (aborigeni australiani), e poi uno sguardo sull'Occidente (Italia).

I.3.1 Gli eschimesi Netsilik [69]

I Netsilik vivono sulla penisola di Boothia, nel nord ovest del Canada artico. Richard James de Poer ha vissuto con loro nell'inverno 1966/67, interessandosi soprattutto del modello di *maternage*. Anche se vivono in condizioni ambientali durissime, i Netsilik vengono descritti come persone molto equilibrate e serene.

Le madri non si intromettono mai nelle attività dei loro bambini e non li puniscono mai. Dopo la nascita e per il primo periodo di vita i neonati ven-

[68] Stacherl Sonia, *Naehe und Geborgenheit*, Walter Verlag, 1997, p. 207.

gono portati nel cappuccio del cappotto della madre, in posizione verticale a contatto pelle a pelle. Il bambino viene portato finché comincia a muoversi autonomamente e poi ancora di tanto in tanto finché ha assunto una maturità mentale che i Netsilik chiamano *ihuma*. Quando ha fame si fa sentire grattando la pelle della madre che lo porta davanti e lo attacca al seno. Il bambino piange molto poco perché la madre, a stretto contatto corporeo con lui, impara presto a riconoscere attraverso il senso tattile i suoi bisogni. Se il bambino, vestito solo con un pannolino di karibu, fa i suoi bisogni addosso alla madre, essa rimane tranquilla, pulisce lui e se stessa senza farci particolarmente caso. Tra madre e bambino non si sviluppa mai una relazione di potenza-impotenza, infatti il Netsilik adulto vive in grande armonia con il gruppo e si comporta in modo altruistico nei confronti degli altri.

Secondo de Boer, questa modalità serena e amorevole nei confronti dei bambini spiega l'altissima difesa dallo stress dei Netsilik e la loro capacità di far fronte alle difficoltà. È molto raro che i Netsilik si debbano confrontare con situazioni di stress relazionale, ma sono costantemente minacciati dalle condizioni ambientali. Le situazioni pericolose comunque non li sbilanciano a livello emotivo.

I.3.2. Gli Yequana nell'Amazzonia (Venezuela)

Jean Liedloff, per una serie di coincidenze, negli anni sessanta conobbe gli indiani Yequana, che vivono nelle foreste dell'Amazzonia in Venezuela, e visse con loro due anni e mezzo. Nel suo libro *Il concetto del continuum – ritrovare il benessere perduto* descrive le sue esperienze e ne trae il concetto del *continuum*, che negli ultimi trent'anni è diventato sinonimo di uno stile educativo occidentale alternativo.

I Yequana sono una popolazione che vive nel cuore dell'Amazzonia. Sono persone piccole ma forti e sanno dosare le proprie energie in modo ottimale. Non le sprecano mai in pensieri o tensioni ma le impiegano sempre per il raggiungimento di uno scopo. I loro bambini non litigano, non vengono puniti e sono molto obbedienti. Per Jean Liedloff i Yequana sono le persone più felici del mondo.

Dopo la nascita il bambino sta a contatto con la madre, che lo porta con sé ovunque finché non comincia a gattonare, lo allatta a richiesta appena dà segni di fame, e dorme con lui fino all'età di tre o quattro anni. La madre e le altre persone che si prendono cura del piccolo sono serene e rilassate. Anche se il bambino è sempre addosso alla madre non riceve quasi mai un'attenzione diretta da parte sua; fa parte del suo mondo ma non è il suo centro. Appena sa gattonare il bambino viene messo per terra e può andare dove vuole, anche avvicinarsi a buche pericolose o a coltelli affilati. Gli adulti si aspettano che sappia badare a se stesso e infatti solo raramente succedono degli incidenti. Gli adulti non giudicano mai i bambini "buoni" o "cattivi", ma li rispettano nella loro personalità.

Nel linguaggio degli Yequana non esiste la parola "lavoro", solo per gli scambi con i bianchi hanno riservato una parola simile.

Il *portare* per Jean Liedloff è un punto cardine per la crescita del bambino e per la sua indipendenza, come pure il fatto che si considerino i bambini degli esseri profondamente sociali a cui si dà la massima fiducia. Sulla base delle sue osservazioni, propone il concetto del *continuum* per genitori occidentali, definendolo così: "Questo *continuum* dell'uomo si può definire come la sequenza delle esperienze che corrispondono alle aspettative e alle tendenze della nostra specie in un ambiente consono a quello in cui queste sono formate. Esso prevede un comportamento appropriato degli individui e che questi vengano adeguatamente trattati in quanto parti integranti dell'ambiente".[70]

Concretamente Jean Liedloff propone di portare a contatto i bambini, allattarli a richiesta, integrarli nella propria vita di adulti, non metterli al centro dell'attenzione adulta, fidarsi della loro innata socialità. Il concetto del *continuum* della Liedloff è stato criticato, anche perché le sue osservazioni antropologiche sugli Yequana scientificamente non sono complete. Infatti lei ha descritto soltanto le situazioni e le caratteristiche che sostenevano in pieno il suo pensiero, mentre ha tralasciato e omesso degli altri aspetti che avrebbero riproporzionate (forse) molte delle sue affermazioni. Questo fatto non ha impedito che molta gente si sia entusiasmata per il suo pensiero tanto da creare delle associazioni del concetto del *continuum* in tutto il mondo. Al di là delle critiche scientifiche, Jean Liedloff ha sicuramente il merito di aver scritto un libro importante,

[70] Liedloff Jean, *Il concetto del continuum-Ritrovare il benessere perduto*, La Meridiana-partenze, 1994.

che da trent'anni invita i genitori occidentali a una relazione di maggiore contatto con i bambini, a portarli e a educarli con maggiore fiducia nelle loro capacità sociali.

I.3.3. Arapesh e Mundgumor in Papua Nuova Guinea

Anche nelle società tradizionali, *portare* non sempre è sinonimo di un approccio amorevole con i bambini. Margaret Mead descrive le pratiche di cura dei neonati di due tribù, gli Arapesh e i Mundgumor, in Papua Nuova Guinea.[71]

I bambini Arapesh vengono portati in una rete o in una cesta che la madre si appende alla testa. La borsa è molto morbida e imbottita di foglie e il bambino è sdraiato in posizione orizzontale-fetale. La parola per questa borsa è la stessa di utero e secondo gli Arapesh il bambino ci sta bene come nell'utero. La rete è elastica e non costituisce limite tra il bambino e il corpo della madre.

Dai Mundgumor invece i bambini vengono messi in una cesta grezza e dura dove sono costretti a stare sdraiati con le braccia incastrate lungo il corpo, addosso alle pareti dure. La cesta non fa passare il calore del corpo della madre. I bambini vengono portati in giro solo per assenze lunghe, per brevi periodi la cesta viene appesa nella capanna e i bambini sono lasciati soli. Quando è più grande e comincia a gattonare viene messo a terra e lasciato a se stesso. Anche quando è sulle spalle dei genitori non viene tenuto ma deve aggrapparsi ai capelli per non cadere.

Secondo l'antropologa Margaret Mead la pratica di portare con modalità così differenti viene determinata dai diversi valori sociali nelle due tribù: l'uomo e la donna ideale dai Mundgumor sono guerrieri duri e intransigenti e uomini e donne docili non sono accettati dal gruppo, mentre gli Arapesh sono una tribù molto pacifica.

[71] Mead Margaret, *Jugend und Sexualitaet in primitiven Gesellschaften*, in *Geschlecht und Temperament in drei primitiven Gesellschaften*, Band 3, Muenchen, 1979, cit. in Albrecht-Engel, 1996, *op.cit.*

I.3.4. Anbarra in Australia

Un'ulteriore osservazione antropologica ci fornisce lo studio di Annette Hamilton[72] sulla tribù degli Anbarra (Aborigeni australiani), dove le pratiche di puericultura sono in stretto legame con la loro vita.

Dopo la nascita i neonati Anbarra vengono considerati a rischio perché la loro pelle non è ancora scura. Adagiati in una culla di corteccia, vengono allattati senza essere presi in braccio. La madre è molto limitata nelle sue attività perché in questo periodo non può andare a raccogliere la frutta. Il bambino in questa fase riceve poco contatto corporeo, ma molti contatti sociali. La culla viene portata da altre persone. Se il bambino piange viene allattato o cullato e riceve molte attenzioni. Viene allattato molto spesso e senza ritmi precisi.

Dopo alcune settimane vengono presi di più in braccio, la loro testa in posizione verticale si appoggia sulla spalla della madre. D'ora in poi la culla non viene più utilizzata e il bambino viene portato sul fianco o sulle spalle, senza che gli venga sostenuta la testa. Impara a controllare il capo a 3 settimane per alcuni minuti e a sei settimane completamente. Sta in braccio a tutti e viene incoraggiato a sorridere. Non è mai solo, dorme solo a intervalli brevi (circa un'ora alla volta) ed è sempre in mezzo alle attività sociali e a molti stimoli. Per accompagnare la madre a raccogliere la frutta, i bambini devono stare seduti sulle loro spalle e tenersi da soli. Riescono a farlo per molte ore a sei mesi, mentre i bambini europei per esempio lo fanno al più presto a 12 mesi.

I.3.5. Una finestra (di domande) sull'Occidente

Siccome una descrizione della nostra società e della nostra cultura porterebbe troppo lontano, credo che tutti noi disponiamo di immagini, pensieri e riflessioni rispetto alla realtà sociale in cui viviamo e che possano essere lo sfondo per meditare su alcune domande:

A quali valori mira il modello a basso contatto? Di conseguenza: quali sono le aspettative sociali di un bambino e di un adulto occidentale? Quali

[72] Hamilton Anne, *Nature and Nurture*, Canberra, Australia, 1981 cit. in Albrecht-Engel Ines, *op.cit.*

sono i valori a cui si deve adattare e a quale scopo? Posso nominarne alcuni, certo senza la pretesa di essere esauriente: al bambino è richiesta l'autonomia precoce dal punto di vista emotivo, mentre per l'adulto si trovano valori come individualità (ognuno per sé), competitività (ognuno contro tutti) e, da non dimenticare, essere un buon consumatore. Il modello a basso contatto dovrebbe essere funzionale a raggiungere tali obiettivi.

Per capire meglio possiamo riflettere su un esempio ben visibile, chiedendoci come sono nati e cresciuti i genitori di oggi e cosa sono diventati. Si può affermare che siano stati raggiunti gli scopi sociali?

Il quadro (semplificato qui al massimo) ci presenta un'intera generazione, nata negli anni Sessanta e Settanta, che ha subìto in modo radicale e convinto il modello a basso contatto. Sono stati bambini nati "industrialmente",[73] che dopo la nascita sono stati separati per giorni interi dalle loro madri, che non sono stati allattati al seno (c'era il boom del latte in polvere). Una volta tornati a casa, piangevano nelle proprie culle e camerette, perché non dovevano prendere il vizio di stare in braccio. Si tratta di una generazione che fu autonoma precocemente nella prima infanzia, autosufficiente presto, ma che porta dentro di sé, lo sappiamo tutti, l'abbandono primario, la sfiducia nell'altro e un grande senso di solitudine.

A questo punto ci si può chiedere se la spinta all'autonomia precoce sia funzionale e porti all'indipendenza. Secondo uno studio dell'istituto Max-Planck per l'etologia umana non è così. Dallo studio "cross-culturale" a cui partecipavano famiglie delle isole Trobriand sulla costa est della Nuova Guinea, i !Kung San nel Botswana e gli Inuit nel nord dell'Alaska è emerso che sebbene i lattanti e i bambini piccoli dei Trobriandi, !Kung San e degli Inuit godano di un contatto continuo con le loro madri, padri e fratelli, non diventano piccoli tiranni, anzi. Sono indipendenti prima dei loro coetanei in Europa e negli USA.[74] E che tipo di adulto diventa il bambino precocemente autonomo?

Ritornando a osservare la generazione dei neogenitori di oggi si nota che molti dipendono psicologicamente, se non materialmente, ancora dai propri

[73] Per approfondire vedi Odent Michel, *L'agricoltore e il ginecologo – L'industrializzazione della nascita*, Il leone verde, Torino 2006.

[74] Engel-Majer Hilke, *Diskussionsbeitrag zum Tragetuch seitens einer Physiotherapistin,* "Krankengymnastik", 1998;50:1370, versione italiana tradotta e autorizzata al http://www.portareipiccoli.it/pp_pretep_Engel_fisiot.htm

genitori, dai loro giudizi e valori da cui si lasciano condizionare e influenzare. Quanti "bambini" stanno ancora "in casa" (cioè dalla mamma) a 35 anni se non sono ancora sposati? Quanti, quando si sposano, si fanno fare la casa dai genitori? Oppure sono forse i genitori che non vogliono lasciare andare i figli cresciuti, perché non li hanno avuti, goduti da piccolissimi?

Potrebbe essere che valori come autonomia e indipendenza non siano valori veri, ma valori "di facciata" in età adulta, perché l'adulto occidentale è tutt'altro che un essere autonomo e indipendente. Ma se l'autonomia precoce non porta all'indipendenza nella vita adulta, qual è il valore che sostiene e sviluppa? Willi Maurer, terapista corporeo, si occupa da molti anni di questo tema e ha le idee molto chiare quando dice:

La stragrande maggioranza delle persone della nostra cultura portano dentro di sé, senza esserne consapevoli, la paura di essere abbandonati. Il senso dell'abbandono poi viene placato con surrogati simbolici: prima il ciuccio, il biberon, la montagna di giocattoli; poi i dolci, le sigarette, la droga, l'alcool e i farmaci, inoltre abitudini di consumo e di moda eccessivi, vacanze il più lontano possibile dalla grigia quotidianità.[75]

In effetti si tratta di una generazione di ottimi dipendenti, consumatori e consumatrici. Può essere che una società che prevede di soddisfare i bisogni primari dei bambini tramite surrogati materni cresca degli adulti che non conoscono e non sentono sulla propria pelle l'esperienza contenitiva e sostanzialmente soddisfacente del contatto corporeo vivo, e che di conseguenza impareranno a soddisfare i loro bisogni attraverso esperienze orali e vizi vari, prodotti, beni di consumo, pur senza soddisfare mai del tutto il bisogno primario di contatto. Come dice Asperger: "Il percorso dell'umanità (occidentale) è caratterizzato da una perdita crescente degli istinti e dei comportamenti istintivi. Probabilmente questo era necessario per adattare l'uomo, attraverso l'approccio razionale, a un mondo in continuo cambiamento. Ma il prezzo pagato è la perdita della felicità."[76]

[75] Maurer Willi, in http://www.tragetuch.ch/neuer%20eingang/ch_i/lana.htm. Per approfondire il punto di vista di Willi Maurer: Maurer Willi, *Zugehoerigkeit*, Doné Eigenverlag, Aranno, 2000. http://homepage.sunrise.ch/homepage/maurer_/

[76] Asperger Hans, *Zum Geleit: Wiege und Mutter Kind Kontakt*, p. 13, in Von Zglinicki, 1979, *op.cit.*

Anche Erich Fromm, trent'anni fa, nel famoso libro *Avere o Essere* descrive l'infelicità della società dell'Avere, dove anche il tema del contatto corporeo (e tutta la tematica del sesso) non è certo in equilibrio.[77] A livello razionale poi si sa per certo che il consumismo sfrenato, a cui non si pongono ancora freni veri, porterà inevitabilmente al collasso del nostro eco-sistema. Magari non oggi, ma nel futuro delle prossime generazioni, ma per questo non dovrebbe essere meno preoccupante. Se non si può continuare così per sempre, potrebbe essere che ci sia una vera necessità di cambiare valori e obiettivi sociali? Accettando il fatto che un cambiamento sia necessario, da dove si comincerebbe a cambiare? Ci si trova davanti a fatti ineluttabili a cui rassegnarsi – "tanto non si può fare nulla" – oppure è possibile invece, nel proprio piccolo, cambiare qualcosa? Prima di pensare a una risposta chiediamoci invece quali siano le condizioni in cui nascono i bambini oggi, figli dell'appena descritta generazione di genitori.

Purtroppo i dati non sono incoraggianti. A grandi linee in Italia oggi non si può affermare che i bambini nascano, ma piuttosto che vengano fatti nascere. I dati riportati sono molto lontani dal "naturale"; il 35,2% nasce con taglio cesareo (in alcune regioni la percentuale è del 45%),[78] e il resto subisce un parto vaginale medicalizzato (episiotomia, epidurale, farmaci). Una volta nati, secondo uno studio pubblicato di recente, il 91% delle madri comincia ad allattare al seno ma a sei mesi sono ancora 47%, di cui solo il 4,7% allatta in maniera esclusiva.[79]

Il modello della "autonomia precoce" del bambino, sebbene sia privo di fondamenti scientifici e sia più che discutibile per la salute del bambino, è ancora il modello reale di maggiore riferimento per i neogenitori, probabilmente perché è l'unico modello che conoscono e al quale, se non altro, sono sopravvissuti. Questo significa che il bambino deve avere dei ritmi precisi, addormentarsi da solo, dormire da solo, consolarsi da solo quando si sveglia durante la notte, insomma "fare la nanna!"[80]

[77] Fromm Erich, *Haben oder Sein*, dtv TB, 1978.

[78] Dati da: http://www.istat.it/salastampa/comunicati/non_calendario/20060605_00/testointegrale.pdf

[79] Giovannini M, Riva E, Banderali G, Scaglioni S, Veehof SH, Sala M et al. *Feeding practices of infants through the first year of life in Italy,* "Acta Paediatrica" 2004; 93(4):492-497.

[80] Si riporta a Estivill Eduard, de Béjar Sylvia, *Fate la nanna, il semplice metodo che vi insegna a risolvere per sempre l'insonnia del vostro bambino*, Mandragora, 1999.

Un bambino è considerato "buono" quando non esige di stare in braccio, quando mangia e dorme e quando apprezza tutta l'attrezzatura di contenitori comprata per lui. Nel primo anno di vita è questo il metro comune con cui i bambini (e i genitori) vengono misurati.[81] I genitori che si trovano invece con un bambino poco buono, che esige in modo perentorio di stare in braccio, si sentono inadeguati. Invece questi genitori dovrebbero ritenersi molto fortunati perché il loro bambino esigente gli dà l'opportunità di crescere e di cambiare!

Infatti, anche se il quadro di massima non è incoraggiante e nonostante la realtà non sia ancora cambiata molto, una piccola percentuale di genitori della generazione "distante" desidera, seppur assaliti da dubbi e incertezze, un approccio più a pelle, un maggiore contatto con i propri bambini, di allattare al seno, di tenere i bambini con sé, desiderano essere genitori "a contatto". Anche se sono sottoposti alla stessa forza generazionale,[82] probabilmente è arrivato il momento in cui è possibile farsi delle domande nuove e darsi soprattutto delle risposte diverse. Potrebbe essere un inizio chiedersi quanto doloroso si presenti al bambino neonato l'adattamento alla vita (e con quante frustrazioni precoci) e quanto lo stile a basso contatto sia contrario ai bisogni veri del bambino? Potrebbe essere il momento di mettere in dubbio alcuni valori sociali acquisiti e il raggiungimento dei loro scopi.

Forse è arrivato il giorno in cui ci si rende conto che il cambiamento verso un mondo diverso inizia sempre dai piccolissimi. In questa ottica potrebbe essere che la *pratica del portare* nelle società occidentali oggi sia un tentativo efficace per cambiare il mondo e per crescere i bambini con valori diversi?

[81] È interessante che dopo i primi anni comunque i dati cambino e facciano emergere un quadro diverso. In uno studio recente è emerso che una grande percentuale dei bambini italiani dai 4 ai 9 anni si addormenta nel lettone e molti ci rimangono o ci tornano durante la notte. Sono bambini che il primo anno hanno dormito nel loro lettino e nella loro stanza! Nell'ultimo libro di Margot Sunderland, *The Science of Parenting*, la ricercatrice inglese, basandosi su un'immensa mole di studi scientifici rispetto all'età evolutiva, consiglia ai genitori di lasciare dormire i bambini nel lettone fino ai cinque anni!

[82] Infatti si tende a mettere in atto le stesse modalità genitoriali (o il loro esatto contrario) di quanto subìto da bambini.

I.4. Un approccio nuovo a una pratica antica

Credo non si possa proporre una *cultura occidentale del portare* senza aver riflettuto sulle eventuali conseguenze che questa pratica in controcorrente con il modello vigente abbia in primo luogo sul bambino e sul suo adattamento socio-culturale futuro e in secondo luogo sulla società stessa. Portare non è una modalità adatta al modello di basso contatto vigente. Quindi potrebbe esserci il rischio di creare dei bambini disadattati all'attuale società, diversi dagli altri e quindi in fondo di crear loro una nuova sofferenza?

Un altro aspetto aperto è che chi porta oggi in Occidente non è stato portato da piccolo e quindi non può fare leva su una propria esperienza corporea di contatto. Ci potrebbe essere il rischio che i genitori, guidati dall'elaborazione razionale dei benefici del portare e dal proprio vuoto dentro, diventino facilmente preda di un'ideologia del contatto, che è priva di ascolto vero come qualsiasi ideologia? Come e con quanti limiti una persona che non è stata portata può portare il proprio piccolo? Come si risolve inoltre il conflitto con il modello tradizionale in vigore e il condizionamento che proviene da esso?

A questo punto non ci possono essere delle risposte, ma forse proprio queste domande possono accompagnare chi prosegue con la lettura nella riflessione sul significato del *portare*.

Se consideriamo la pratica del *portar*e nel suo aspetto di mezzo di trasporto, a livello globale nel Sud del mondo si perderà sempre di più e lascerà il passo a mezzi più comodi (per l'adulto), mentre in Occidente, alla fine per gli stessi motivi di comodità (per l'adulto), non si affermerà mai come alternativa veramente valida ai contenitori con ruote.

Se le attribuiamo invece un valore come pratica per crescere un bambino, allora sì che si aprono nuovi scenari nella cura dei bambini piccoli e forse la fatica dell'aspetto del trasporto sarà minore al beneficio che entrambi, adulti e bambini, ne traggono. Proprio perché il passaggio a una riflessione più profonda del valore effettivo di questa pratica in Occidente passa, direi inevitabilmente, attraverso un approccio intellettuale, credo sia giustificato un nuovo approccio che chiamo *fisiologia del portare,* di seguito illustrata a livello teorico e pratico.

II

Fisiologia del portare

Il fatto che portare i bambini sia una pratica antica, ancora oggi comune a una grande parte dell'umanità, ci induce a pensare che si tratti di una pratica "originale", nel senso (quasi) letterale del termine, e profondamente "naturale" nei confronti della prole umana.

Questo è il pensiero di partenza nell'indagine di un significato ampio di questa modalità, che non si vuole limitare a descrivere qualche "beneficio per il bambino" o "vantaggio per i genitori". Il risultato di questa riflessione è la *fisiologia*[1] *del portare.*

Come già accennato nell'introduzione, ho tentato di sviluppare un quadro "in positivo", che da un lato metta insieme conoscenze e nozioni provenienti da diverse discipline che si occupano della natura umana (nel senso più ampio della parola), e dall'altro traduca in teoria ciò che si sperimenta nella pratica. Al suo interno il *concetto biologico del portare* (capitolo II.1.) diventa la partenza per illustrare poi il concetto della P e dei suoi *elementi portanti* (capitolo II.2).

II.1. Il concetto biologico del portare

La biologia comportamentale si occupa delle tendenze biologiche dei comportamenti specifici degli esseri viventi. Anche l'uomo, come mammi-

[1] Dal punto di vista etimologico, la parola fisiologia proviene dal greco *physis* (=natura) e *logos* (=insegnamento); letteralmente: discorso sui fenomeni naturali; ed è la disciplina che studia il funzionamento degli organismi viventi (sani).

fero, è incluso. Hassenstein[2] parla di "tendenze" perché proprio l'uomo non è solo sottoposto alle leggi della natura che lo governano, ma può scegliere se sottomettersi alla propria natura oppure scegliere di comportarsi in modo diverso, sulla base del libero arbitrio, del senso di responsabilità individuale, ma anche seguendo valori culturali acquisiti.[3]

Il concetto biologico del portare non è altro che un'introduzione di massima alla "tendenza naturale" (biologica) dell'uomo di portare ed essere portato, come base fondamentale per ogni ulteriore considerazione e riflessione sul tema.

II.1.1. Introduzione al concetto del *portato* in etologia (biologia comportamentale)

Dal punto di vista biologico, *portare* è un concetto preciso per cui una determinata categoria di mammiferi si muove con i propri cuccioli e si prende cura di loro.

Per illustrare l'approccio scientifico mi baso sui lavori di Adolf Portmann, zoologo, di Bernhard Hassenstein, biologo e zoologo, e di Evelin Kirkilionis, etologa, perché questi, negli ultimi quarant'anni, si sono occupati in modo specifico del tema del portare e del suo significato per lo sviluppo del cucciolo d'uomo.

Fino agli anni settanta, in biologia si distinguevano due categorie di cuccioli di mammiferi: i *nidifughi* e i *nidiacei*.[4]

I cuccioli della categoria nidiacei (di cui sono esempi i cani, i gatti, i topi, i conigli) nascono, dopo un periodo breve di gestazione e spesso in

[2] Hassenstein Bernhard, *Verhaltensbiologie des Kindes*, Piper, 1987.

[3] Vedi anche Adolf Portmann, *Biologische Fragmente zu einer Lehre vom Menschen*, Schwabe, Basel, 1969: *Wir muessen es aufgeben, unseren Kampf um Erhaltung von Familiensinn, um das Prinzip der Einehe und andere Einrichtungen unserer Gesellschaft mit irgendeinem Anschein von Natuerlichkeit zu motivieren. Der humanen Natur zugeordnet, fuer uns einzig natuerlich ist die Notwendigkeit zur regelnden Entscheidung, zur konventionellen Satzung. Human ist die Freiheit zur Wahl!*

[4] I due termini (in tedesco *Nestfluechter und Nesthocker*) vengono usati per tutti i vertebrati, non solo per i mammiferi. In italiano sono più usati nell'ornitologia. I concetti sono stati definiti alla fine del XIX secolo.

gran numero, fortemente immaturi; sono nudi e i loro sensi non sono ancora del tutto funzionanti; sordi e con gli occhi chiusi, assomigliano nella loro morfologia ancora molto poco ai genitori. Molto immaturi anche dal punto di vista motorio, vengono raggruppati dalla madre in un nido, dove passano la maggior parte della giornata da soli e tranquilli mentre i genitori sono in cerca di cibo. L'allattamento non è frequente; ci possono essere delle pause lunghe della durata di 12 ore.

I cuccioli del nidifugo (per esempio il cavallo o la pecora), nascono dopo una lunga gestazione e sono considerati cuccioli maturi; infatti alla nascita assomigliano molto ai genitori e i loro sensi sono sviluppati e funzionanti. Le loro capacità motorie gli permettono di seguire autonomamente la madre e il gregge dopo poche ore dalla nascita. Sono allattati a richiesta e frequentemente.

Sembra che i nidifughi nascano completamente maturi dal punto di vista motorio e sensoriale perché hanno trascorso il periodo di nidiaceo in utero. Lo zoologo svizzero Adolf Portmann[5] ha definito la categoria dei nidiacei delle nascite fisiologiche premature. La loro enterogestazione è abbastanza breve, mentre il periodo di maturazione dopo la nascita relativamente lungo.

E il cucciolo dell'uomo? Secondo Portmann il cucciolo dell'uomo doveva essere un *nidiaceo secondario.* Un aspetto particolare del cucciolo dell'uomo, sempre secondo Portmann, è che non trascorre tutto il tempo fino alla completa maturazione in utero, ma viene partorito prima. Portmann parla di una nascita prematura fisiologica di 12 mesi. Questo significherebbe che il cucciolo d'uomo per arrivare alla completa maturazione dovrebbe rimanere in utero per 21 mesi complessivi.

Anche Ashley Montagu[6] afferma:

Poiché il feto umano deve nascere quando il cervello ha raggiunto dimensioni tali da consentire l'ingresso e il passaggio attraverso il canale naturale, la maturazione, cioè l'ulteriore sviluppo conseguito dagli altri mammiferi prima della nascita, il mammifero umano la deve completare dopo. In altre parole, il periodo di gestazione dovrà estendersi a dopo la nascita.

Ritornando alla discussione attorno alle categorie e alle appartenenze a esse, le due categorie non definivano esattamente molti mammiferi come

[5] Portmann, 1969, *op. cit.*

[6] Montagu, 1981, *op. cit.*, p. 52.

le scimmie, i koala, gli opossum e i canguri. Questi, sebbene dimostrino esternamente la maturazione dei nidifughi (alla nascita assomigliano fisicamente molto ai genitori, dal punto di vista sensoriale sono maturi), non sono in grado di muoversi autonomamente, si aggrappano al corpo della madre e vengono portati da lei fino alla maturazione motoria.

Questi mammiferi inizialmente erano inseriti nella categoria dei *nidifughi* (*secondari*) e dei *nidiacei secondari*, ma nel 1970 Hassenstein ha introdotto una terza categoria di mammiferi*: i portati* (*Traglinge*), una definizione, in ambiente nordeuropeo, oggi largamente recepita dal mondo scientifico.[7]

I portati sono cuccioli che vengono portati dopo la nascita da un genitore (normalmente dalla madre) finché non sono in grado di muoversi autonomamente. Assomigliano molto ai propri genitori (come i nidifughi*)*, sono maturi dal punto di vista sensoriale e lo scheletro delle gambe è adattato in modo che le piante dei piedi e delle mani nella posizione di riposo siano rivolti verso l'interno, così che possano aggrapparsi con le dita alla pelliccia del genitore che porta.[8] Il loro ambiente naturale, dopo la nascita, per il periodo dell'esogestazione, non è un nido, ma il corpo della madre.

Si distinguono due tipi di portati: i *portati attivi* e i *portati passivi.* I *portati passivi* vengono portati dal genitore senza un loro contributo attivo. Un esempio sono i marsupiali, i canguri le cui zampe non sono adatte ad aggrapparsi e che vengono portati in un marsupio per molti mesi. I *portati attivi* invece si aggrappano alla pelliccia della madre. Alla nascita dispongono di un forte riflesso *grasping* nelle mani e nei piedi, che permette loro di aggrapparsi e tenersi anche per delle ore alla pelliccia della madre.[9] A parte le differenze anatomiche e posturali, i *portati*, *attivi* e *passivi*, hanno in comune il fatto che sono allattati frequentemente e che il latte materno (specie specifico) è ricco di carboidrati e povero di grassi. Una composizione che

[7] Ho trovato il termine equivalente in italiano nella descrizione delle *cure prossimali* (da: *proximal care*) che un gruppo di mammiferi mette in atto nei confronti dei loro cuccioli. Ritengo comunque giustificato di continuare a utilizzare il termine *portato* (*Tragling*), perché a) illustra il filone scientifico nordeuropeo qui esposto e b) descrive anche dal punto di vista linguistico al meglio il concetto biologico del *portare.*

[8] Hassenstein, 1987, *op. cit.*

[9] Eibl-Eibesfeldt I, *Grundriss zur vergleichenden Verhaltensforschung*, Piper, München, 1967.

richiede un allattamento frequente.[10] Ma non solo. I *portati attivi* mettono in atto dei comportamenti specifici: si aggrappano alla madre con maggiore vigore nel momento in cui vengono allattati, quando sono stanchi e quando si addormentano.[11] Se perdono il contatto corporeo urlano e piangono, in modo da attirare l'attenzione della madre verso "il pericolo" in cui stanno per cadere. Quando sono separati dalla madre piangono disperatamente.

E il cucciolo dell'uomo? È veramente una forma di nidiaceo o nidifugo immaturo? Secondo Hassenstein e Kirkilionis il cucciolo dell'uomo non è un nidiaceo perché trascorre questo stadio ancora in utero. Ma non è neanche un nidifugo, perché dopo la nascita ha bisogno di un anno e più per camminare da solo. Il cucciolo dell'uomo, secondo Hassenstein e Kirkilionis, sarebbe un *Tragling*, cioè un portato.

Evelin Kirkilionis, nell'ottica filogenetica, non ha dubbi sul fatto che i cuccioli dei nostri parenti prossimi e antenati siano stati sicuramente dei portati attivi. Ma è ancora così? Se mai il cucciolo d'uomo ha avuto lo status di portato, lo ha mantenuto fino a oggi?

Evelin Kirkilionis[12] ha dedicato la sua tesi di dottorato a questa domanda e ci propone un ragionamento interessante: i resti dell'uomo più antico (risalenti a 4 milioni di anni fa) ci dimostrano un'attività motoria bipede matura, la postura eretta e il piede plantigrado. Al di là delle ipotesi evolutive su dove e quando si collochi la trasformazione nella posizione eretta e deambulazione bipede, sembra che non ci siano dubbi, sulla base delle conoscenze di oggi, che la storia dell'umanità è caratterizzata fin dall'inizio da una deambulazione bipede.

[10] Negri Paola, *Tutte le mamme hanno il latte,* Il leone verde, Torino, 2005.

[11] Gesell und Ilg (1937): *Feeding behavior of infants, a pediatric approach to the mental development.* NY:Hoeber 1965 (1° ed.1941).

[12] Kirkilionis Evelin, *Der menschliche Saeugling als Tragling -unter besonderer Beruecksichtigung der Prophylaxe gegen Hueftdysplasie.* Dissertation, FB Biologie, Universitaet Freiburg, 1989. Kirkilionis Evelin, D*as Tragen des Saeuglings im Hueftsitz – eine spezielle Anpassung des menschlichen Traglings,* "Zoologische Jahrbuecher" 96 (1992), p. 395-415, G.Fischer Verlag, 1992. Kirkilionis Evelin, *Die Anpassung des menschlichen Saeuglings an den Jugentypus Tragling,* in Wessel KF, Naumann F (Ed.) *Kommunikation und Humanontogenese*, Bd.6, Kleine, Bielefeld, 1994.

Se seguiamo l'ipotesi evolutiva, diventa evidente al primo sguardo che il portato aveva da affrontare molti problemi: Il piede trasformato da prensile a plantare non permetteva più alcuna presa sul corpo, la mancanza di peluria sul corpo non permetteva più al piccolo di aggrapparsi con sicurezza e la postura eretta dell'adulto cambiava tutti gli equilibri corporei rispetto alla forza di gravità.

Possiamo ipotizzare che la madre, nel corso della trasformazione del piede, avrebbe fatto lei tutto il lavoro di portare il piccolo, come si può vedere in certe scimmie dopo il parto, che sostengono con un braccio il piccolo. La relazione tra corpo e peso della madre e del bambino l'avrebbe probabilmente reso possibile. Il cucciolo d'uomo quindi sarebbe diventato un portato passivo e forse si sarebbe adattato alla tipologia del nidiaceo (con specifici adattamenti comportamentali a questa tipologia) nel momento in cui gli uomini sono diventati sedentari.[13]

Oppure il neonato umano, per mantenere lo status di *portato attivo*, doveva adattare la posizione sul corpo dell'adulto alla condizione anatomica umana: piede plantare, postura eretta, peluria corporea quasi inesistente.

II.1.2. La posizione sul fianco[14]

Le trasformazioni necessarie per la postura eretta e la deambulazione bipede si evidenziano bene prendendo come esempio le scimmie antropoidi. Queste riescono a muoversi per brevi distanze su due piedi senza l'aiuto delle mani, tengono il busto relativamente eretto ma si muovono in modo molto strano. Le ginocchia rimangono flesse e le anche orientate in avanti di modo che le cosce non possano essere portate dietro all'asse mediana del corpo. Tutto ciò non permette un allungamento completo delle gambe. Le scimmie in questa situazione possono muoversi con le gambe solo davanti al corpo e non possono fare passi effettivi come l'uomo.

Quindi, la deambulazione eretta chiede un orientamento diverso delle anche e del bacino. In questo contesto si trova anche la forma caratteristica della colonna vertebrale umana: da un lato l'angolo tra vertebre lombari e

[13] Kirkilionis, 1992, *op. cit.*
[14] Kirkilionis, 1994, *op. cit.*

osso sacro, il cosiddetto promontorio, dall'altra parte la forma tipica a S della colonna vertebrale.

Il movimento bipede del plantigrado interessa tutta la zona delle anche; infatti, comparando la forma del bacino di uno scimpanzé, di un Australopithecus (specie estinta di scimmia) e di un uomo recente, si nota che il bacino dell'Australopithecus è più piatto e più largo di quello dello scimpanzé. Si presume che i primi uomini fossero già molto simili all'uomo moderno, anche se la zona tra vita e anche probabilmente era molto più accentuata. Questo bacino ampio proponeva allora buone condizioni per il cucciolo dell'uomo di sedersi sul fianco dell'adulto, stabilizzando la sua posizione attraverso la presa "a pinza" delle gambe (cosce, tibia e piedi) attorno al corpo dell'adulto. In questa posizione le difficoltà dovute alle caratteristiche anatomiche e alla postura eretta degli esseri umani si risolvono. Infatti la seduta sul fianco è adatta anche per distribuire in modo equo su entrambe le estremità del piccolo lo sforzo per stabilizzarsi nella posizione (pinza delle gambe). Di contro, questa posizione su un corpo inclinato come quello degli scimpanzé, che sono piegati in avanti mentre si muovono, avrebbe portato a un carico asimmetrico delle estremità, perché la mano e il piede dalla parte della schiena avrebbero dovuto portare tutto il peso. L'assenza quasi totale di peluria corporea,[15] inoltre, privava il portato umano della possibilità di aggrapparsi con le mani, quindi la madre doveva sostenerlo con un braccio attorno alla schiena e poi aiutarsi con un supporto artificiale.

Si potrebbe concludere che la posizione sul fianco sia la posizione "storica" del *portato umano,* e che il cucciolo d'uomo fosse a tutti gli effetti un portato.

Ma è veramente così? Per rispondere a questa domanda dobbiamo confrontare le caratteristiche anatomiche, posturali e i comportamenti caratteristici del portato con quelle del cucciolo d'uomo.

[15] Petri W, *Haarlosigkeit-wesentliches Merkmal des Homo sapiens*. "Naturwissenschaftliche Rundschau", 1987, 40 (2):167-188.

II.1.3. Le caratteristiche del cucciolo d'uomo

- I riflessi primordiali del neonato umano (Palmar Reflex, riflesso di Moro, riflesso di Babinsk)
- Caratteristiche anatomiche
- Caratteristiche dello sviluppo neurologico
- Caratteristiche comportamentali

I riflessi primordiali

I riflessi innati, presenti alla nascita del bambino, sono comportamenti involontari, che sono giudicati rudimenti e che nella nostra società civilizzata sembrano non avere alcuna importanza, se non a dare una misura della salute del neonato alla nascita. Di solito, questi riflessi si perdono entro i primi mesi di vita del bambino, al più tardi quando comincia a camminare da solo.

I riflessi servono per mettere in atto dei comportamenti specifici per sopperire all'immaturità motoria del cucciolo.

• *Palmar Reflex*

Questo è il tipico riflesso di presa (*grasping)* del neonato, che permette di aggrapparsi. Un riflesso tanto forte che potrebbe sostenere il peso del suo corpo per poco tempo.[16] In questo contesto è interessante notare che le mani dei neonati nelle prime settimane sono chiuse a pugno, come se si trovassero costantemente nella situazione di doversi aggrappare. La presa si accentua quando il bambino succhia il latte.[17] Si manifesta nelle mani fino a circa 9 mesi di vita e nei piedi fino alla fine del primo anno, per poi perdersi definitivamente.

[16] Secondo Peiper (1961) il riflesso è maggiore nei prematuri, mentre per Schneeberger (1958) è presente alla nascita ma è più accentuato dalla seconda alla sesta settimana di vita. Eibl-Eibesfeldt (1967 *op. cit.*) dimostra comunque che spesso non è possibile che un neonato umano riesca a tenere il suo corpo. (riferimenti bibliografici: Peiper A, *Die Eigenart der kindlichen Hirntaetigkeit,* Thieme, Leipzig, 1.ed. 1949, 1961; Schneeberger A, *Quelques considérations sur l'activité motrice iniziale.* In "Behaviour" 1958;13: 212-242).

[17] Eibl-Eibesfeldt, *op. cit.*

• *Riflesso di Moro*

Si manifesta con una reazione di soprassalto accompagnata da improvvisa apertura delle braccia e cerca di presa quando si verificano degli stimoli come un rumore improvviso o quando si appoggia il neonato in modo un po' brusco o troppo rapido. In questi casi il neonato fa un sobbalzo, tende le braccia allargando mani e dita e successivamente le piega; normalmente segue il pianto. Prechtl[18] notava come la sequenza del riflesso di Moro cambi se si dà al bambino la possibilità di aggrapparsi; in questo caso il riflesso si manifesta in una reazione rafforzata di aggrapparsi! È presente in tutti i neonati e spesso è più accentuato in quelli prematuri. Si inizia a manifestare verso la ventottesima settimana e raggiunge la completezza nella trentaquattresima. Normalmente il neonato perde il riflesso di Moro intorno al sesto mese di vita.

• *Riflesso di Babinski*

Un riflesso che si esegue toccando la pianta del piede del bambino e che porta a un movimento di stacco del pollice dalle altre dita. La sua perdita, attorno all'anno di vita, è la premessa per la deambulazione plantigrada e prerogativa del piede plantare.

Caratteristiche anatomiche

• *Anche*

La posizione del bacino del neonato e l'orientamento delle sue anche sono diversi rispetto all'adulto. I neonati non possono raddrizzare le gambe nell'area del bacino e non riescono ancora a portarle dietro all'asse mediano corporeo, come sarebbe necessario per poter camminare. Lo spazio di gioco delle gambe è limitato allo spazio davanti e le anche sono orientate in avanti. In posizione supina i neonati tengono quindi volentieri le gambe in posizione seduta, leggermente divaricata, soprattutto se stanno rivolgendo la loro attenzione a un oggetto che li interessa.

[18] Prechtl, H., FR *The direct head turning response and allied movements of the human baby,* "Behaviour", 1958, 13: 212-242.

Alla nascita le anche stesse del neonato non sono ancora completamente mature. L'acetabolo racchiude solo 2/5 della testa del femore, mentre nell'adulto almeno 3/5 della testa del femore è racchiuso dall'acetabolo.

L'adattamento della zona bacino e delle gambe allo status di portato viene confermato in uno studio eseguito da Evelin Kirkilionis[19], in cui si misuravano le angolazioni delle gambe del bambino sul corpo (fianco) della madre. L'angolo di abduzione (angolazione dall'asse mediana del corpo) misurato durante il primo anno di vita era da 36° a 58°, in media 45°, quindi l'angolo tra una gamba è l'altra era in media di 90°.

L'ortopedico Bueschelberger,[20] in uno studio condotto su bambini neonati, osservava che un angolo di abduzione di 40° correlato con una flessione di 100° permetteva la posizione ottimale di inserimento della testa del femore nell'acetabolo. In questa posizione la testa del femore viene racchiusa uniformemente dall'acetabolo. Nella letteratura ortopedica pediatrica si citano i seguenti valori: l'angolo di abduzione da 30° fino 60° e della flessione da 90° a 110°.[21]

Questi numeri corrispondono, come ha osservato Kirkilionis, esattamente alla posizione delle gambe quando il bambino sta seduto sul fianco del genitore.

L'angolatura di divaricazione varia a seconda della posizione del bambino sul corpo della madre. Nella posizione pancia contro pancia l'angolatura di divaricazione può aumentare con un bambino di circa 6 mesi fino a 60°. D'altra parte la divaricazione può diminuire se le gambe vengono sedute (flesse) di più (soprattutto nei neonati). Essere portato seduto sul fianco o pancia a pancia corrisponde alle particolarità anatomiche del neonato. Se si usano fasce o marsupi per portare è importante garantire comunque la posizione fisiologica, divaricata-seduta, delle gambe.[22]

[19] *Op. cit.*, 1989, 1992.

[20] Bueschelberger J, *Untersuchungen ueber die Eigenart des Hueftgelenks im Saeuglingsalter und ihre Bedeutung fuer die Pathogenese, Prophylaxe und Therapie der Luxationshuefte*, Habilitationsschrift, Dresden, 1961.

[21] Toennis D, *Die angeborene Hueftdysplasie und Hueftluxation im Kindes-und Erwachsenenalter,* Springer Verlag, Berlin, 1984.

[22] Kirkilionis Evelin, *Ein Baby will getragen sein, Alles ueber geeignete Tragehilfen und die Vorteile des Tragens,* Koesel Verlag, 1999.

Wulf Schievenhövel, antropologo e medico etnologo, conferma che la pressione su ossa e articolazioni ne accelera la crescita. Secondo lui il portato dell'*homo sapiens* non solo è stato selezionato sulla base della vicinanza con la madre attraverso la stimolazione tattile, olfattiva, mentale, sociale ed emozionale; evidentemente ha bisogno di essere portato anche per maturare le sue anche. In quel punto preciso viene promossa dai tempi più remoti una profilassi ortopedica.[23]

• *Colonna vertebrale*

La colonna vertebrale a doppia S con il promontorio accentuato è caratteristica dell'uomo adulto e gli permette di camminare in modo eretto e di fare passi ampi, portando le gambe anche dietro all'asse mediana corporea. La colonna vertebrale del neonato invece è una cifosi (curva) totale che gli permetteva di stare raggomitolato all'interno dell'utero. Insieme alla schiena curva l'angolo di promontorio è di 20°, mentre nell'adulto è di 60°. Il movimento delle gambe del neonato quindi è limitato allo spazio davanti al suo corpo.

Le caratteristiche anatomiche del neonato impediscono la deambulazione eretta. Le gambe sono sempre davanti al corpo; un orientamento che si confà allo status di portato perché sono più adatte a essere "pinza" attorno al fianco del genitore. Lo sviluppo della doppia S della colonna vertebrale va passo passo con lo sviluppo motorio del bambino, iniziando con la cosiddetta lordosi del collo, quando il bambino comincia a controllare la testa. Poi prosegue quando impara a stare seduto e si stira la parte dorsale, finché resta seduto con la schiena completamente dritta. La lordosi lombare si sviluppa (curva all'interno nella parte lombare) quando il bambino comincia a mettersi in piedi. Il bacino si gira in avanti e la doppia S è completa.

Se si costringe un neonato, sdraiato in posizione supina su superficie piatta, attraverso una pressione sulle sue ginocchia ad abbassare le gambe sulla superficie, si raggiungono velocemente i limiti di movimento delle anche, prima che le gambe siano sulla superficie... la colonna vertebrale viene costretta a una lordosi non fisiologica che fa sì che la schiena del bambino, in area lombare, si alzi dalla superficie.[24]

[23] Manns Anja, Schrader Christine, *Ins Leben tragen*, Verlag fuer Wissenschaft und Bildung VWB, Berlin, 1995, p.35

[24] *Ibidem*, p. 37.

La postura del neonato, adeguatamente sostenuta,[25] è da considerare fisiologica in una posizione addosso al corpo del genitore.

Non si trovano studi che confermino il temuto danno alla colonna vertebrale (scoliosi, spondylolisthesi) per essere stati portati nella posizione verticale da piccoli, anche se c'è chi richiama alla cautela soprattutto rispetto ai supporti ausiliari non adeguati.[26] Kirkilionis invece ha condotto uno studio longitudinale su 196 bambini per verificare eventuali danni posturali subiti dopo che sono stati portati, nel primo anno di vita, nella fascia lunga. Sono stati esaminati diversi parametri, quali per esempio la durata giornaliera di *portata*, il metodo (supporto ausiliario), e il momento in cui si è cominciato a portare in posizione verticale.

Non si sono notati danni posturali nei bambini che sono stati portati nella fascia da 2 a 2,5 ore al giorno né nel gruppo di neonati che mediamente venivano portati 4, 5, 6 o più ore al giorno, a volte dalla prima settimana di vita. Nessuno dei bambini, più tardi, ha avuto problemi posturali riconducibili all'essere stati portati. La percentuale delle anormalità posturali dei bambini portati era al di sotto della percentuale media evidenziata nei bambini all'età di inizio scuola previsto per la Germania. Questo dimostra che la paura di danni posturali è infondata[27] o, viceversa, che la postura dei bambini è adatta all'essere portati.

• *Tibia*

Le ossa di un neonato sono ancora molto morbide e, nei primi anni, cambiano notevolmente.

Nello studio scientifico eseguito da Kirkilionis[28] è emerso che la tibia, alla nascita e nel primo anno, ha una curva di circa 18,5° e che questa inizia a raddrizzarsi dopo l'anno in concomitanza con la deambulazione bipede. Questa curva dà alle gambe del neonato la caratteristica forma a O, che po-

[25] Il sostegno adeguato è la premessa per la non-dannosità della posizione verticale. Pertanto solo supporti ausiliari che sostengono in modo adeguato possono essere considerati non dannosi.

[26] Rochelle L, Casses DC, *Infant Carriers and Spinal Stress,* http://www.continuum-concept.org, 1996

[27] Kirkilionis,1999, *op. cit.*

[28] Kirkilionis,1994, *op. cit.*

trebbe essere un adattamento per il *portato umano*: quando un bambino viene portato sul fianco dalla madre si nota che la curva della tibia contribuisce notevolmente alla presa delle gambe attorno al corpo di chi lo porta. L'intensità della pressione contro il corpo della madre viene gestita attivamente dal bambino che, si è altresì notato, aumenta la pressione delle gambe quando vede qualcosa che lo interessa.

Caratteristiche dello sviluppo neurologico

Il cervello dei neonati non è maturo alla nascita. Infatti il suo volume corrisponde solo al 25% rispetto a quello che avrà in età adulta. La maggiore crescita ha luogo nel primo anno di vita, in cui il volume si raddoppia entro i primi sei mesi e si triplica entro il primo anno.

Alla fine del terzo anno di vita avrà raggiunto il 90% della massa che avrà da adulto. (Gli ultimi 10% si distribuiscono poi nei prossimi 17 anni fino ai 20.)

Anche se la massa (volume) non dice tutto sulla qualità, e senza poter andare in profondità nell'anatomia cerebrale, è importante sapere che nel primo anno di vita succede "il grosso" della crescita cerebrale e che essa viene influenzata direttamente dalla qualità (e quantità) degli stimoli sensoriali che riceve e sperimenta un bambino.

Un'adeguata quantità di stimoli sensoriali è fondamentale quanto la loro qualità e influenza la struttura e la strutturazione del cervello stesso. Infatti, anche se il bambino alla nascita dispone di un sistema nervoso centrale e periferico funzionante e se i neuroni si sono allungati e sono capaci di attivarsi in tutte le direzioni, è l'esperienza che guida questi ultimi nella scelta delle connessioni da attivare, poiché i neuroni e le sinapsi non attivati non sopravviveranno.[29] Ci sono ormai le prove che evidenziano che la struttura si sviluppa in seguito a un determinato stimolo funzionale e non al contrario.

[29] Anderson V, Northam E, Hendy J, Wrennall, J, *Developmental neuropsychology: A clinical approach*, "Psychology Press", Hove, East Sussex, Great Britain, 2001. Siegel, DJ, *The developing mind: How relationships and the brain interact to shape who we are,* "Guilford Press", New York, 1999.

Fino a pochi decenni fa il cervello fu oggetto di studio soltanto sulla base della sua anatomia e rispetto alle funzioni intellettive-razionali, funzioni dell'emisfero sinistro, escludendo che le emozioni potessero essere generate, sentite ed elaborate a livello cerebrale. Da vent'anni comunque le emozioni e l'emisfero destro sono oggetto di studio e sembra che l'attività cognitiva dipenda in gran parte dalle emozioni.[30] "Sembra che l'apparato della razionalità, tradizionalmente ritenuto neocorticale, non operi senza quello della regolazione biologica, tradizionalmente considerato subcorticale; sembra, cioè, che la natura abbia edificato il primo non semplicemente alla sommità del secondo, ma anche con questo e a partire da questo".[31] Queste conoscenze aprono nuovi scenari nella comprensione del cervello e delle sue funzioni e dell'uomo intero. Nel suo lavoro di mettere in relazione la grandissima mole di nozioni e studi emersi dalle diverse discipline, le neuroscienze, la biochimica e la psicologia, Allan Schore[32] afferma che l'ambiente che il bambino incontra nel primo anno di vita, costituito principalmente dalla persona che si prende cura di lui, influenza e orienta lo sviluppo e l'evoluzione delle sue strutture cerebrali, determinando la capacità futura di autoregolare le emozioni, di gestire lo stress e di modulare la relazione con gli altri.

Sembra che il cervello maturi in due periodi che si succedono, in cui domina prima uno poi l'altro emisfero cerebrale. Nei primi due anni di vita del bambino è dominante l'emisfero destro, che controlla il linguaggio non verbale e le percezioni sensoriali, ed è direttamente collegato con il sistema nervoso autonomo, che determina le funzioni involontarie del corpo. Solo dopo due anni comincia a prevalere l'emisfero sinistro, capace del pensiero logico-matematico e astratto.[33] Un altro dato importante da considerare è quello relativo alla memoria; infatti solo quando il bambino comincia a uti-

[30] Damasio Antonio, *L'errore di Cartesio,* Adelphi, 1994 e *Alla ricerca di Spinoza*, Adelphi, 2003; inoltre Le Doux Joseph, *Il cervello emotivo*, Baldini Castoldi Dalai Editore, 2006.

[31] Damasio 1994, *op. cit*, p. 189.

[32] Schore Allan, *The Effects of a Secure Attachment Relationship on Right Brain Development, Affect Regulation and infant Mental Health*, "Infant Journal of mental Health", 2001;22: 7-66. trovato su http://www.trauma-pages.com

[33] Volta Alessandro, *L'empatia secondo le neuroscienze*, articolo pubblicato su http://www.vocidibimbi.it/Mondobimbo/Approfondire/neuroscienze.htm

lizzare la parola essa diventa la chiave alla memoria. Prima non si può parlare di una memoria esplicita, ma implicita, che ha registrato le situazioni nel codice delle emozioni e dei sentimenti. Questo vale anche per il vissuto intrauterino, il ricordo della nascita e del primo periodo di vita. "Tutte le esperienze della prima infanzia (e ogni trauma precoce) non possono essere depositate che in questa forma di memoria implicita, l'unica disponibile all'inizio della vita."[34]

Oggi restano ancora aperte molte domande rispetto allo sviluppo del cervello e le sue capacità, e le neuroscienze sono solo agli inizi nell'integrare un'immagine di uomo completo di emozioni nei loro studi. Come afferma il neonatologo Alessandro Volta: "Probabilmente il futuro riserverà grandi sorprese, ma possiamo già da ora contare su due importanti pilastri: la certezza che la nostra identità è definita dalla relazione con i nostri simili e la scoperta che i nostri comportamenti sono strettamente collegati alle primissime esperienze della nostra esistenza".[35]

Caratteristiche comportamentali

• *Segnale di presenza attraverso contatto e movimento*

Perché un neonato, messo a dormire nella propria stanza protetto da rumori di quotidianità e voci, spesso non dorme profondamente, ma si sveglia piangendo? Perché un bambino, addormentato in braccio, quando lo si mette giù si sveglia dopo poco e piange? Perché smette di piangere appena viene preso in braccio? "Certi comportamenti del neonato diventano comprensibili soltanto se esso viene considerato dal punto di vista dei bisogni del portato e non del nidiaceo".[36]

Il portato è sempre in contatto corporeo con la madre, sente la sua presenza costante.

Essere solo e tranquillo per un portato significa pericolo esistenziale, perché si trova separato dalla persona di riferimento che nel corso della storia assicura la sua sopravvivenza.

[34] Mancia Mauro, *Sentire le parole. Archivi sonori della memoria implicita e musicalità del transfert,* Bollati Boringhieri, 2004.

[35] Volta, *op. cit.*

Un ambiente con suoni conosciuti, contatto corporeo e cambiamenti di posizione segnalano invece al neonato di non essere solo anche quando la presenza materna viene solo simulata, per esempio tramite la culla.[37]

Il portato riconosce le condizioni di contatto e di movimento come condizioni "giuste", adatte alla sopravvivenza, mentre il silenzio, l'immobilità e il non-contatto sono condizioni avvertite come minaccia e pericolo.

• *L'angoscia della perdita di contatto corporeo (Koerperkontaktverlustangst)*

Franz Renggli,[38] zoologo e psicoanalista, illustra come il bambino dopo la nascita pianga sempre per esprimere un'angoscia (esistenziale), che lui chiama "l'angoscia della perdita di contatto corporeo", tipica per la categoria dei portati, che sono programmati al contatto. È un pianto che si distingue dal pianto del cucciolo nidifugo, che in questo modo effettivamente richiama l'attenzione della madre o da quello del nidiaceo, che è adattato a situazioni di presenza che si alternano a lunghe assenze materne.

Secondo Renggli il cucciolo d'uomo subito dopo la nascita piange sempre per paura e probabilmente vive le angosce più forti ed esistenziali di tutta la sua vita. Lo spiega con il fatto che il neonato non ha ancora una consapevolezza dell'io e del tu, quindi non riconosce i confini tra il proprio corpo e quello della sua persona di riferimento. Non può ancora richiamare "l'altro" (la madre), ma può solo esprimere, attraverso il pianto, che le condizioni in cui si trova "non sono giuste" e quindi che si trova in pericolo di vita!

Nella biologia esiste una regola comportamentale secondo cui ciò che è estraneo, esterno e sconosciuto viene considerato come "nemico", mentre ciò che è interno e conosciuto è "amico". Renggli illustra come il bambino subito dopo la nascita sia esposto a molteplici stimoli a lui completamente sconosciuti, quali stimoli acustici e visivi, ma anche al senso della fame e alla sensazione di dolore, al cambiamento di temperatura e all'adattamento fisiologico dopo la nascita.

Quali sono quindi gli stimoli che il bambino riconosce "amici"? Gli esperti non hanno dubbi che si tratti del contatto corporeo e del senso di

[36] Kirkilionis, 1994, *op. cit.*
[37] Kirkilionis, 1999, *op. cit.*
[38] Renggli, 1975, *op. cit.*

appagamento dopo l'assunzione del cibo. La ricerca del seno, la suzione e il conseguente appagamento sono le prime esperienze conosciute del bambino. Il contatto corporeo viene vissuto dal bambino come proprio, interno, e quindi come primitivo vissuto di "io". La madre può essere vissuta dal bambino, in questa fase, come parte propria. Questi comportamenti sono innati, fanno parte del bagaglio biologico comportamentale e indicano l'adattamento per la crescita ottimale del cucciolo.

Sotto questo aspetto, il pianto del bambino separato dal corpo della madre non solo è comprensibile, ma possiamo considerarlo sano, del tutto fisiologico. Il portato che piange lontano da sua madre ha una reazione biologicamente corretta, esprime la sua forte angoscia per la perdita di contatto e un sano istinto per la propria sopravvivenza.

• *La posizione divaricata-seduta*

Un altro comportamento (involontario) è la posizione divaricata-seduta. Una bambina di 6 mesi sdraiata in posizione supina, che esplora un oggetto con molto interesse, tiene le gambe nella posizione divaricata-seduta, cioè in una posizione di flessione e abduzione. Se un adulto dovesse mantenere a lungo questa posizione avrebbe bisogno di un notevole sforzo muscolare. I lattanti a volte la mantengono per molti minuti anche se la durata media è di 19 secondi. Nello studio eseguito da Kirkilionis si notava che i bambini la mantenevano a lungo quando erano occupati a esplorare un oggetto di loro interesse.[39]

Questa posizione divaricata-seduta si nota in particolare

• quando i bambini si occupano di un oggetto che li interessa e li stimola, e mentre lo esplorano oralmente, manualmente o solo visualmente.

• quando un lattante seduto o sdraiato per terra viene alzato e preso in braccio, appena perde contatto con la superficie.

Infatti i lattanti, quando vogliono essere presi in braccio, tendono le braccia mentre le gambe si preparano nella posizione divaricata-seduta. Nello studio è emerso che tutti i bambini, quando venivano alzati dalla superficie, flettevano e divaricavano le gambe, mentre in posizione supina nella situazione gioco non lo facevano. Ciò significa che la situazione ori-

[39] Kirkilionis, 1989, 1992, *op.cit.*

ginaria che fa scattare la reazione divaricata-seduta si trova nella situazione di essere alzato e portato.

Questa reazione delle gambe prepara i bambini a essere portati sul fianco dei propri genitori e permette loro di regolare e stabilizzare la seduta sul fianco. Infatti il bambino contribuisce attivamente alla seduta stabile sul fianco premendo le gambe a modo di "pinza" contro il corpo del genitore e ottenendo così una maggiore presa attiva.

Nello studio tutti i 16 bambini avevano la reazione divaricata-seduta delle gambe e la potevano mantenere già nella terza settimana di vita. In alcune osservazioni individuali questo comportamento è stato rilevato in due neonati alla prima e alla seconda settimana di vita. L'angolatura di flessione si è poi modificata durante il primo anno di vita: crescendo, i bambini flettevano meno le gambe e l'angolo tra il bacino e la colonna vertebrale aumentava.

Nel corso del primo anno l'angolo di apertura era mediamente di 45° (+/- 4).[40] Anche se il bacino più piccolo del neonato avesse lasciato pensare a una divaricazione maggiore, non si riuscivano a notare delle variazioni notevoli rispetto all'età. Si suppone che la maggiore flessione delle cosce e del bacino verso l'alto permettesse anche ai neonati piccoli di mantenere l'angolo di abduzione come i bambini di 6 mesi, le cui cosce aderiscono orizzontalmente al corpo della madre. Solo la posizione sul corpo del genitore influenzava l'abduzione delle gambe. Se i bambini erano seduti sul lato era di 42° (+/- 4), mentre in posizione faccia a faccia era di 46° (+/- 4).

Secondo queste osservazioni il bambino non è un *portato passivo* ma contribuisce attivamente alla seduta sul fianco. Quando il genitore si muove in modo brusco il bambino aumenta la pressione delle gambe contro il corpo del genitore e le flette di più, mentre lo stare fermo a lungo dell'adulto provoca l'abbassamento delle cosce, scaricando il peso sul bacino della madre.

Prima di trarre le conclusioni rispetto al cucciolo d'uomo come portato, è indispensabile completare il quadro biologico: se c'è il portato bisogna che ci sia, anche dal punto di vista biologico, qualcuno che lo porti. Sull'altro piatto della bilancia dovrebbe quindi esistere una predisposizione biologica della madre/del padre a portare il proprio bambino.

[40] L'angolo di apertura si intende da una coscia rispetto all'asse mediana corporea. L'angolo di apertura tra le due gambe invece sarebbe di 90°, cioè il doppio.

II.1.4. Predisposizione biologica della madre a portare il suo cucciolo

Le madri mammiferi nella gestazione, nella nascita e nelle cure primarie mettono in atto dei comportamenti specifici atti a crescere la prole al meglio. La mamma gatta prepara il nido per i suoi cuccioli nidiacei, ben nascosto e di difficile accesso, adatto a proteggerli dai predatori nelle sue lunghe assenze. Produce un latte molto grasso, che nutre i piccoli per molte ore. Le mamme cavalle invece sono a disposizione (nelle vicinanze) dei loro cuccioli nidifughi, quando hanno bisogno di essere allattati. Le madri delle scimmie alla nascita tengono i loro piccoli portati addosso e forniscono loro calore, protezione e nutrimento a richiesta.

Se l'ambiente (habitat)[41] per il nidiaceo dopo la nascita è il nido, per il portato è la madre. Le madri dei portati dovrebbero quindi essere predisposte a essere "habitat naturale" dei loro cuccioli. Tutto il loro corpo, dopo il parto, dovrebbe essere pronto ad accogliere il cucciolo tra le braccia, a lasciarlo succhiare il loro latte, sapendo istintivamente che per garantire la sua sopravvivenza il cucciolo è al sicuro solo tra le loro braccia, che ha la temperatura giusta addosso al loro corpo, vicino alla fonte di nutrimento. Sappiamo che in effetti, dal punto di vista biochimico, la madre dopo la nascita del piccolo è predisposta a prendersene cura (è favorita da ormoni come l'ossitocina e la prolattina), ad attaccarlo al seno e a fornirgli tutte le cure specifiche e conformi alla propria specie. Latte, calore, vicinanza corporea.

Le osservazioni di Hess[42] sui gorilla dimostrano come il piccolo alla nascita venga portato addosso in posizione ventrale, ma sostenuto dal braccio della madre per alcune settimane, perché non sembra ancora capace di tenersi a lungo aggrappato senza sostegno. Anche quando perde la presa, la madre lo tira amorevolmente vicino a sé, e quando questa cambia posizione (per esempio da seduta si alza e corre) sostiene il piccolo in modo che possa abituarsi alla nuova postura. La madre reagisce immediatamente ai segnali del piccolo quando piange, cercando di consolarlo offrendogli il seno o cambiando posizione. Le madri gorilla che vivono in cattività dimostrano un'attività continua, quasi frenetica, nell'occuparsi del loro cucciolo: lo toccano di continuo, lo spidocchiano (*grooming*), lo osservano, lo annusano, ci

[41] L'habitat viene definito lo spazio adatto per soddisfare i specifici bisogni di un determinato stato di sviluppo del cucciolo.

[42] In Renggli, 1975, *op. cit.*, p. 54.

giocano, gli fanno il solletico, mentre le madri gorilla libere, anche se sono in continuo contatto corporeo, dimostrano molta meno attenzione diretta al loro cucciolo. Il cucciolo si lega alla madre in modo esclusivo. Dopo alcuni mesi comincia ad avere contatti con altri membri del gruppo fino a separarsi definitivamente dalla madre; se vivono in libertà entro il secondo anno di vita, se sono in cattività anche entro i sette anni. Un tempo analogo per la separazione si nota anche negli scimpanzé. Solo nella fase di separazione, specifica per ogni specie, la madre inizia, in alcuni momenti e poi sempre di più, a rifiutarsi di portare il suo piccolo, spingendolo via. Si può senz'altro affermare che la madre mammifero agisce e reagisce istintivamente ai segnali provenienti dal suo cucciolo anche in base al suo sviluppo.

E la madre del cucciolo d'uomo? Gli studi effettuati nel campo della nascita[43] e quelli connessi all'allattamento e all'accudimento primario confermano una predisposizione biologica, biochimica e ormonale della madre a prendersi cura del suo cucciolo appena nato in modo specifico e conforme alle sue aspettative primarie: essere protetto, nutrito[44] e tenuto a contatto.[45]

Anche nell'ambito della psicologia evolutiva si trovano confermate queste conoscenze. Winnicott[46] ha chiamato *preoccupazione materna primaria* gli stati psicologico e fisiologico della madre che la predispongono a rispondere in modo adeguato ai bisogni del proprio bambino (nelle prime settimane di vita).

II.1.5. Riassunto del concetto biologico del *portare* e del *portato*

Portare, dal punto di vista biologico, è definito come comportamento specifico di "tenere il cucciolo addosso al proprio corpo" e "muoversi" in-

43 Approfondimenti su http://www.birthworks.com

44 Ogni specie di mammiferi produce il proprio latte specie specifico, cioè il latte "migliore" per i propri cuccioli. Il latte materno umano è un latte composto da 1,1% di proteine, 4% di grassi, 7 % di glucidi e 87,5% di acqua. (fonte dati: http://it.wikipedia.org/wiki/Allattamento_materno) È un latte che richiede, per il suo basso contenuto di proteine e di grassi, un allattamento frequente (a richiesta) ed è perfettamente adatto allo stato di *portato*.

45 Odent Michel, *Abbracciamolo subito*, edizioni red!, 2006.

46 Winnicott Donald, *Mother and Child: a Primar of First Relationship*, Basics Books, New York, 1957.

sieme a lui. Tutte le caratteristiche osservate portano a pensare:

a) che il neonato umano si sia adattato perfettamente, attraverso specifiche caratteristiche anatomiche e comportamentali, alla condizione di portato.

b) che portare sia un comportamento biologico adatto in risposta

1) ai bisogni primari del portato di calore, protezione e nutrimento e

2) a un determinato stadio di sviluppo del cucciolo

Il portato cresce in modo ottimale se si tiene conto delle sue caratteristiche e degli adattamenti specifici a tale categoria; se invece non se ne tiene conto rimangono incomprese le reazioni di paura.[47] Come ulteriore conseguenza, considerare lo status di portato dei neonati umani significa avere aspettative realistiche (giuste) rispetto ai loro bisogni primari e favorirne, tramite una risposta *biologicamente corretta,* lo sviluppo ottimale.

II.2. Gli elementi portanti della fisiologia del portare

Come abbiamo visto, portare è un concetto biologico ben definito, ma per una riflessione che vada oltre la visione di cosa sia "naturale", credo sia interessante focalizzare il portare da quattro differenti angolazioni o punti di vista, che interagiscono tra di loro e che realizzano ciò che chiamo la *relazione portata* di bambini e genitori.

Come simbolo che raggruppa gli elementi portanti – *contatto, movimento, spazio, legame* – ho trovato che la P di *Portare* si presti molto bene.

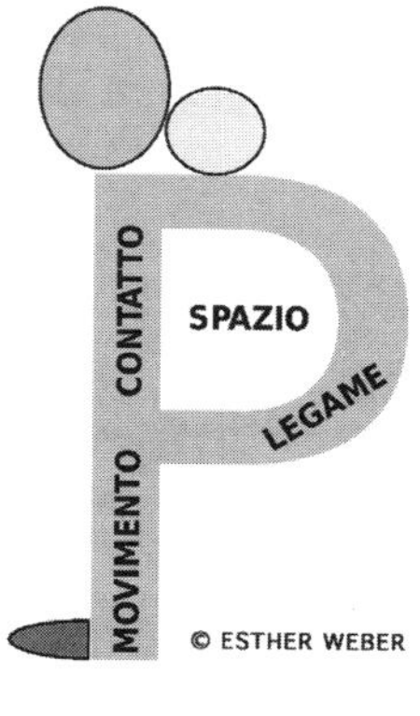

[47] Kirkilionis, 1994, *op. cit.*

Illustrerò ognuno di questi elementi partendo dalla base di cornici teoriche interdisciplinari tenute ampie ma poco dettagliate. Rimando per chi vorrà approfondirli alla ricca bibliografia nelle note a piè di pagina.

II.2.1.Primo elemento: il contatto

II.2.1.1. *Introduzione*

Il contatto[48] è uno dei principi fondamentali ed esistenziali degli organismi viventi. È la condizione per il metabolismo, per lo scambio di informazioni di natura materiale ed energetica. Già al momento del concepimento due cellule con diverse informazioni genetiche si contattano, si incontrano.[49] Indubbiamente, il contatto è di inestimabile importanza per tutti gli esseri viventi; essendo la base di qualsiasi comunicazione, scambio, interazione, incontro vitale.

Per illustrare il contatto come elemento della fisiologia del portare, vorrei introdurre brevemente allo sviluppo della pelle e delle sue funzioni per poi illustrarne il significato per il bambino e per i genitori. Nello schema della P l'elemento del contatto si trova nella parte alta, là dove si "toccano" la linea dritta (il portatore) e quella curva (il bambino).

• *Sviluppo della pelle*

Se consideriamo lo sviluppo del feto nelle prime settimane di gestazione, possiamo farci un'idea della posizione prioritaria (rispetto ad altri stadi di sviluppo) e quindi basilare (letteralmente) che il contatto ha per noi.

La gestazione del cucciolo d'uomo dura 266,5 giorni, corrispondenti a circa nove mesi del calendario o dieci mesi lunari. Lo sviluppo embrionale ha inizio con il concepimento, quando il nucleo dell'uovo e quello dello spermatozoo si fondono e creano la zigote. Questa, inizialmente di due cellule, cresce per ripetuta divisione cellulare. Poi ogni cellula si differenzia rispetto alla funzione che dovrà svolgere. Nella quinta settimana di gestazione (terza dopo il concepimento) avviene la separazione delle cellu-

[48] La parola *contatto* proviene dal latino *contingere*, che significa toccare.

[49] Mainz in Stacherl, 1997, *op. cit.*, p. 98.

le germinali e si distinguono tre strati: l'endoderma (quello più interno), il mesoderma (lo strato centrale) e l'ectoderma (lo strato più esterno).

Dall'endoderma si svilupperanno il tubo digerente, i polmoni e il fegato, dal mesoderma il tessuto connettivo, i muscoli, il sistema vascolare, il cuore e dall'ectoderma il sistema nervoso centrale (il cervello), il sistema nervoso periferico e l'epidermide, come tutti gli apparati sensoriali, gli occhi, l'udito.

Alla sesta settimana batte il cuore. Alla settima settimana si distinguono gli abbozzi dei reni e i polmoni, e iniziano a formarsi il cervello, gli occhi, le orecchie, il midollo spinale e il naso. Alla decima settimana l'embrione è lungo circa 2,5 centimetri, nella bocca sono presenti i ricettori del tatto. La sua pelle è altamente sviluppata.

Dalla nona settimana l'embrione ha mani e piedi che dalla sedicesima inizia a usare in modo coordinato; infatti può congiungere le mani e tastare i confini di se stesso.

• *Le funzioni fisiologiche della pelle*

La pelle ricopre interamente il nostro corpo e lo protegge da agenti esterni, ha la funzione di contenere lo scheletro, la struttura muscolare e gli organi interni. Inoltre è il nostro organo di senso più antico con un numero di circa 5000 ricettori e da 7 a 135 corpuscoli tattili al cm^2. È un organo complesso che ha inoltre la funzione di regolare la temperatura corporea ed è responsabile del metabolismo dell'acqua e dei sali mediante la traspirazione, oltre che dell'immagazzinamento di grasso.[50]

• *Il senso del tatto*

"Riflettiamo: in quanto apparato sensoriale, la pelle è il più importante sistema organico del corpo. Un essere umano può trascorrere la vita cieco e sordo o completamente privo dei sensi dell'olfatto e del gusto, ma non può sopravvivere senza le funzioni proprie della pelle".[51]

"Il bisogno di stimolazione tattile dura tutta una vita, ma non è mai così urgente e fondamentale come nel neonato e nella prima fase della vita".[52]

[50] Montagu, *op. cit.*, p. 10.
[51] Montagu, *op. cit.*, p. 11.
[52] Montagu, *op. cit.*, p. 145.

Il senso del tatto viene suddiviso in due sistemi sensoriali: il senso tattile, sensibile alla superficie, e il senso propriocettivo (cinestetico), sensibile alla profondità.

• *Il senso tattile*

Il senso tattile è il senso sensibile alla superficie del corpo con cui gli esseri viventi possono ricevere stimoli meccanici dall'esterno. C'è un indefinito numero di corpuscoli inseriti nella pelle, che si distinguono per la qualità di stimolo che riescono a ricevere: i corpuscoli di Meissner per le sensazioni tattili (tocco); i corpuscoli di Pacini, responsabili per la ricezione di stimoli di pressione e vibrazione; poi una serie di terminazioni nervose che ricevono e valutano informazioni rispetto a temperatura e dolore.

Il feto in utero ha le sue prime percezioni sensoriali esclusivamente a livello tattile. Attraverso la pelle sente pressione, movimenti di acqua amniotica, dolore, ma anche sensazioni di caldo e freddo. La pelle del feto viene stimolata continuamente.[53]

Anche dopo la nascita, secondo Montagu, il senso tattile rimane quello più importante per uno sviluppo sano a livello fisico, psichico e sociale del bambino:

Il primo sviluppo del sistema nervoso del bambino dipende al massimo grado dal tipo di stimolazione cutanea che riceve. Non può esserci dubbio che la stimolazione tattile sia necessaria per il suo sano sviluppo. Come dice la Clay: "Il bisogno di stimolazione periferica della pelle e di contatto esiste per tutta la vita, ma appare più intenso e più critico nella prima fase dell'attaccamento riflesso". Ribble arriva a dire che in questo primo periodo il sistema nervoso del neonato sembra richiedere una sorta di nutrimento stimolante. Certamente il bambino piccolo ha bisogno di un periodo di appagamento ottimale dei suoi bisogni sensoriali, che sono orali e tattili. Ecco perché gli anni preverbali sono considerati un periodo critico per l'apprendimento tattile. Da questo momento in poi i bisogni di contatto tattile diminuiscono, ma la stimolazione tattile deve ancora essere commisurata con l'età, secondo le esigenze dello sviluppo dell'organismo umano.[54]

[53] Stacherl, 1997, *op. cit.*, p. 16.
[54] Montagu, *op. cit.*, p. 178-179.

La sensibilità tattile comunque viene sviluppata in misura diversa ed è sottoposta all'influenza della stimolazione ricevuta in età evolutiva e di aspetti familiari, sociali e culturali. La pelle degli europei per esempio è molto meno sensibile agli stimoli della pelle di membri di società tradizionali. Anche i vestiti sono importanti inibitori dello sviluppo della sensibilità tattile. Si è notato che i bambini quando sono vestiti sono meno attivi di quando sono nudi.[55] Probabilmente questo è dovuto al fatto che gli abiti esercitano un isolamento nei confronti degli stimoli provenienti dall'esterno.[56]

• *Il senso propriocettivo (kinestetico)*

La *percezione kinestetica,*[57] denominata anche *percezione di profondità* oppure *propriocezione,*[58] percepisce il movimento, la sua direzione e la percezione del proprio corpo senza l'uso degli occhi. La *propriocezione* è strettamente imparentata e collegata alla *percezione vestibolare* o senso dell'equilibrio (trattato nel prossimo capitolo: *movimento*) e raccoglie le affezioni attraverso diversi ricettori situati in svariate zone del corpo. Ci sono i ricettori vestibolari nel labirinto (orecchio interno), i ricettori somatici, situati nella muscolatura volontaria, gli organi di Golgi, posti in corrispondenza delle giunzioni muscolo-tendinee, e le terminazioni di Ruffini, situate al livello delle articolazioni.

La percezione della posizione e del movimento del corpo nello spazio o addosso a un altro corpo avviene attraverso ricettori specifici che registrano le informazioni della tensione muscolare, la lunghezza del muscolo e la posizione delle articolazioni che vengono inoltrate al cervelletto, dove si collegano alle affezioni da parte del senso dell'equilibrio.

Ma che ruolo ha la propriocezione per il bambino portato e per chi lo porta?

[55] Irwin OC, Weiss L, *The Effect of Clothing and Vocal Activity of the Newborn Infant,* in "Readings in Child: Psychology", a cura di W. Dennis, New York, Prentice-Hall, 1951.

[56] Montagu, *op. cit.*, p. 135.

[57] Dal greco *kinein* = muoversi + *aísthesis* = percezione.

[58] Dal latino *proprius* = proprio + *recipere* = ricevere.

• *Le emozioni veicolate dal corpo*

"Più che la semplice pressione sulla pelle, è il messaggio raccolto dal bambino attraverso i recettori delle proprie inserzioni muscolari, è il modo in cui viene tenuto a dirgli che cosa 'sente' per lui chi lo tiene".[59]

Gli stati emotivi si esprimono nel corpo e possono essere "letti" nella tensione muscolare e nella postura oltre che sulla pelle.[60] Per questo motivo sembra che il bambino a stretto contatto con chi lo porta, modellato al corpo del proprio genitore, percepisca, attraverso il senso cinestetico, la specifica tensione muscolare di chi lo porta.

Margaret Mead (1942), nel suo studio sui costumi a Bali, riporta un esempio illustrativo:

Il contatto con il corpo materno fornisce [al bambino balinese] direttamente l'indicazione di fidarsi del mondo esterno o di temerlo: nonostante la madre riesca a controllarsi in modo da sorridere e mostrarsi gentile al forestiero o a chi appartiene a una casta superiore senza che la sua espressione cortese lasci trasparire il minimo timore, le urla del bambino che essa tiene in braccio ne tradiscono l'intimo panico.[61]

Un esempio più alla nostra portata invece può essere quello del bambino che alle cinque del pomeriggio comincia a piangere in braccio a sua madre. Niente sembra consolarlo, né le coccole, né lo stare in braccio, né l'essere cullato o nutrito. Quando alle sette arriva a casa il padre, reduce da una giornata di lavoro, spalanca le braccia e prende il piccolo in braccio, e miracolo… questo smette di piangere. Una delle spiegazioni di questo "fenomeno" che spesso mette in crisi le madri – "ma come, ci sto tutto il giorno e mi prendo cura di lui ma sembra che con suo padre sia più contento" – potrebbe essere cercata proprio nel senso cinestetico.

Invece di continuare a chiedersi come sta il bambino, sarebbe utile chiedersi come si sente chi lo sta tenendo. Alle cinque del pomeriggio, dopo un'intera giornata dedita al piccolo, le madri cominciano a essere stanche, sono scariche emotivamente, avrebbero bisogno di farsi un doccia, di dor-

[59] Montagu, *op. cit.*, p. 91.

[60] Infatti la pelle è capace di mostrare umore e stati emotivi: la pelle d'oca per lo spavento o l'eccitazione, diventare rosso per la timidezza, una sudorazione eccessiva nelle situazioni di stress o paura. A volte stati emotivi forti possono causare eritemi, eruzioni ed eczemi.

[61] Montagu, 1981, *op. cit.*, p. 111.

mire o di andare in bagno in pace. Insomma, avrebbero bisogno di un po' di tempo per sé per ricaricarsi. Il bambino "legge" la stanchezza della madre nel suo corpo in tensione e la esprime con il pianto. Potrebbe essere questo il motivo per cui si tranquillizza appena è in braccio a suo padre, che sarà pure stanco fisicamente, ma dal punto di vista psichico ed emozionale è ancora carico e pronto per dare tutto l'amore, l'attenzione, la vicinanza, il contatto al suo bambino.

Un altro esempio viene dall'ambito dei gruppi dopo-parto. Le mamme sono sedute in cerchio con i loro bambini; una di loro racconta in modo impassibile il suo parto terribile, molto lontano dall'essere stata un'esperienza naturale, anche se clinicamente "è andato tutto bene".[62] Durante il racconto, il bambino in braccio comincia all'improvviso a piangere molto forte e in modo inconsolabile. Nello stesso gruppo di incontro, un'altra madre parla del suo parto (anche lì "è andato tutto bene"), esprimendo con molta chiarezza la sua delusione, la sua rabbia, il senso di forte impotenza che ha provato quando l'hanno "trattata" e le hanno estratto il bambino, il senso di essere stata tradita e privata di un'esperienza che l'avrebbe resa più forte se solo l'avessero lasciata stare. Durante il racconto, interrotto a volte dal pianto della madre, il bambino in braccio è sveglio e rimane tranquillo per tutto il tempo.

Qual è la differenza tra le due situazioni? Interpretando le situazioni dal punto di vista cinestetico, potrebbe essere che il bambino della prima mamma avverte il dolore, in forma di tensione, nel corpo della madre – dolore che lei non riconosce e non esterna – quindi se ne fa carico e lo esprime. La seconda madre invece riconosce ed esterna il proprio dolore, "buttandolo fuori", e probabilmente il suo corpo rimane rilassato e il bambino di conseguenza è tranquillo addosso a lei.

Non ci sono dubbi che il bambino portato a contatto percepisce le emozioni inespresse e a volte nascoste di chi lo porta. Credo che questa conoscenza della propriocezione e del suo ruolo nell'interazione tra genitore e bambino sia una prospettiva interessante verso una lettura nuova di molte situazioni difficili che si incontrano durante il percorso del portare.

[62] Comunemente questo "è andato tutto bene" si riferisce al fatto che semplicemente non è morto nessuno, ma non dice nulla sull'effettiva qualità della nascita.

È molto probabile che se un genitore intimamente si sente stanco o stressato e ha bisogno di stare da solo, ma invece per "dovere" si mette il bambino addosso, probabilmente il bambino piangerà e "non vorrà starci", esternando più che il proprio disagio quello effettivo del genitore.

• *La regolazione della temperatura corporea*

La temperatura corporea nell'adulto viene regolata attraverso la pelle e il meccanismo della sudorazione.[63] Ma alla nascita il bambino non dispone di una termoregolazione autonoma e funzionante e ha il bisogno esistenziale di qualcuno che dall'esterno lo aiuti a regolarsi.

Due possono essere le modalità di intervento esterno:

a) attraverso gli strati di vestiti (specifico per la nostra cultura). Tutti i genitori sanno che se il neonato non venisse vestito adeguatamente, in pochissimo tempo disperderebbe la sua temperatura corporea e andrebbe incontro a seri problemi di ipotermia. Così vestono e svestono, coprono e scoprono il bambino secondo la propria intuizione, seguendo i consigli medici che hanno letto oppure valutando la temperatura ambientale dal loro punto di vista.

b) Prima dei vestiti comunque ci sarebbe l'ambiente fisiologico (l'habitat naturale), che aiuterebbe il bambino a regolarsi al meglio. A sostegno di tale ipotesi, ci sono due aspetti interessanti che emergono:

1) il grasso corporeo è distribuito in modo tale che sulla schiena se ne trova uno strato più spesso, mentre sulla parte ventrale ce n'è pochissimo. Il contatto ventrale con il corpo del genitore è funzionale alla dispersione di meno calore corporeo.[64]

2) Negli studi effettuati con bambini prematuri tenuti a contatto pelle a pelle è emerso che tra madre e bambino esiste una sincronia termica.[65] All'inizio, quando la madre tiene il bambino prematuro a contatto pelle a pelle, la temperatura di entrambi aumenta; quindi i due corpi si riscaldano a vicenda. Quando la temperatura del bambino ha raggiunto un certo limite,

[63] Vedi anche III.1.7. *Portare d'estate- troppo caldo?.*

[64] Als H, *The newborn communicates*, in "Journal of Communication", 1977;27(2): 66–73.

[65] Ludington-Hoe SM, Hadeed AJ, Anderson GC, *Physiologic responses to skin-to-skin contact in hospitalized premature infants*. "Journal of Perinatology", 1991;11:19–24.

la temperatura della madre scende per aumentare nuovamente quando scende la temperatura del bambino. La madre diventa così termostato per tenere costante la temperatura ottimale del bambino.

Nils Bergmann, medico sudafricano che si occupa da molti anni del contatto pelle a pelle, afferma nei suoi studi eseguiti in Zimbabwe e in Sudafrica che la temperatura dei bambini, e non solo dei prematuri,[66] a contatto pelle a pelle con le loro madri rimane molto più stabile e costante di quella dei bambini riscaldati nell'ambiente controllato della termoculla o dell'incubatrice.[67]

• *Ulteriore significato della pelle sul piano psichico*

Per struttura e funzioni la pelle è più che un organo, è un insieme di organi diversi. La sua complessità anatomica, fisiologica e culturale anticipa, sul piano organico, la complessità dell'Io sul piano psichico. La pelle fornisce numerosi esempi di funzionamento paradossale, al punto che ci si può chiedere se la paradossalità psichica non trovi sulla pelle una parte del suo appoggio, ed è un riflesso della nostra buona o cattiva salute organica e uno specchio della nostra anima.[68]

Anzieu, nella descrizione del concetto dell'*Io-pelle,*[69] illustra alcune funzioni che sono da considerare molto interessanti rispetto al portare e a cui vorrei accennare brevemente:

a) la funzione di conservazione o mantenimento.

Come la pelle fisicamente sostiene struttura ossea e muscolare, così l'Io-pelle conserva la vita psichica. Questa funzione, a livello fisico, viene esercitata dall'*holding,*[70] quindi dal modo in cui la madre sostiene il corpo del

[66] Anderson GC, Moore E, Hepworth J, Bergman N, *Early skin-to-skin contact for mothers and their healthy newborn infants.* "The Cochrane Database of Systematic Reviews" 2003, Issue 2, Art. No. CD003519.

[67] DVD: Bergmann Nils, *Kangaroo mother care*, reperibile da: http://www.lllitalia.org/Sito/Home.html

[68] Anzieu Didier, *l'io-pelle,* Edizioni Borla, 1994, p. 28-29.

[69] Io-pelle: concetto teorico (immagine) con cui il bambino si crea una visione del proprio Io attraverso l'esperienza della superficie corporea.

[70] *Holding:* termine introdotto da D.Winnicott per definire la capacità innata della madre di contenere il proprio bambino, creando uno spazio fisico e psichico (tra le braccia) che lo contenga nei suoi stati emotivi "forti".

bambino, mentre la funzione psichica si sviluppa perché l'*holding* materno viene interiorizzato. "L'appoggio esterno sul corpo materno porta il bambino alla conquista dell'appoggio interno sulla colonna vertebrale come spina solida che permette di raddrizzarsi".[71] Nello sviluppo di un senso dell'Io sano, sembra che sia molto importante questa funzione perché l'Io "può addossarsi con tutta sicurezza a tale supporto solo se mediante il corpo è sicuro di avere delle zone di contatto stretto e stabile con la pelle, i muscoli e le palme della madre (e delle persone del suo ambiente primario)".[72]

b) la funzione di contenitore.

Alla funzione di contenitore dell'*Io-pelle* corrisponde sul piano fisico la funzione della pelle di ricoprire l'intero corpo e i suoi organi vitali e di contenerli. Secondo Anzieu, questa funzione viene esercitata principalmente dall'*handling* materno, quindi dalle cure corporee che il bambino riceve dalla madre e che sono adatte ai suoi bisogni specifici.

c) la funzione di protezione da stimoli.

Lo strato più esterno della pelle protegge quello più interno e tutto l'organismo da agenti e stimoli esterni.

Freud (1895), nel Progetto di una psicologia, *riconosce all'Io una funzione di para-eccitazione e lascia intendere che la madre serve da para-eccitazione ausiliaria per il bambino, e ciò, aggiungo io, fino a quando il suo Io in crescita trova nella propria pelle un appoggio sufficiente per assumere tale funzione. In linea generale, l'Io pelle è una struttura, virtuale alla nascita, che si attualizza nel corso della relazione tra il lattante e il suo ambiente primario.*[73]

d) la funzione di individuazione.

Con la sua grana, il suo colore, la sua tessitura, il suo odore la pelle umana presenta notevoli differenze individuali. (...) Esse permettono di distinguere nell'altro gli oggetti di attaccamento e di amore e di affermare se stessi come individui che hanno la propria pelle personale. A sua volta l'Io-pelle assicura una funzione di individuazione del sé, che gli dà il sentimento di essere un essere unico.[74]

[71] Anzieu, *op. cit*, p. 124.
[72] *Ibidem*, p. 129.
[73] *Ibidem*.
[74] *Ibidem*, p. 130.

Quindi l'*Io-pelle* si costruisce fondamentalmente attraverso il contatto fisico, il tocco, l'esperienza "pelle" che il bambino ha con i genitori e con altre persone di riferimento, cioè con il suo ambiente primario. Se poi, per passare dall'Io-pelle a un Io pensante, sia necessario passare attraverso il doppio divieto del toccare,[75] come condizione necessaria per superare l'*Io-pelle*, Anzieu tuttavia afferma che questa ristrutturazione viene favorita solo nel momento in cui l'*Io-pelle* sia stato costruito sufficientemente, perché anche dopo la costruzione dell'Io pensante l'*Io-pell*e rimane nello sfondo delle funzioni del pensiero.

II.2.1.2. Il significato del contatto per il bambino

Il contatto corporeo funziona attraverso il senso del tatto, ma è di più: è un bisogno vitale (biologico) e psicologico di incontrare e di relazionarsi con l'altro. Nel neonato questo bisogno di contatto è innato e urgente. Stare a contatto con il bambino significa parlare il suo linguaggio, quello che comprende dal primo momento, il linguaggio della pelle, del tatto, che gli comunica sicurezza esistenziale e attraverso cui stabilisce la prima relazione con l'esterno.[76] Ascoltare e soddisfare il bisogno primario di contatto corporeo del bambino non crea un suo ulteriore bisogno o lo accresce, ma con il tempo lo colma.

Quali sono le modalità di contatto con il bambino piccolo? Di seguito vorrei illustrare due modalità che si possono completare: il contatto attraverso il massaggio e il contatto attraverso il portare.

• *Il contatto corporeo attraverso il massaggio*

"Le madri di tutto il mondo hanno sempre saputo che il contatto delicato delle loro mani rilassa, calma e comunica amore".[77] È un atto d'amore.

[75] Vedi il doppio divieto di toccare, condizione per il superamento dell'Io-pelle, Anzieu, *op. cit*, 169.

[76] La perdita dell'unità prenatale con la madre alla nascita non porta automaticamente a una separazione dell'Io dal non-me. Il neonato, per sviluppare un Io corporeo sano dopo la nascita, ha bisogno del contatto con la madre (o altra figura di riferimento) (Esser Marion, *beweg-gruende*, Ernst Reinhardt, 2000, p. 23).

[77] Mc Clure Vimala, *Massaggio al bambino, messaggio d'amore,* Bonomi, Pavia 2000.

Montagu afferma addirittura che l'amore stesso è un atto e non una sensazione astratta. Comunque sia, l'amore a tatto non si sperimenta più in modo così intenso, primario, come a contatto con un neonato.

Quando massaggio il bambino comunico con lui, sono concentrata su di lui, lo guardo, cerco il suo sguardo, cerco di comprendere i segnali che mi invia con il suo corpo: è morbido sotto le mie mani o si irrigidisce, piange o si rilassa sorridendo? Quando massaggio il bambino mi prendo il tempo per stare con lui, così che ci possiamo incontrare e possiamo comunicare attraverso il contatto.

Ormai l'importanza del contatto e degli stimoli tattili attivi per il bambino dopo la nascita dovrebbe essere indiscussa, e la sua efficacia è stata provata da molti studi soprattutto nell'ambito della neonatologia e patologia neonatale. In uno studio eseguito nel 1986 è emerso che i bambini prematuri che ricevevano massaggi di una durata giornaliera di 45 minuti, nell'arco di due settimane raddoppiavano il peso rispetto ai bambini del gruppo di controllo, anche se la quantità di latte assunta era la stessa. I bambini massaggiati erano più attivi e più svegli e dal punto di vista neurologico si organizzavano meglio.[78]

Posso citare altri studi che confermano l'effetto positivo del contatto sullo sviluppo del bambino, le sue funzioni vitali, come l'attività cardiaca e respiratoria, la digestione, la crescita ponderale, ma anche come una migliore risposta allo stress.[79]

Il massaggio infantile, pratica sviluppata nell'Occidente ma che ha le sue radici in diverse tradizioni del mondo, è un contatto attivo, una comunicazione amorevole con il bambino, un momento condiviso e dedicato, un'interazione diretta. Grazie al lavoro dell'AIMI[80] questa pratica trova

[78] Field TM, Schanberg SM, Scafidi F, Bauer CR, Vega-Lahr N, Garcia R, Nystrom J, Kuhn CM, *Tactile/kinesthetic stimulation effects on preterm neonates.* "Pediatrics", 1986;77:654–658. Scafidi FA, Field TM, Schanberg SM, Bauer CR, Tucci K, Roberts J, Morrow C, Kuhn CM, *Massage stimulates growth in preterm infants:A replication.,* "Infant Behaviour and Development", 1990;13:167–188.

[79] Vedi nota precedente e Kuhn C, Schanberg S, Field T, Symanski R, Zimmermann E, Scafidi F, Roberts J, *Tactile-kinesthetic stimulation effects on sympathetic and adrenocortical funcion in preterm infants*, "Pediatrics", 1991;119, (3), 434-440.

[80] Associazione italiana massaggio infantile: http://www.aimionline.it

[81] In inglese: *skin-to-skin contact.*

sempre maggiore diffusione in Italia, dove operatori sanitari, adeguatamente formati, trasmettono ai genitori l'antico sapere del massaggio nei luoghi di maternità, nei corsi postparto e nei consultori.

• *Il contatto attraverso il portare*

A differenza della pratica del massaggio, il contatto nel portare ricopre una funzione più "fissa" (si ricorda il significato "stabile" del verbo portare) o se vogliamo più passiva. Nella P è simbolizzato dalla parte alta della linea verticale, dove i due corpi (persone) *stanno o sono a contatto.*

Al suo interno si possono suddividere ancora due modalità; la prima l'ho chiamata *portare integralmente*, dove il contatto avviene per il bambino su tutto il corpo pelle a pelle, e la seconda semplicemente *portare,* dove il contatto avviene tra entrambi i corpi vestiti.

* *Portare integralmente (pelle a pelle)*

Il contatto pelle a pelle[81] descrive una modalità precisa di incontro tra il bambino e sua madre, in cui il bambino sta nudo (o vestito solo con un pannolino), pancia contro pancia, tra i seni di sua madre e con le gambe aperte "a rana", tenuto in braccio ma spesso opportunamente "fissato"(legato) con un telo attorno al busto del genitore. Si tratta della posizione di maggiore contatto corporeo, in cui la maggiore superficie di pelle del bambino è a contatto con la pelle del genitore.

Numerosi studi eseguiti negli ultimi trent'anni, soprattutto con bambini prematuri, confermano: il contatto pelle a pelle ha effetti molto positivi sui parametri vitali anche nei bambini molto prematuri e non stabili,[82] rende inoltre i bambini prematuri più stabili e gli episodi di apnee diminuiscono.[83] I bambini prematuri hanno un comportamento neurologico più maturo, un

[82] de Leeuw R, Colin EM, Dunnebier EA, Mirmiran M, *Physiological effects of kangaroo care in very small preterm infants,* "Biology of the Neonate", 1991; 59(3):149-155.

[83] Ludington-Hoe SM, Thompson C, Swinth J, Hadeed AJ, Anderson GC, *Kangaroo care:research results, and practice implications and guidelines*, "Neonatal Network", 1994 Feb;13(1):19-27. Ludington-Hoe SM et al. *Randomized controlled trial of kangaroo care: cardiorespiratory and thermal effects on healthy preterm infants*. "Neonatal Network", 2004;May-Jun;23(3):39-48.

sonno più tranquillo, stati di veglia più attivi.[84] In due studi recenti si conferma inoltre che il contatto pelle a pelle è un forte analgesico naturale sia per neonati sani[85] sia per i prematuri stabili.[86]

Il contatto pelle a pelle oggi è diventato un approccio nella cura dei neonati prematuri, approvato e promosso dall'OMS[87] (vedi capitolo III.3. 1. *portare bambini prematuri)*.

Sebbene esistano pochi studi sull'effetto positivo del contatto pelle a pelle con bambini nati a termine, questi confermano che anche loro approfittano molto del contatto integrale godendo di un ambientamento migliore alla vita extrauterina.[88] Ancora a distanza di un anno i bambini che hanno goduto subito dopo la nascita del contatto pelle a pelle sono in vantaggio rispetto al loro sviluppo.[89] Il già citato medico Bergmann, da molti anni impegnato nella promozione del contatto pelle a pelle, afferma che esso è un diritto di tutti i neonati, perché l'unico posto giusto e adatto al bambino dopo la nascita e per le prime settimane di vita si trova addosso alla madre. Nel 2004 pubblicò insieme ad altri ricercatori uno studio[90] in cui sperimentarono

[84] Feldmann R, Eidelman AI, *Skin-to-skin contact (kmc) accelerates autonomic and neurobehavioural maturation in preterm infants*, "Development Medicine and Child Neurology", 2003;Apr;45:274-281.

[85] Gray L et al., *Skin to skin contact is analgesic in healthy newborns*, "Pediatrics", 2000;105(1):e14.

[86] Ludington-Hoe SM, et al., *Skin-to-skin contact (Kangaroo Care) analgesia for preterm infant heel stick,* "AACN Clinical Issues", 2005 Jul-Sep;16(3):373-87.

[87] Si può scaricare la guida integrale al http://www.who.int/reproductive-health/publications/kmc/text.pdf

[88] Ferber SG, Makhoul IR, *The effect of skin-to-skin contact (kangaroo care) shortly after birth on the neurobehavioural responses of the term newborn: a randomized controlled trial.* "Pediatrics", 2004;113:858–865.

[89] deChateau P, Wiberg B, *Long-term effect on mother-infant behaviour of extra contact during the first hour post partum. I. First observations at 36 hours*, "Acta Paediatrica Scandinavica" 1977 Mar;66(2):137-43. *Long-term effect on mother-infant behaviour of extra contact during the first hour post partum. III. Follow-up at one year.*, "Scandinavian Journal of Social Medicine", 1984;12(2):91-103. *Long-term effect on mother-infant behaviour of extra contact during the first hour post partum. V. Follow-up at three years*, "Scandinavian Journal of Social Medicine" 1989;17(2):181-91.

[90] Bergman NJ, Linley LL, Fawcus SR, *Birth kangaroo mother care a randomized controlled trial of maternal-infant skin-to-skin contact from birth versus conventional incubator for physiological stabilization in 1200g to 2199g newborns*, "Acta Paediatrica" 2004; 93: 779-785.

l'effetto del contatto pelle a pelle alla nascita per bambini prematuri di basso peso (1200-1999 gr.), rispetto a bambini che venivano stabilizzati dentro l'incubatrice. Conclusero che i 18 bambini a contatto pelle a pelle con le loro madri si erano stabilizzati tutti entro 6 ore, contro 6 dei 13 bambini nelle incubatrici. Inoltre, 8 dei 13 bambini nelle incubatrici avevano sofferto di ipotermia[91]. Bergman afferma che neonati a contatto pelle a pelle dopo la nascita hanno valori fisiologici migliori e una stabilità maggiore dei bambini nelle incubatrici, che inoltre soffrono di instabilità cardiaca dovuta a stress biologico perché nell'incubatrice si trovano in un habitat artificiale; pertanto conclude che i neonati non dovrebbero mai essere separati dalle loro madri.

Tuttavia siamo una cultura vestita ed è probabile che il *portare integralmente* rimanga una modalità di terapia più che un approccio proponibile su larga scala per i genitori e i loro bambini.

* *Portare (vestiti)*

Forse proprio perché questa modalità di portare è quella più conosciuta e scontata e teoricamente alla portata di tutti, non esistono studi e ricerche specifiche a cui possiamo fare riferimento per un'analisi del contatto rispetto alle posizioni sul corpo.

Qualunque siano i motivi della scarsa quantità di studi specifici di riferimento, credo sia molto interessante tentare un'analisi della qualità del contatto (non in una scala dal meglio al peggio, ma nel senso di "diverso") a seconda di come il bambino è portato, in braccio o con un supporto; sdraiato o pancia a pancia, sul fianco o sulla schiena.

L'analisi che segue cerca di rimanere il più possibile attaccata all'aspetto del contatto, partendo dall'osservazione della posizione e dalla sua interpretazione. Non è un'analisi scientifica, ma finché non sarà smentita credo possa essere un approccio valido.

C'è una differenza qualitativa del contatto se si porta un bambino in braccio o con un supporto? Per trovare una risposta a questa domanda è utile affrontare le due modalità distinte.

[91] Abbassamento della temperatura corporea al di sotto dei limiti fisiologici.

Portare in braccio

Senz'altro portare in braccio è il modo più comune per tenere il bambino vicino a sé. *Ma come si tiene in braccio un bambino?* Quando nasce il loro bambino, per molti genitori è la prima volta che tengono in braccio un neonato. Molti tremano all'idea, si sentono insicuri e non sanno come fare, ma nel momento in cui prendono il bambino nelle proprie braccia lo portano istintivamente vicino al proprio corpo. Sono le braccia a sostenere il piccolo, ma ciò che lo fa sentire sicuro è il corpo a cui viene appoggiato. Sdraiato, a culla, nella posizione "aereo", a pancia in giù sul proprio braccio, vicino alla spalla, rivolto verso l'esterno, sul fianco per avere almeno un braccio libero. Tutte le posizioni in braccio sono caratterizzate dal fatto che il bambino è tenuto, almeno da un lato, vicino al proprio corpo.

Cosa fa scegliere al genitore di tenere il bambino in una posizione piuttosto che in un'altra?

Certamente non si può affermare che la posizione venga scelta in modo consapevole e razionale, ma è probabile che la scelta sia di tipo "corporeo", guidata dall'istinto e a volte da tentativi. Anche chi non ha mai tenuto un neonato in braccio, dopo poco tempo e superate le prime insicurezze imparerà istintivamente tutte le posizioni possibili e sarà guidato a reagire a due impulsi:

a) i segnali che provengono dal bambino.

Nel momento in cui il bambino piange si cerca di cambiargli posizione per dargli sollievo e finché non si tranquillizza. "Il mio bambino ama particolarmente la posizione pancia in giù", "no, il mio vuole stare solo dritto all'altezza delle spalle". I genitori imparano presto a conoscere le preferenze di posizione dei loro bambini in determinate situazioni e a reagire di conseguenza.

b) i segnali che provengono dal corpo di chi porta.

Il corpo di chi porta parla e segnala, dopo poco tempo fermo nella stessa posizione, un affaticamento posturale, che normalmente induce chi porta a cambiare posizione per dare sollievo alle proprie fatiche.

Emerge quindi che portare in braccio è una modalità caratterizzata da una continua mobilità in risposta a segnali provenienti da entrambi. È fisiologico che il bambino in braccio non stia per molto tempo nella stessa posizione, perché chi tiene, sostiene e porta cambia istintivamente la posizione del bambino per rispondere ai segnali che provengono da esso e dal proprio corpo.

Anche quando il bambino si è addormentato e starebbe molto bene nella posizione in cui è riuscito a rilassarsi, dopo un po' di tempo diverrà pesante e chi porta sentirà la necessità di metterlo giù per riposarsi. Quindi qualsiasi posizione del bambino in braccio dopo un tempo relativamente breve necessita di essere cambiata.

In braccio il contatto è fluido e mobile; in un breve arco di tempo il bambino viene mosso, toccato, premuto su tutto il corpo, e riceve una stimolazione tattile continua e diversa. Non esistono posizioni sbagliate perché nemmeno la posizione meno fisiologica viene mantenuta per tanto tempo.

Ma portare in braccio è una modalità molto faticosa per chi porta. Dopo alcuni mesi in cui il bambino sta in braccio per un numero non contato di ore al giorno, le madri lamentano tendinite acuta, mal di schiena, dolori cervicali. Al grosso sforzo fisico dell'adulto si aggiunge il fatto di avere spesso entrambe le braccia impegnate a tenere il bambino e quindi di essere impossibilitato a fare altro. Dopo alcuni mesi il problema dell'affaticamento si accentua progressivamente, perché il bambino comincia a pesare molto e "io proprio non ce la faccio più". Il bambino, non più neonato, sembra non avere mai (ancora) abbastanza e richiede, del tutto incurante delle difficoltà dell'adulto, di stare ancora in braccio. A questo punto molti genitori si chiedono se esista una modalità più comoda per tenere il loro bambino in braccio. Si arriva così alla questione dei supporti.

Portare con un supporto

Portare con un supporto, invece, significa "fissare" il corpo del bambino sul proprio corpo in una determinata posizione e lasciarlo lì "incollato" per un po' di tempo. Per questo motivo è evidente quanto sia fondamentale che la posizione "stabile" addosso al corpo del genitore sia fisiologica in primo luogo per il bambino (che ha una postura in crescita) e poi per il genitore, che porta. Pertanto conoscere la qualità di ciascuna posizione acquisisce una grande importanza che permette poi di scegliere una posizione adatta. Portare con un supporto libera le braccia di chi porta dal tenere attivamente il bambino e rilassa il dorso e la zona del trapezio riducendo notevolmente la fatica posturale fisica per chi porta.

Un altro aspetto del portare con un supporto è che si esplicita e si evidenzia (a seconda del supporto) la modalità di stare a contatto con il proprio bambino, e qui entrano in gioco altri aspetti (culturali, ambientali, di relazione).

Potrebbe essere un motivo per cui il bambino, anche piccolissimo, sembra riconoscere la differenza dello stare in braccio oppure nel supporto e che possa preferire, a seconda della situazione, una modalità o l'altra. Una mamma una volta ha notato che il suo bambino sente, stando in braccio, che è "a rischio" di essere messo giù in ogni momento (infatti continua a piagnucolare), mentre dentro il supporto "sa" che ci starà per un po' di tempo tranquillamente, si rilassa e si addormenta immediatamente.

Mettendo a confronto le due modalità di portare si notano alcune differenze.

	IN BRACCIO	NEL SUPPORTO
POSIZIONE DEL BAMBINO	MOBILE	STABILE
TEMPO A CONTATTO	TENDENZIALMENTE BREVE	TENDENZIALMENTE LUNGO
CHI PORTA	FATICA POSTURALE "IMMEDIATA"	RILASSAMENTO POSTURALE
LIBERTÀ DI MOVIMENTO	BRACCIA IMPEGNATE	BRACCIA LIBERE

Quando si analizzano teoricamente le diverse posizioni rispetto alle caratteristiche qualitative della posizione stessa, non esiste differenza se il bambino è in braccio o nel supporto. Tuttavia evidenzierò, laddove necessario, alcune differenze e limitazioni, perché in braccio non esiste la posizione "sbagliata", mentre, caratteristiche qualitative e tecnico-pratiche (vedi capitolo IV) dei supporti a parte, nel supporto ci sono posizioni da evitare. L'analisi di ciascuna posizione seguirà il filo rosso dalla descrizione oggettiva della posizione al tentativo di un'interpretazione.

Le posizioni

* *Davanti*

Davanti al corpo del genitore ci sono tre posizioni che si possono realizzare:[92]

- pancia contro pancia ("l'incontro")
- fianco del bambino contro pancia del genitore ("culla")
- schiena del bambino contro pancia del genitore ("pancia al mondo")

[92] In braccio ci sarebbero effettivamente altre posizioni, che in questo momento tralasciamo.

Pancia contro pancia: "l'incontro"

La posizione:

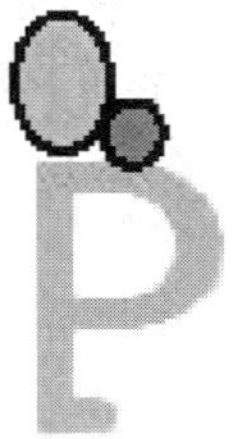

Il bambino si appoggia con la sua intera parte anteriore (pancia, tronco, gambe e testa) alla pancia (tronco centrale) del genitore. La pancia del piccolo è *a contatto frontale* con la pancia/tronco di chi lo porta.

Interpretazione

Per il bambino che si appoggia, il corpo del genitore è il mondo davanti a lui, un corpo-mondo tutto da sentire, toccare, il terreno su cui fare esperienze sensoriali. È un mondo caldo, che asseconda i suoi movimenti e gli procura la resistenza ottimale. Il bambino ritrova un mondo amico, conosciuto e rassicurante; il ritmo cardiaco, la sua voce, il suo odore, le sue vibrazioni, ritrova stimoli sensoriali che conosce dalla vita intrauterina.

Il bambino che si appoggia è protetto nella sua parte più sensibile[93] dal mondo aperto; il corpo-mondo del genitore diventa il filtro tra il mondo aperto (l'ambiente esterno) e il bambino, che non deve affacciarsi al mondo esterno direttamente, ma solo mediato dalla presenza filtro del corpo-mondo del genitore. Se il mondo esterno è mediato dal corpo del genitore, nella posizione pancia contro pancia il bambino sta a contatto frontale e diretto con il centro del genitore. Attraverso la propriocezione avverte qualsiasi emozione che muove l'interno del genitore mentre è addosso a lui. Sente qualsiasi tensione in modo diretto e non esita a esprimere il suo disagio dovessero esserci tensioni dolorose.

[93] La pancia è comunemente considerata la parte del corpo più sensibile e più fragile; pur non essendo protetta da strutture ossee, custodisce comunque organi vitali, le loro funzioni e il centro di ogni essere umano.

E qui arriviamo al significato per il genitore. In questa posizione frontale, il genitore mette il bambino a contatto con il proprio centro, lo mette nel suo centro. Se il bambino viene portato con una fascia, viene evocata facilmente l'immagine dell'utero esterno, dell'esogestazione praticata. Per le madri può essere un'opportunità di permettersi, nelle prime settimane dopo il parto, soprattutto se è stato un evento brusco, di ritrovare ancora l'intimità con il piccolo. I padri, dicendo "finalmente ho anch'io la pancia" e accarezzandolo con un grande sorriso, esprimono anche loro questo senso di contatto quasi "interno".

A volte, come vedremo più avanti, questo contatto frontale, diretto, intimo, che tocca la parte più sensibile, fragile e importante del genitore, può suscitare reazioni emotive diverse in loro e non sempre positive. Ho chiamato questa posizione *la posizione dell'incontro,* perché

a) mette le parti più sensibili di entrambi a contatto, li fa incontrare, li fa esprimere e

b) è una posizione che si userà per un tempo molto limitato, nelle prime settimane e mesi dopo la nascita. Indubbiamente è la posizione di contatto più forte che si può condividere con il bambino.[94]

A confronto, la posizione a "culla", che vediamo ora, è molto meno impegnativa dal punto di vista del contatto.

Fianco contro pancia: "culla"

La posizione:

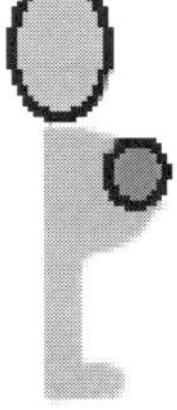

[94] È significativo che sia proprio questa la posizione con cui in Occidente normalmente si inizia e si finisce presto di portare i bambini. Può essere che ci sia l'impatto di contatto troppo forte e pertanto molti genitori facciano fatica a portare i loro bambini pancia a pancia?

Il bambino è sdraiato, appoggiato lateralmente in tutta la sua lunghezza, a contatto con la pancia (sopra la linea dell'ombelico) del genitore. Quando apre gli occhi mette a fuoco il viso del genitore perché si trova a una distanza ottimale.[95] I due si scambiano sorrisi e si parlano. La pancia del bambino è "all'aria", mentre quella del genitore è a contatto con il corpo del bambino.

Interpretazione

La posizione "a culla" è interessante perché permette un'interazione visiva ottimale tra genitore e bambino, mentre il contatto corporeo è limitato. Anche se la pancia è scoperta e "all'aria" e il bambino non ha modo di appoggiarsi con mani e piedi al corpo del genitore, questo è presente a livello visivo e proteso verso il piccolo, e riempie ampiamente la visione del mondo davanti a lui.

È una delle posizioni preferite dai genitori occidentali che si avvicinano al portare con un bambino appena nato, probabilmente per due motivi:

a) il bambino sta sdraiato e si possono debellare i dubbi rispetto a un eventuale danno posturale spesso e ingiustamente avanzati (anche dal mondo degli esperti) per le posizioni verticali precoci. Non c'è nessun motivo fisico-anatomico per portare i bambini sdraiati nei primi mesi.[96]

b) la posizione permette di vedere il bambino e di interagire direttamente con lui, due modalità che corrispondono al *maternage* occidentale. È interessante notare che non molti neonati la amano se prolungata, e la accettano solo in alcuni momenti, come quando per esempio sono disposti al dialogo e all'interazione. Quando invece sono stanchi o sovraccarichi di stimoli questa posizione sembra che non li protegga e non li contenga a sufficienza: preferiscono una posizione dove la pancia è coperta o sotto leggera pressione.[97]

Ai genitori invece piace molto la posizione "a culla", forse perché ricorda la posizione "in pancia", ma bisogna tener presente che il bambino in questa posizione non può eseguire movimenti competenti né sistemare la propria postura e si trova "in balia" della forza di gravità (vedi anche il capitolo: *movimento*).

[95] Mehler Jacques, Dupoux Emanuel, *Appena nato*, Mondadori, 1992, p. 67.

[96] Kirkilionis, 1994, *op. cit.*

[97] Sembra che una leggera pressione sulla pancia stimoli la digestione e il rilassamento.

La posizione "a culla" è una posizione funzionale all'interazione diretta, al dialogo, alla comunicazione visiva e verbale, ma non c'è bisogno di giustificarla come funzionale alle caratteristiche posturali del bambino anteponendola per questo motivo alla posizione verticale pancia contro pancia.

Schiena contro pancia: "pancia al mondo"
La posizione:

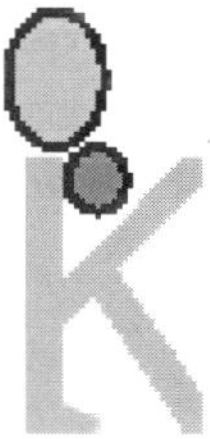

Il bambino si appoggia con la schiena al tronco del genitore. Sostenuto da dietro, le sue gambe finiscono nel vuoto davanti, le braccia e le mani sono prive di appoggio. Il bambino può toccare i propri piedi. La sua pancia è scoperta. Davanti al bambino c'è il mondo aperto, l'incognito, il non-limite. Il corpo del genitore "alle spalle", su cui si appoggia il corpo del piccolo, diventa lo "sfondo" mentre il corpo del bambino è rivolto al mondo, all'aperto, all'esterno.

Interpretazione
La schiena, la parte posteriore del nostro corpo, è la zona dove ci sono meno corpuscoli sensoriali in concomitanza con uno strato maggiore di grasso, quindi ha una sensibilità ridotta rispetto alla parte anteriore del corpo. Questa posizione fornisce al bambino il contatto della sua schiena (parte meno sensibile), con la pancia del genitore (parte più sensibile). La posizione non permette uno scambio di sguardi e di interazione visiva tra i due.

Per il bambino, la posizione pancia al mondo favorisce l'incontro diretto con il mondo aperto e lo espone senza filtro agli stimoli provenienti da esso. Spesso si giustifica questa posizione proprio per il fatto che il bambino "è così interessato" e "ha voglia di vedere il mondo". Dopo alcuni mesi spesso i genitori colgono da parte del bambino un interesse maggiore per l'ambiente e cercano di rispondere a questi segnali cambiandogli posizione: dalla pancia a pancia alla pancia al mondo.

Ma il bambino di alcuni mesi è già in grado di incontrare il mondo aperto senza sentirsi esposto, non protetto, investito dagli stimoli provenienti dall'esterno? Quando il bambino è pronto a fare questa esperienza?

Credo sia ragionevole pensare che questo momento arrivi progressivamente con la sua maturazione motoria. Il bambino, durante il suo sviluppo e se i suoi tempi sono rispettati, affronterà lo spazio aperto un po' alla volta nella misura in cui si può effettivamente mettere in contatto con esso. Inizia ad afferrare ed esplorare il corpo del genitore e gli oggetti intorno a lui, inizia a strisciare e poi gattonare avventurandosi nel mondo inizialmente per brevissime distanze e poi sempre più lontano. Non c'è dubbio che il mondo fuori dalla sua portata motoria comunque necessiti ancora di essere mediato a lungo dalla presenza sicura del genitore (vedi anche capitolo: *legame*)

Potrebbe quindi essere che l'esposizione precoce al mondo sia l'effetto del desiderio degli adulti di anticipare i tempi di sviluppo fisiologico, non tenendo conto dello stato evolutivo del bambino, che non dispone ancora di strumenti e risorse e della sicurezza interna per affrontare in modo efficace il mondo? Potrebbe essere che l'incontro diretto, senza filtro con il mondo esterno, ferisca il bambino (anziché farlo crescere) e lo sovraccarichi di stimoli a cui non è ancora in grado, sulla base delle sue esperienze, di dare un senso e di integrarli?

Considerando la posizione dal punto di vista anatomico si trovano ulteriori conferme che non sia fisiologica. Il bambino appoggiato alla pancia del genitore facilmente ha una postura non fisiologica, rischia di insaccarsi troppo, oppure di trovarsi con la schiena inarcata. In questa posizione non riesce a controllare il capo e fa fatica a trovare l'equilibrio posturale perché gli manca la possibilità di aggrapparsi e di trovare appoggio sotto i piedi e le mani, tipica per il portato. Inoltre rischia di schiacciare e di compromettere i genitali, perché tutto il peso viene scaricato sull'asse mediana del suo corpo.

Qui entra in gioco la differenza tra portare in braccio o con un supporto. Mentre in braccio questa posizione è mobile e viene cambiata spesso, portare dentro un qualsiasi supporto che fissa il bambino nella posizione pancia al mondo non è adeguato né adatto al bambino.

Simbolicamente, il sostegno "alle spalle" è un contatto che acquisirà importanza crescente (simbolico) quando il bambino, conclusa l'età del portato, cresce (infanzia, adolescenza) e incontra il mondo, ma ha ancora bisogno (a lungo) di un supporto "alle spalle" (*background object*).[98] Allora non avrà più bisogno del *contatto portato*, cioè che il genitore gli stia davanti, che gli faccia da tramite o da filtro, ma avrà acquisito la sicurezza necessaria per affrontare il mondo, per sperimentarlo, sulle proprie gambe, con i suoi strumenti, sapendo che alle sue spalle, e al bisogno, il sostegno genitoriale è presente.

Per rispondere alla maggiore apertura del bambino nei confronti dell'ambiente e al suo interesse crescente per gli stimoli ambientali, è fortemente consigliato da tutti gli esperti del portare di passare dalla posizione pancia a pancia alla posizione sul fianco, che descrivo di seguito.

**Sul fianco*

Pancia contro fianco: "dialogo"
La posizione:

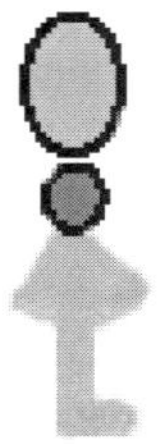

Il bambino sta seduto a cavallo, stringendo con le gambe il fianco di chi lo porta; le mani sono chiuse su un lembo del vestito di chi lo porta e stringono. Il braccio del genitore o il supporto sostiene il tronco del bambino. Il bambino, modellato così al corpo del genitore, guarda curioso ciò che que-

[98] Vedi Grotstein J (1981), *Splitting and projective identification*, Jason Aronson, NY/ London, in Anzieu, 1994, *op. cit.*, 132.

sto fa, chi incontra, osserva con chi parla. A volte gira la testa e lancia uno sguardo indietro o segue con interesse una scena alle spalle. La sua testa è quasi all'altezza della testa del genitore, i due si guardano e si parlano.

Interpretazione

La posizione storica dell'uomo che porta, ancora oggi viene spontanea a molti genitori. È naturale mettere un bambino sul fianco, soprattutto quando tiene la testa, regge bene il proprio dorso e ha raggiunto un certo peso. Dal punto di vista del contatto, il bambino è protetto alla pancia, che appoggia sulla parte laterale del tronco del genitore. Un braccio lo avvolge e gli sostiene la schiena oppure la fascia lo avvolge e lo regge. È una posizione di contatto che protegge, ma non più un contatto frontale dove uno sta di fronte all'altro e uno è il mondo dell'altro. Ora il bambino ha un campo visivo più aperto e vasto e mantiene comunque la possibilità di accoccolarsi contro il corpo del genitore e di addormentarsi, mentre la posizione permette al genitore di respirare liberamente perché il bambino è appoggiato sul suo fianco e lascia libera la sua area pancia-torace.[99]

Per entrambi è una posizione di transizione, di ponte. Il contatto è sempre forte, ma non più esclusivo, frontale. Il bambino sta con l'adulto, ma non sta più al suo centro e non copre più il suo campo visivo.

Quando il bambino comincia a mostrare interesse per il mondo oltre che per i genitori, ed è un interesse che cresce gradualmente assieme alla sua maturazione motoria, la posizione sul fianco risponde al suo bisogno di una visuale maggiore, garantendo nello stesso momento la protezione e il filtro, ancora necessari.

Ho chiamato la posizione sul fianco anche la posizione del *dialogo*. L'adulto e il bambino si incontrano quasi alla stessa altezza e attraverso un forte contatto visivo hanno la possibilità di parlarsi, di comunicare. Nella fase dai sei mesi al terzo anno di vita, nell'acquisizione del linguaggio, il bambino integra le sensazioni che gli provengono dal contatto con il corpo della madre, con la sua mimica, con i suoi gesti, con il tono della voce e infine con le parole che usa. Si tratta di un'importante stimolazione ed esperienza

[99] Nella posizione pancia a pancia probabilmente il plesso solare (area stomaco) del genitore viene un po' compresso; questo viene avvertito da alcuni genitori come pesantezza, soprattutto nel momento in cui mangiano con il bambino addosso.

plurisensoriale! Il bambino sperimenta tutti i movimenti eseguiti dal genitore nella giusta direzione (direzione di marcia), mediato dal corpo del genitore. Partecipa così alla vita di ogni giorno, al ritmo, "a fianco" dei grandi.

**Sulla schiena*

Pancia contro schiena: "tu mi segui"
La posizione:

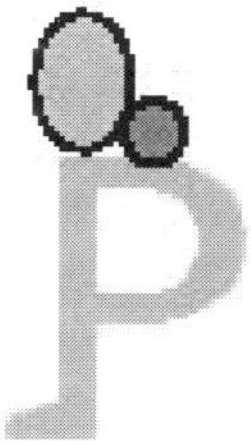

Il bambino è appoggiato con la pancia e il tronco anteriore alla schiena (tronco posteriore) di chi lo porta.

Interpretazione
Dal punto di vista del contatto, la pancia del bambino è protetta dalla schiena di chi lo porta, il piccolo sta "incollato" dietro alla persona adulta, è protetto dal suo corpo. "(...) gli procura la sensazione-sentimento che la parte più preziosa e più fragile del proprio corpo, ossia il ventre, sia ben protetto dietro lo schermo protettore ".[100]

Questa è, insieme al fianco, una delle grandi posizioni storiche della pratica del portare con un supporto e ancora oggi la posizione culturalmente più diffusa nel mondo, come abbiamo visto nel capitolo I.

È la posizione dei genitori che devono lavorare fisicamente e hanno bisogno di essere liberi davanti, oltre a doversi caricare il peso (il bambino) in

[100] Grotstein in Anzieu, *op. cit.* 126.

un punto fisiologico. Infatti dal punto di vista fisico posturale sulla schiena si sopportano meglio e più a lungo i pesi. Il bambino dietro ha un'ampia visuale a destra e a sinistra e a volte oltre la spalla del genitore, è protetto in ogni situazione e può chiudere gli occhi e addormentarsi quando è stanco. La madre è libera e può svolgere la sua vita lavorativa normalmente. Il bambino c'è ma non è di impiccio. L'attenzione del genitore si concentra su ciò che si trova davanti a lui (il mondo aperto) e il bambino lo segue, l'accompagna, partecipa, condivide, è parte di questo "incontrare il mondo" senza essere direttamente coinvolto o direttamente interpellato, senza essere il punto focalizzato o il centro dell'attenzione.

È un contatto che protegge, introducendo il bambino nel mondo dolcemente. Tutti gli stimoli esterni, le situazioni, l'incontro con il mondo vengono ancora filtrati dal corpo di chi porta. Il bambino e chi lo porta non hanno bisogno di conferme visive per sentirsi a vicenda, perché hanno già imparato in precedenza a fidarsi del contatto e a sentirlo sicuro. Al Imfeld descrive così il valore del portare in groppa: "Iniziare la vita in groppa significa che nessun bambino deve cominciare la vita tutto da sotto e tutto da solo, ma porta avanti la visione della madre".[101]

Come la posizione sul fianco, si mantiene questa posizione durante tutto il percorso portato e fino alla sua conclusione. È la posizione da cui, a suo tempo, il bambino "spiccherà il volo", cioè partirà sulle proprie gambe.

* *Caratteristiche generali del contatto portato per il bambino*

Considerando l'analisi delle posizioni si possono definire le caratteristiche implicite del *contatto portato*, che sostanzialmente sono due:

Corpo unico

Il corpo del piccolo e il corpo del grande, in qualsiasi posizione fisiologica, dovrebbero sempre formare un nuovo corpo unico e "pieno", quindi incontrarsi in modo che un corpo si protenda verso l'altro (come due polarità che si attirano), formando così un nuovo corpo con baricentro proprio.

Simbolicamente, questa caratteristica si illustra bene nella lettera P e nelle sue variazioni, da una parte, e nella lettera K dall'altra. Tutte le posizioni P evidenziano un progressivo adattamento alle esigenze e alle situazioni evo-

[101] Imfeld, *op. cit.*

lutive diverse durante il percorso portato, nel senso di una apertura maggiore del campo visivo, ma la base delle posizioni (pancia del bambino contro corpo del genitore) nella qualità e nel significato del contatto non cambia.

Mediazione

Il corpo del piccolo viene quasi interamente coperto dal corpo del grande. Questa copertura si può considerare come una specie di filtro che si pone, in tutte le posizioni adeguate, tra il bambino e il mondo aperto. Subito dopo la nascita è quasi totale, mentre diminuisce gradualmente fino a mantenersi a un minimo (tra ginocchia e pancia/tronco del bambino).[102]

Il contatto che il piccolo ha con il mondo aperto è sempre un contatto indiretto, filtrato dal corpo del grande, e quindi è sempre un contatto mediato. Il bambino portato a contatto non è mai esposto all'esterno, ma sempre protetto in modo adeguato. Nel momento in cui non ha più bisogno della mediazione corporea si conclude il percorso portato.

II.2.3.3. *Il significato del contatto per i genitori*

E i genitori? Che significato trovano nel contatto portato?

Questo contatto, che all'inizio tocca il proprio centro (portare davanti), per alcuni genitori è la cosa più appagante del mondo. Ce ne sono molti, invece, che fanno fatica a stare a contatto con il loro bambino. Secondo Franz Renggli questa fatica è un po' il tema, oggi, di un'intera generazione di genitori.

Succede spesso che, nonostante abbiano compreso l'enorme importanza del contatto corporeo per il loro bambino e siano razionalmente disposti a soddisfare questo bisogno, in realtà non vivano il contatto in modo "appagante", "positivo", "leggero", "sentito", "istintivo", "giusto", "caldo", "sereno", bensì piuttosto sofferto: "mi sento soffocare", "sudo tanto", "mi viene l'eritema", "non vedo l'ora di metterlo giù", e il loro bambino "non vuole stare tanto in braccio", "sta meglio giù", "non gli piace tanto stare addosso".

Come può essere? Come può essere che la semplice volontà di stare a contatto spesso non basti? Come ho accennato nel capitolo I, non è affatto

[102] Vedi anche capitolo II.2.3 *Terzo elemento: lo spazio.*

un dato trascurabile che la maggioranza dei genitori di oggi (anni '60 e '70) sia stata cresciuta nei termini di non-contatto e di separazione precoce. Il proprio vissuto di contatto o di non-contatto influisce in modo notevole sulla predisposizione reale al contatto con il proprio bambino, e le difficoltà che sorgono si possono vedere sotto una luce più chiara.

Franz Renggli, psicoterapeuta per genitori e i loro bambini, è convinto che spesso i genitori siano fragili, perché attraverso il bisogno di contatto del loro bambino neonato riaffiorano i loro propri vissuti primari spesso carichi di angoscia, di senso di perdita e di abbandono, e di dolore per la separazione precoce dalla propria madre. Questo proprio vissuto, inaccessibile attraverso la memoria cosciente, riaffiora, esternandosi in emozioni di disagio ("non ce la faccio a portarlo", oppure: "lui non sta bene in braccio a me"), a volte addirittura di rabbia nei confronti del bambino esigente di contatto ("perché non la smetti di piangere!").

Spesso si sentono sovraccaricati dalle richieste esplicite e ripetute del bambino, e anche se a volte il contatto può essere piacevole, spesso viene avvertito come molto faticoso. Renggli lo descrive così:

Madri e neonati da noi vengono separati, come tra l'altro in tutte le civiltà altamente sviluppate. Maggiore è lo sviluppo della cultura, più precoce e coerente è la separazione. Noi tutti portiamo una parte profondamente disperata dentro di noi, perché da neonati abbiamo dovuto fare l'esperienza di quanto il nostro pianto e le nostra urla rimanessero inascoltati, senza senso, ignorati. Di conseguenza, le nostre parti piene di ombre scure si trovano molto in profondità: "il bambino che piange dentro di noi". Tutti noi portiamo dentro un'ombra così, più o meno accentuata. Le ricerche e le esperienze della psicologia e psicoterapia prenatale hanno portato alla luce due regolarità:

Gravidanza, parto e periodo della prima infanzia sono per entrambi i genitori, madri e padri, un periodo altamente sensibile. All'improvviso possono emergere dalla profondità, a volte con grande impeto, le proprie ferite e i traumi. Ma non è solo un processo doloroso. Anzi, questi genitori giovani hanno la possibilità di conoscere le proprie ombre e di accettarle infine per poterle integrare. Madre e padre con un bambino piccolo possono tornare "interi". È un periodo particolarmente ricco di opportunità per guarire.

D'altra parte i genitori possono anche rimuovere le proprie parti ombrose oppure tenerle sotto chiave in qualche modo. I neonati non possono farlo. Sanno leggere nell'inconscio dei loro genitori come in un libro aperto. Sentono tutte le loro paure e le emozioni represse, la rabbia, la nostalgia e le aspettative ideali (deluse) dei genitori. Si, sono esposti senza protezione a queste ombre, alle ombre del padre e della madre.

Se guardiamo entrambe le esperienze contemporaneamente possiamo riconoscere come ogni neonato deve vivere e soffrire una grande parte dei conflitti non vissuti, paure e sentimenti dei propri genitori. Molto presto quindi entra in contatto con le parti ombrose della nostra cultura.[103]

D'altronde non è più che comprensibile che genitori che non hanno vissuto sulla propria pelle l'effetto rassicurante dello stare in braccio, la totale accettazione nei loro confronti e nei confronti dei loro bisogni, si possano sentire a disagio con il proprio bambino, esigente e che non scende a compromessi?

Allora finisce tutto qui e bisogna lasciare perdere quando si incontrano le proprie difficoltà di contatto con il neonato? Potrebbe essere effettivamente una soluzione quella di non tenere il proprio bambino a contatto e quindi di ripetere le proprie esperienze vissute per un'altra generazione. Ma ci troviamo nella fortunata situazione di poter scegliere. Non siamo costretti a ripetere per forza le esperienze primarie vissute dalle generazioni precedenti e dalla propria, ma possiamo scegliere di cambiare.

Abbiamo visto che tanto il genitore è più consapevole delle proprie fatiche e dei propri limiti rispetto all'approccio a contatto, più sereno sta il bambino addosso a lui. Come se l'emozione espressa, cioè esternata e quindi buttata fuori, smettesse di disturbare il bambino. Nel momento in cui il genitore si fa carico delle proprie emozioni e dei propri sentimenti, anche negativi, il bambino si trova sollevato dal compito di esprimerle lui.

Il contatto davanti provoca l'impatto più forte con le proprie emozioni e il confronto necessario con i propri limiti e i bisogni non soddisfatti. Passando poi al contatto sul fianco e sulla schiena, dove il coinvolgimento a contatto non è più frontale e così intimo, la fatica psichica normalmente si riduce. Comunque va detto che, quale che sia il vissuto primario dei genitori, l'approccio a contatto durante i primi anni di vita con il proprio bambino indubbiamente è faticoso, fisicamente e psichicamente. Chi lo sceglie deve

[103] Vedi articoli su http://www.franz-renggli.ch (in tedesco e parti in inglese).

attingere periodicamente a delle fonti di energia per ricaricare le batterie. Nelle società tradizionali le madri non sono sole e l'accudimento di un bambino piccolo viene condiviso da tutta la famiglia, gruppi di 20 persone. Nelle nostre famiglie di nuclei minimi, invece, molto del peso e della responsabilità resta sulle spalle della madre. "A che cosa serve al bambino una madre che si svuota tutto il primo anno per lui, ma dopo crolla per un esaurimento nervoso?"[104]

Quindi, con tatto e pazienza, nei propri confronti e nei confronti del bambino, vivere il contatto. Ognuno trova la giusta misura per sé.

II.2.2. Elemento secondo: il movimento

II.2.2.1. *Introduzione*

Il movimento significa letteralmente il cambiamento di una posizione rispetto a un'altra ed è la condizione basilare della vita a tutti i livelli. Per il portare, l'elemento del movimento è il significato "mobile" del verbo portare, la "gamba" della P, che illustrerò di seguito nei suoi dettagli.

Dopo una breve introduzione al significato del movimento nella vita prenatale e postnatale e una descrizione dell'organo sensoriale del movimento (sistema vestibolare), inviterò a una prima analisi dei diversi aspetti del movimento per il bambino portato – il movimento spaziale (trasporto), il dondolio (movimento verticale), il movimento ritmico, seguire il movimento di chi porta, il movimento attivo del bambino portato – e a una seconda del significato del movimento (spaziale, simbolico) per i genitori che portano.

Il movimento nella vita prenatale

Che cosa segnala alla donna la presenza del suo bambino nella pancia? Nei libri scolastici si trova l'indicazione semplice che sono i movimenti fetali sentiti inconfondibilmente a confermare alla madre la sua presenza certa e viva.[105]

[104] Renggli Franz, *un neonato vuole essere portato,* su http://www.tragetuch.ch

[105] Solo da alcuni decenni questo "sentire" viene rimpiazzato dall'ecografo, ma la sostanza comunque non cambia: anche sull'immagine ecografica è il movimento che indica che il feto è vivo.

Nello sviluppo embrionale e fetale il movimento, oltre a essere condizione basilare per la vita, è sempre in linea con l'obiettivo da raggiungere; infatti le ossa hanno bisogno di pressione e la muscolatura ha bisogno di movimento e allenamento altrimenti si atrofizza.[106] Blechschmidt, in quarant'anni di studi sulla cibernetica embrionale, ha provato che tutto lo sviluppo embrionale, nella struttura anatomica, motoria, sensoriale, ha bisogno di un movimento continuo del feto. Il feto quindi deve muoversi attivamente per crescere e svilupparsi. Nell'ambiente intrauterino, privo di gravità, il feto si muove con molta facilità. Per mesi preme il suo corpo contro le pareti uterine e rende così il suo scheletro osseo più forte. Cambia continuamente posizione e sviluppa e allena così la sua muscolatura. I movimenti di prendere, di succhiare e di spingere lo preparano alle funzioni nella vita extrauterina; al nutrimento, ma anche alla comunicazione, alla manipolazione di oggetti e infine alla deambulazione.

Nell'ultima fase prima della nascita, nello spazio ormai diventato molto ristretto, il bambino impara ad adattare la sua posizione. Sviluppa inoltre movimenti fini motori delle mani, dei piedi e del viso.[107] Il feto si confronta con stimoli sensoriali uditivi, visivi e olfattivi e impara a seguirli con i movimenti.

Ma la comunicazione effettiva tra madre e bambino si svolge attraverso il sistema propriocettivo e vestibolare. Il bambino impara a conoscere la madre seguendola nei suoi movimenti quotidiani. È uno scambio reciproco; la madre segue i movimenti e si adatta a quelli del suo bambino e viceversa. Hatch chiama questo processo il *bonding kinestetico*. Dopo che un bambino ha seguito per mesi i movimenti della madre, alla nascita ha la capacità di seguirli tramite processi motori di contatto.[108]

[106] Blechschmidt E, *Sein und Werden-die menschliche Fruehentwicklung,* Urachhaus, Stuttgart, 1982.

[107] Hatch Frank, Maietta Lenny, *Kinestethics Infant Handling,* Hans Huber, 2004, p. 46.

[108] *L'aptonomia* per esempio, tecnica introdotta da Veldman e diffusa nei Paesi Bassi e in Francia, prevede la comunicazione prenatale tra genitori e bambino attraverso il "toccare raffinato" e il "sentire affettivo" reciproco feto/bambino – genitore, e mira a un *bonding* postnatale ottimale.

Il movimento dopo la nascita

L'ambiente in cui nasce un bambino non sostiene i suoi movimenti, ma lo rende completamente inerme e incapace di muoversi come faceva prima. Le gambe e le mani ruotano nel vuoto e se prima riusciva, spingendo con mani e piedi contro le pareti dell'utero, a cambiare e sistemare la sua posizione corporea, ora non ci riesce più.

"Per il neonato la forza di gravità è la sfida più grande dal punto di vista motorio."[109] Lo spazio è completamente cambiato; non si è mai trovato su una superficie piatta e ferma che non rispondeva ai suoi movimenti, non è mai stato in un ambiente che non sosteneva i suoi movimenti, che non gli veniva incontro!

Immedesimandoci nel bambino, come facevano Leboyer[110] e Marcovich,[111] comprendiamo che l'esperienza motoria, dopo la nascita, cambia completamente e può spaventare i bambini tanto da essere fonte di stress. Abbiamo visto che dopo la nascita si stabilizzano nei parametri vitali con maggiore facilità addosso al corpo della madre piuttosto che in una termoculla.

Se il bambino in utero era competente dal punto di vista motorio, dopo la nascita è sottoposto alla forza di gravità e deve imparare a muoversi in questo ambiente nuovo e completamente diverso. Quest'impresa gli costerà molta fatica e durerà più di un anno!

Organo di percezione sensoriale del movimento – il sistema vestibolare[112]

Il movimento, in quanto stimolo ed esperienza sensoriale, non viene percepito in un solo organo, ma in più organi che si raggruppano nel *sistema vestibolare.*[113] Si tratta delle zone più antiche del nostro cervello;

[109] Hatch, *op. cit*, p. 48.

[110] Leboyer Frederick, *Per una nascita senza violenza,* tascabili Bompiani, 2003.

[111] Marcovich Marina, De Jong Erica, *Fruehchen -zu klein zum leben*, Rowohlt TBV, 1999.

[112] Buecker Joseph, *Anatomie und Physiologie -Lehrbuch fuer aerztliches Hilfspersonal,* Thieme, Stuttgart, 1961.

[113] Il sistema vestibolare è composto dal labirinto e dall'organo di equilibrio nell'orecchio interno, dal cervelletto e dai nuclei vestibolari situati nel rombencefalo, zona sotto il cervelletto nel tronco cerebrale (*area vestibularis*).

sembra infatti che il sistema vestibolare sia, dopo il sistema tattile, quello più precocemente funzionante nello sviluppo embrionale.

L'organo dell'equilibrio, situato nell'orecchio interno, è responsabile delle sensazioni della posizione del corpo nello spazio, del ritmo e del movimento (accelerazione) della testa in tutte le direzioni. Le informazioni raccolte nell'organo dell'equilibrio vengono inviate nell'area dei nuclei vestibolari dove arrivano anche le informazioni da parte del sistema del tatto e dagli occhi. L'elaborazione di tutte le informazioni determinano la posizione, il cosiddetto equilibrio del corpo nello spazio.

I sistemi propriocettivo e vestibolare regolano la tensione muscolare. Se la tensione è bassa il bambino è più sensibile e aperto a stimoli sensoriali e riesce a controllare e organizzare in modo più efficace i processi organici interni. Un segnale interessante, che si può notare facilmente nei neonati, è la direzione delle loro rughe frontali. Marina Marcovich,[114] nella sua lunga esperienza di neonatologa, ha notato che i bambini prematuri, quando non sono ancora stabili, hanno delle rughe frontali verticali, mentre un bambino che si è stabilizzato mostra invece delle rughe orizzontali. La spiegazione di questo fenomeno proviene dall'etologia. Corrugare la fronte in direzione orizzontale è indice di quando si è fortemente interessati a qualcosa, per esempio quando si sta ascoltando attentamente. Ma l'attenzione e l'interesse verso l'esterno può essere alta solo se la tensione interna è bassa e si sta bene internamente. Le rughe verticali invece indicano una concentrazione verso i propri processi interni, quando si sta male, quando si è preoccupati, quando si sente dolore. In un momento di rughe verticali non si è pronti a ricevere stimoli dall'esterno. Questo vale per i bambini prematuri, per i neonati, per gli adulti.

Vorrei di seguito illustrare il significato del movimento (nella sue diverse qualità) rispetto al bambino (portato) e ai genitori (che portano).

[114] Marcovich Marina, *Medizin und Mutternaehe in der Betreuung der Neugeborenen -Wieso glauben wir an die Ueberlegenheit der medizinischen Technik,* in *Frauen - willige Opfer der Medizin, Wissenschaftliches Einsiedler-Symposium*, "Paracelsus heute", Einsiedeln/Schweiz, 1995.

II.2.2.2. *Il significato del movimento per il bambino*

• *Il movimento spaziale*

* *Spostare*

Dopo la nascita e ancora per alcuni mesi il bambino è completamente immaturo dal punto di vista motorio e per eseguire un movimento proprio e competente nello spazio extrauterino ha bisogno di essere spostato, cioè mosso da un luogo A a un luogo B. Questi luoghi (A e B) nella nostra cultura sono normalmente contenitori (fasciatoio, culla, lettino, sdraietta, box, quindi luoghi fermi), ma teoricamente potrebbero essere dei luoghi vitali, cioè i corpi delle persone dell'ambiente di cura primario.

Il passaggio tra A e B, qualsiasi siano i luoghi da raggiungere, avviene sempre tramite le braccia, quindi tramite un movimento portato. Anche chi tiene il bambino il meno possibile in braccio è soggetto a questo aspetto del movimento portato.

* *Tras-portare*

Il termine "tras-porto", invece, viene utilizzato per un movimento più lungo. Si tratta quindi di spostamenti macro (nel tempo e nella misura), come quando per esempio si trasporta il bambino da A (la casa) a B (il negozio in paese) e ritorno.

Come abbiamo visto nel capitolo I, in Europa oggi si può scegliere liberamente come trasportare i bambini. Il bambino per questo tipo di spostamento può essere portato addosso oppure essere spinto in una carrozzina o nel passeggino, a seconda della situazione. Proprio la necessità di trasportare il bambino più comodamente nella vita di tutti giorni è uno dei motivi principali del perché i genitori occidentali comincino a *portare* i propri figli.

Il dondolio ritmico

Quando si tiene un neonato in braccio a molti viene d'istinto di muoversi insieme a lui, camminare, cullarlo, dondolarlo.

Strano che il movimento non disturbi il neonato e non gli impedisca di dormire, come succede con altri stimoli sensoriali, ma addirittura lo calmi e lo faccia addormentare. Probabilmente la causa è biologica: essere mossi significa, per il portato (Tragling), un segnale di essere portato e quindi di trovarsi nell'ambiente sicuro della madre.[115]

Nelle ricerche sui benefici del dondolio sui bambini si nota come il movimento oscillante in verticale abbia un beneficio maggiore del movimento orizzontale.[116] Anche qui potrebbe esserci una spiegazione biologica; il dondolio verticale infatti è quello che il bambino sperimenta quando viene portato da una persona che cammina. È il dondolio fisiologico del portato attivo.

Camminando, facendo una passeggiata e durante il lavoro fisico, per esempio nei campi, nell'orto, i movimenti sono sempre ritmici. Dopo un po' di tempo la frequenza respiratoria, i passi e il battito cardiaco armonizzano, come si è scoperto nelle ricerche della medicina sportiva. Questo rilassa e armonizza il sistema psicovegetativo di chi porta. Il bambino portato lo sente (lo annusa perché una persona rilassata odora diversamente). Poi si rilassa ulteriormente per i movimenti ritmici e riesce ad addormentarsi e digerire meglio.[117]

L'effetto rasserenante del movimento ritmico sul bambino è noto da migliaia di anni. La culla (vedi capitolo I), contenitore e surrogato per il movimento, secondo Montagu era un'invenzione molto benefica perché procurava ai bambini una buona stimolazione vestibolare. Oggi, essendo riconosciuti anche dalla scienza i benefici per lo sviluppo del bambino, il movimento viene simulato da culle moderne che dispongono di meccanismi per dondolare il piccolo ritmicamente.

Montagu ci riporta i risultati dello studioso Colin McPhee, esperto in musica balinese, che ha scoperto che il ritmo base della musica balinese è lo stesso ritmo con il quale le donne pestano il riso nel mortaio. Una conferma di questa osservazione è riportata anche in uno studio effettuato su bambini di 7 mesi e pubblicato sulla rivista "Science" nel 2005.[118] I bambini venivano sottoposti all'ascolto di diversi brani musicali con ritmi diversi. Un

115 Hassenstein, 1987, op. cit., p. 46.

116 Pederson DR, *The soothing effect of rocking as determined by direction and frequency of movements*, "Canadian Journal of behavioural Science", 1975;7(3):237-243.

117 Bonnet Eckhard, *Diskussionsbemerkung zum Tragen von Säuglingen und Kleinkindern,* "Krankengymnastik", 1998;50(8) su http://www.didymos.de/

118 Phillips-Silver J, Trainor LJ, *Feeling the Beat: Movement Influences Infant Rhythm Perception,* "Science", 2005 June 3; 308(5727):1430.

gruppo veniva cullato ogni secondo battito, un altro ogni terzo. In seguito i bambini preferivano ascoltare la musica alla stessa cadenza con cui erano cullati. Questo significa che il movimento influenza certamente l'udito e il modo in cui sentiamo (udiamo) un determinato stimolo!

Anche gli studi effettuati sul movimento, soprattutto nell'ambito della patologia neonatale, provano scientificamente la caratteristica rasserenante del movimento ritmico sul bambino in concomitanza con effetti positivi sull'attività cardiorespiratoria, intestinale e sul tono muscolare. Molte cliniche infatti cominciano a sfruttare queste conoscenze e sdraiano i prematuri nelle incubatrici su amache e lettini ad acqua,[119] o incoraggiano addirittura i genitori a portare i loro bambini già nel periodo del ricovero.[120]

Seguire i movimenti di chi porta

Quando il bambino viene portato segue con il suo corpo i movimenti di chi lo porta. A livello sensoriale tattile e propriocettivo il bambino sente i movimenti muscolari, posturali e spaziali e apprende in questo modo delle sequenze motorie.

Alcune tribù africane nel primo anno portano i bambini quasi esclusivamente a contatto con il proprio corpo (sulla schiena). Nonostante ciò questi bambini hanno uno sviluppo motorio precoce rispetto ai bambini europei.

La nostra esperienza ci insegna che i bambini portati hanno tutti un buon sviluppo motorio, che non si manifesta necessariamente in modo quantitativo, cioè nel dato di una deambulazione precoce, ma soprattutto nell'osservazione di una grande sicurezza loco e finimotoria; cioè di un buon appoggio del piede sulla superficie (terra) e di ottime capacità finimotorie.

Il movimento attivo del bambino portato addosso

Un bambino portato non è solo incollato passivamente al corpo di chi lo porta. Tramite la capacità di aggrapparsi e la possibilità di appoggiare i

[119] Korner AF, *Maternal rhythms and waterbeds,* in Thoman EB (Ed.): *Origins of the infant's social responsiveness,* Lawrence Erlbaum Association, Hillsdale/NJ, 1979. Korner AF, Thoman EB, *The relative efficacy of contact and vestibular-proprioceptive stimulation in sooting neonates,* "Child development", 1972;43:443-453. Kramer LI, Pierpont ME, *Rocking waterbeds and auditory stimuli to enhance growth of preterm infants,* "Pediatrics", 1976;88(2):297-299.

[120] Vedi capitolo III.3.1 *portare bambini prematuri.*

piedi è capace, dalla nascita, di adattare e di sistemare la sua postura corporea in posizione verticale, di sistemare le mani davanti al corpo ed entro brevissimo tempo di controllare la posizione del capo. Probabilmente per questo motivo in un tempo sorprendentemente veloce il bambino riesce a rilassarsi (abbassare la tensione interna) e ad addormentarsi. In questo modo può eseguire attivamente dei movimenti finalizzati a equilibrare la tensione muscolare.

Se teniamo conto delle condizioni di cui necessita un bambino alla nascita per eseguire movimenti competenti,[121] allora possiamo cominciare a osservare molte cose sotto una luce diversa.

Se al neonato viene data la possibilità di muoversi attivamente in modo che possa abbassare la propria tensione muscolare e che possa regolarsi, allora sarà più pronto per dare l'attenzione ad altri stimoli, che favoriranno a loro volta la sua crescita. Sappiamo oggi per certo che i bambini apprendono meglio, più velocemente e in un senso più completo se hanno la possibilità di muoversi. Il movimento è la chiave per l'apprendimento![122]

Integrazione degli stimoli sensoriali

Il movimento è solo uno degli elementi con cui il bambino portato sperimenta se stesso e l'ambiente. Il movimento portato è sempre un movimento a contatto. Anche nella letteratura scientifica emerge che è l'integrazione di diversi stimoli sensoriali – vestibolari e propriocettivi, tattili e visivi, olfattivi e acustici – a determinare i maggiori benefici per lo sviluppo armonico del bambino (non solo motorio, ma neurologico e infine cognitivo!).

Riconsiderando la predisposizione biologica del portato, non ci sono dubbi che il neonato umano sia predisposto alla stimolazione plurisensoriale e quindi a ricevere e integrare stimoli diversi, che coinvolgono il sistema vestibolare e sono di fondamentale importanza per il suo sviluppo neurologico sano. In questo modo un bambino portato riceve una stimolazione sensoriale elevata al di là delle sue competenze motorie attuali e nonostante ciò adatta al suo stato evolutivo.

[121] È noto che il bambino nudo a contatto pelle a pelle con sua mamma è capace, se gli viene lasciato il tempo, subito dopo la nascita, di muoversi autonomamente verso il seno e di iniziare a succhiare.

[122] Gilbert Anne, *Brain Dance for babies,* articolo pubblicato su http://www.llli.org/NB/NBMarApr01p44.html.

Può toccare ed essere toccato (senso tattile), sentire i movimenti del corpo di chi lo porta (senso propriocettivo), udire voci (senso acustico), cambiare posizione e ritrovare l'equilibrio (senso dell'equilibrio), vedere le persone faccia a faccia (senso visivo), annusare l'odore di sua madre e del suo ambiente (senso olfattivo) e, perché no, assaggiare il gusto di ciò che lo circonda e avvolge. Tutte queste informazioni vengono raccolte, elaborate, collegate e integrate. Senza entrare in merito alle spiegazioni scientifiche neurologiche del funzionamento della stimolazione sensoriale e dei suoi effetti, propongo due situazioni per invitare alla riflessione.

Stimolazione sensoriale del bambino di due mesi nella sdraietta (in casa)

Il bambino è in posizione semisdraiata nella sdraietta in mezzo al soggiorno, luogo di maggiore attività familiare. Davanti a lui ondeggia un filo con pupazzi colorati, che muovendosi al suo tocco accidentale suonano e scricchiolano e attirano la sua attenzione. Non riesce ad afferrare ancora nulla, ma ci prova. Sente la voce di sua madre che gli parla, passandogli davanti. Un'ombra che sparisce in cucina. Poi torna, gli parla, andando avanti e indietro, facendo i mestieri di casa. Il bambino dopo un po' di tempo comincia a piangere.

Gli stimoli che riceve sono soprattutto di qualità visiva e acustica, ma in questo modo slegati dall'esperienza tattile. Dopo un po' si annoia, perché arriva all'assuefazione dello stesso stimolo (pupazzo).[123] E dopo un po' di tempo piange, segnalando noia o fame, frustrazione o voglia di contatto, bisogno di sicurezza o stanchezza. A questo punto sta al genitore interpretare il pianto del suo bambino e reagire come meglio crede (vedi anche introduzione).

Non ci sono dubbi che il bambino poco più che neonato nella posizione supina semi sdraiata non possa effettuare movimenti competenti, ma solo muovere nell'aria le gambe e le braccia senza che questi movimenti siano efficaci. È difficile immaginare che a un certo punto, essendosi stancato dei pupazzi, se non altro si trovi frustrato, annoiato e desideri una stimolazione diversa?

[123] Mehler, 1992, *op.cit.*

* *Stimolazione sensoriale del bambino di due mesi portato addosso (in casa)*
Il bambino appoggia il suo corpo a quello del genitore; la fascia, che lo sostiene in posizione verticale, avvolge entrambi in modo saldo. Il bambino ha sistemato il proprio corpo nella fascia; tramite l'appoggio sotto i piedi e il corpo-mondo davanti a sé ha trovato l'equilibrio interno. Si è addormentato di colpo e la sua testa si è appoggiata al corpo della madre, che l'ha coperta con un lembo della fascia per sostenerla durante le sue attività. La madre fa i mestieri, appende biancheria al filo in alto, si china per prendere una pentola dal cassetto più basso. In questo modo con ogni movimento massaggia il bambino e gli trasmette le sensazioni delle sue attività motorie. Il cambiamento continuo della posizione della madre stimola il senso dell'equilibrio del bambino e in concomitanza gli procura una continua stimolazione tattile. Quando la madre fa un movimento brusco, lui sussulta appena e chiude le mani. Poi sente la voce (e la vibrazione da questa provocata) di sua madre che forse gli racconta cosa stanno facendo, oppure la sente mentre parla con qualcuno. Ora si è svegliato. Alza la testa e vede il viso, l'espressione e la mimica di sua madre: sorride, è concentrata, è rilassata? In qualsiasi momento può richiamarla al contatto visivo a una distanza per lui nitida.

Questa descrizione sembra idilliaca, ma chi porta e ha portato sa che è molto realistica.

Ho incontrato spesso genitori che nutrivano dubbi rispetto alla stimolazione sensoriale adeguata quando portavano i loro bambini, perché questi, almeno all'inizio, per la maggior parte del tempo continuavano a dormire serenamente. Allora i genitori si chiedono se hanno un bambino poco sveglio (nel doppio senso). Fortunatamente non sono preoccupazioni del bambino, che invece nasce con la spinta naturale a crescere. Per poter crescere ha bisogno di stimoli e chiederà risposte adeguate (anche di poter dormire quando è il suo momento), adatte e specifiche alla sua situazione e al momento evolutivo in cui si trova.

Un bambino che riceve pochi stimoli si lamenterà, ne chiederà di nuovi e sicuramente non si addormenterà di colpo. Al contrario, nel momento in cui è sazio di stimoli e si è stancato, si lamenterà e chiederà una condizione favorevole per poter elaborare gli stimoli ricevuti.

Essendo la condizione portata per il bambino una condizione fisiologica, che risponde a monte a molte delle sue esigenze, spesso il piccolo non deve neanche usare il pianto per farsi capire. Può addormentarsi quando gli piace e svegliarsi in tutta sicurezza. Viceversa, se si trova in una situazione "artificiale", che non corrisponde più alle sue esigenze, piange e si fa sentire.

Credo che si possa affermare tranquillamente che portando si stimoli il proprio bambino neonato in modo adatto e adeguato.

II.2.2.3. *Il significato del movimento per i genitori che portano*

• *Libertà di movimento*

Il genitore, portando il proprio bambino, può muoversi con più facilità e più libertà negli spazi a cui era abituato prima della nascita del bambino. La passeggiata su strade sterrate, in collina, ma anche prendere la metropolitana o l'autobus, muoversi in centro città, non sono più un problema con il bambino addosso e le mani libere.

Questa libertà di movimento (o la sua mancanza) viene avvertita in modo molto forte soprattutto dalle madri, che dopo la nascita del loro bambino non escono quasi più di casa perché è diventata un'impresa troppo faticosa. Abitando per esempio al terzo piano di un condominio sono costrette a trascinare la carrozzina su e giù per le scale, smontarla e rimontarla ogni volta, il che può significare uno sforzo fisico notevole. Devono inoltre subire lo stress psichico di lasciare il bambino da solo mentre sono occupate ad andare su e giù per le scale con la carrozzina. A tutti gli effetti, per le madri nell'Italia di oggi muoversi con un bambino piccolo non è un'azione del tutto scontata nonostante si siano premunite di tutte le attrezzature proposte per il suo trasporto.

Fatto sta che molte madri rinunciano per diverso tempo a uscire di casa da sole, non perché lo scelgano ma perché è troppo complicato, e si devono confrontare con una dipendenza strumentale di cui prima non avevano neanche idea. Questa dipendenza e difficoltà non dovrebbe essere sottovalutata perché può portare a un senso crescente di solitudine e di insofferenza della madre, che non vede l'ora di trovare qualcuno che stia con il bambino così da poter uscire. Se si comprende invece che non sono la dipendenza del bambino e il suo bisogno di essere portato a contatto ad essere sbagliati, ma è sbagliata la proposta di strumenti inadeguati a soddisfare i suoi bisogni e i propri, muoversi portando il bambino appresso può aprire nuovamente gli spazi e le vie creduti persi.

• *L'aspetto simbolico del movimento*

Ritornando al significato originario della parola, *movimento* significa cambiamento di posizione, da una posizione A si transita a una posizione B. Diventare genitori di un bambino (e non solo del primo, anche se con il primo il cambiamento è maggiore) significa essere sottoposti individualmente e in coppia a cambiamenti notevoli.

I genitori sono messi a confronto con la costruzione di una nuova identità, quella di genitori, che richiede l'impiego di aspetti spesso diametralmente opposti a quelli richiesti nell'area professionale. La coppia si ritrova "a tre", e anche questa transizione non è naturalmente semplice o indolore.

Oggi gli esperti pongono sempre maggiore attenzione a questo periodo di transizione, che è un periodo sensibile per i genitori, madre e padre, che hanno bisogno di molte energie per adattarsi al meglio alla situazione nuova con il bambino. (vedi capitolo II.2.4. Quarto elemento: legame).

Portare, in questo contesto, può essere una modalità per aiutarsi a rimanere in movimento, camminare molto, cercare di assumere una postura adeguata. Quando il bambino sta addosso al genitore, a quest'ultimo viene richiesta una grande mobilità. Si deve muovere spesso e non può fossilizzarsi in una posizione (per esempio davanti al computer per molto tempo di seguito). Portare, inevitabilmente, porta a cambiare le proprie abitudini fisse.

Oso fare l'ipotesi, e molti genitori me l'hanno già confermato con la loro esperienza, che questo movimento fisico aiuti a vivere meglio i cambiamenti (anche psicologici e mentali) che inevitabilmente sono correlati all'arrivo di un bambino. Aiuta ad accettare la transizione dall'essere donna/uomo all'essere anche genitore, dall'essere una coppia all'essere una famiglia. Un genitore che porta si rende fisicamente conto di essere tale! In questo senso portare aiuta a muoversi nella nuova condizione di vita insieme al bambino.

II.2.3. Terzo elemento: lo spazio

II.2.3.1. *Introduzione*

Il termine "spazio" non ha un significato univoco e chiaro nell'uso comune e neppure nell'uso scientifico, dove, per esempio in matematica, fisica, filosofia e psicologia, vengono discussi significati diversi e addirittura contrastanti tra di loro.

In questo capitolo non cercherò di dare ulteriori definizioni del termine, ma per esporre le considerazioni rispetto alla fisiologia del portare cercherò di attingere soprattutto alla nostra comune esperienza percettiva dello spazio. Per esporre il concetto di *spazio portato,* che di seguito illustrerò, ho scelto come cornice teorica la definizione dello *spazio personale* come l'ha proposta Edward T. Hall,[124] antropologo americano, che a sua volta ha basato le sue teorie sulle ricerche dello zoologo Heini Hediger.[125]

• *Lo spazio personale*

Lo spazio personale si immagina come un'area che circonda ogni persona e che viene considerata "proprio territorio". Nel momento in cui quest'area viene invasa da un'altra persona la reazione può essere una sensazione di fastidio. Lo spazio di cui ogni essere vivente (umano, pianta, animale) ha bisogno per vivere viene suddiviso in due categorie: lo spazio fisico personale, che viene descritto con cerchi (bolle) attorno alla persona fisica, e lo spazio in cui vivere e abitare (l'habitat). I due spazi si possono influenzare e adattare a vicenda. Pertanto una persona che vive nel deserto sviluppa uno spazio fisico personale più ampio di una persona che vive in una città grande o in una *bidonville.*

La dimensione dello spazio fisico dipende da molti aspetti, anche culturali e sociali. Hall ha messo in luce proprio queste differenze etnologiche; sembra che nelle società europee e americane la cosiddetta distanza di cortesia, che non si deve toccare (lo spazio fisico personale), abbia dimensioni maggiori. Le misure sono difficili da prendere, ma sembra che per l'europeo/

[124] Hall Edward T, *La dimensione nascosta,* Bompiani, 2001 (edizione originale in inglese: Hall Edward T, *The hidden dimension*, Anchor Books, 1966).

[125] Hediger Heini, *Studies of the psychology and behaviour of captive animals in zoos and circuses*, "Butterworths Scientific Publications", 1955.

americano medio riguardo allo spazio personale si possano considerare le seguenti misure: 60 cm a ogni lato, 70 cm davanti, 40 cm dietro. È uno spazio notevole. All'interno dello spazio personale si trova lo spazio intimo (ca. 30-45 cm), dove l'accesso è privilegiato a persone con cui esiste un legame affettivo, persone con cui ci si sente al sicuro, mentre lo spazio personale più ampio è riservato a persone amiche. Lo spazio sociale e pubblico, poi, indica la distanza per persone che non si conoscono e per parlare in pubblico.

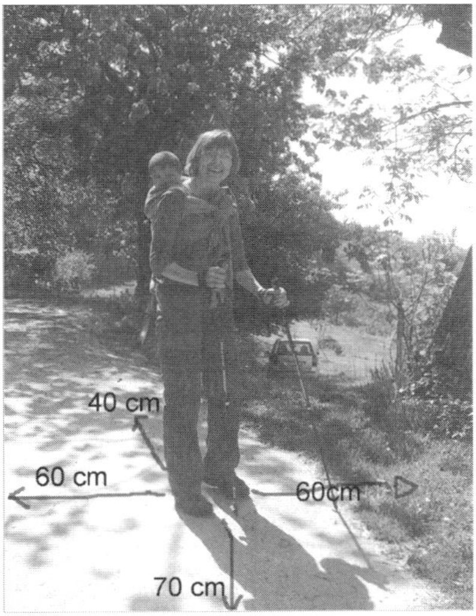

Questo è lo spazio personale di una persona adulta. Considerando la grande influenza di elementi sociali e culturali nella percezione dello spazio personale, si può ragionevolmente pensare che il bambino alla sua nascita non disponga ancora del suo spazio personale come sopra descritto, ma che lo costruirà nel tempo, attraverso il suo vissuto, le esperienze sensoriali, le influenze sociali e culturali.

Di conseguenza non si può applicare la stessa misura di spazio personale al neonato. Infatti, come abbiamo visto anche nel capitolo sul contatto, il suo confine è la pelle stessa. È interessante notare che in altre culture e discipline orientali si dica che il bambino alla nascita non dispone di un'*aura* propria e per questo motivo abbia bisogno di restare nell'*aura* della madre (che corrisponde al concetto dello spazio personale) per almeno 40 giorni.

Sicuramente ci sono tutti gli elementi per comprendere che il bambino non ha le stesse necessità di spazi "distanti" degli adulti (dei suoi genitori). Allora qual è la sua necessità di spazio?

• *Lo spazio adatto al bambino dopo la nascita*

Abbiamo già visto che alla nascita il bambino perde completamente il senso dello spazio, perché questo cambia totalmente. Da uno spazio ristrettissimo ma elastico, che rispondeva a tutti i suoi movimenti, è arrivato in uno spazio vuoto, freddo, che non risponde più ai suoi segnali.

È ormai indiscusso, anche a livello istituzionale (seppure la pratica spesso manchi!), che ridare al bambino subito dopo la nascita lo spazio ristretto, limitato, caldo, avvolgente e quindi rassicurante sia fondamentale per il suo adattamento graduale e "buono" al mondo extrauterino (vedi Leboyer e Marcovich); e che, dall'altro lato, lo spazio più adatto al bambino dopo la nascita è addosso a sua madre (vedi Bergmann, Odent, e molti altri).

Anche dopo i primi momenti lo spazio adatto al neonato rimane uno spazio limitato, dove il bambino possa sentire, nello spazio confinato, i confini del proprio corpo e quindi se stesso.

Lo spazio più elastico, di temperatura ottimale, che risponde ai movimenti del bambino, che lo confina senza costringerlo, che risponde ai suoi segnali corporei, lo spazio vivo è senza dubbio il corpo del genitore. È il primo spazio d'esperienza e di relazione con l'altro. Contenitori esterni, cioè lettini con riduttore di spazio e culle allestite, borsa dell'acqua calda, materassi antisoffocamento sono surrogati dello spazio naturale sul corpo del genitore.

II.2.3.2. *Lo spazio portato*

Partendo dal presupposto che il corpo del genitore sia lo spazio naturale del bambino dove stare e per crescere, si arriva a interrogarsi inevitabilmente se a riguardo esistano delle differenze tra portare in braccio e portare con la fascia.[126]

Anche se al primo sguardo può sembrare la stessa cosa, infatti entrambi

[126] Di seguito uso la parola *fascia* per un supporto ausiliario di tessuto, morbido e adattabile, che sostituisce completamente il lavoro delle braccia.

sono uno spazio portato, tuttavia esistono alcune differenze:

a) in braccio si crea uno spazio momentaneo, nel suo aspetto in continuo cambiamento che da un momento all'altro può essere dissolto (quando si mette giù il bambino).

b) nella fascia lo spazio, rappresentato dal telo che avvolge, è più stabile, continuativo, duraturo, è uno spazio in cui il bambino per un po' di tempo "ci sta".

Lo spazio portato non è solo una metafora o uno spazio immaginato, ma uno spazio fisico, reale, che viene preparato dal genitore e riempito/modellato dal bambino, e che nello sviluppo diventa un luogo che fornisce le caratteristiche di base (tempi e modalità adeguate) per la crescita a espansione del bambino, un luogo di partenza per spiccare il volo.

• *Caratteristiche e funzioni dello spazio portato*

Sostanzialmente lo spazio portato è un posto contenuto, a contatto (addosso a chi porta), delimitato dalla fascia o dalle braccia, creato dal genitore e riempito dal bambino. Le sue funzioni sono di proteggere, filtrare, contenere ed essere luogo di riposo. Le diverse funzioni si mantengono parallelamente durante tutto il percorso portato, anche se alcune, come vedremo di seguito, prevarranno su altre nei diversi stadi dell'età evolutiva del bambino.

* *Protezione/sicurezza*

Lo spazio portato protegge il bambino da influenze esterne che lo possano disturbare, da stimoli inadeguati e troppo intensi, da ciò che invade e per cui lui non dispone ancora di strumenti di difesa sufficienti. Anche se il neonato non è privo di sistemi di difesa propri, per esempio il pianto ma anche il sonno possono essere impiegati per l'autodifesa da stimoli inadeguati e troppo intensi, la protezione che fornisce lo spazio portato permette al bambino di non dover impegnare le sue energie nella autoprotezione (e nella difesa) e di impiegarle in modo più costruttivo per la sua crescita.

Trovandosi in un luogo sicuro e protetto il bambino è nella condizione favorevole per vivere contatti sociali con l'ambiente e per sorridere alle persone[127] che lo circondano. Può permettersi di sperimentare contatti con

[127] Per questo motivo probabilmente si osserva che i bambini portati sono spesso

altri oltre che con chi lo porta. La protezione fisica (legata al corpo del genitore) si riversa anche sul piano psichico[128] e relazionale (vedi l'elemento *legame*). Il bambino al sicuro può aprirsi, essere curioso, comunicativo, ricettivo e può conoscere spazi al di là delle sue competenze motorie.

* *Filtro*

Lo spazio portato funge da filtro efficace tra l'ambiente (lo spazio vuoto, stimoli visivi, acustici, "il mondo") e il bambino. Il bambino nasce con un sistema nervoso immaturo, che facilmente si sovraccarica.[129] Perciò non tutti gli stimoli ambientali sono adatti alla sua età, soprattutto se vengono vissuti slegati dal contatto e dalla relazione portante, che dà sicurezza, come succede per gli stimoli caotici[130] forniti per esempio dalla TV e nei centri commerciali.

* *Contenimento*

Cosa significa esattamente *contenimento?* Letteralmente "contenere" significa tenere insieme. Winnicott ha illustrato il concetto di *holding* come capacità innata della madre sufficientemente buona[131] di contenere fisicamente e quindi psichicamente il proprio bambino. In questo contesto lo spazio portato sarebbe una modalità di *holding* e la conseguenza di una risposta istintiva ai bisogni del bambino neonato.[132]

All'inizio della vita del bambino è la madre che lo tiene insieme in risposta ai suoi bisogni, e specialmente quando rischia di essere sopraffatto

molto gentili e sorridenti, mentre i bambini nei passeggini non si permettono "il lusso" di un sorriso a un estraneo.

[128] Vedi II.2.1. Primo elemento: il contatto.

[129] Vedi capitolo III.1.4. Portare e pianto.

[130] Gloeckler M, Goebel W, *La salute del bambino*, Armando Editore, 1994, 2° ristampa, 1997.

[131] Un altro termine definito da Winnicott. La madre sufficientemente buona benché non sia perfetta e senza "ombre", ha la capacità innata di rispondere ai bisogni del suo bambino senza farlo sentire frustrato e segue la spinta proveniente dalla *preoccupazione materna primaria* di prendersi cura del suo bambino in modo adeguato. (Winnicott Donald W, *Il bambino e le loro madri*, Raffaello Cortina Editore, 1987).

[132] Dal punto di vista biologico una madre che non risponde ai bisogni del suo cucciolo in modo specie specifico dimostra un comportamento patologico perché mette in pericolo la sopravvivenza e l'obiettivo stesso della propria vita.

dalle sue emozioni. Il contenimento nei primi anni di vita del bambino passa attraverso un intenso contatto corporeo.[133] Nel portare, questa funzione di contenimento viene delegata allo spazio portato. Se il bambino viene portato in braccio il contenimento è attivo, mentre nella fascia il contenimento viene delegato al supporto ausiliario che contiene.

Probabilmente, per motivi fisici e psichici, in braccio si può contenere un bambino per un tempo più limitato. D'altronde in braccio il coinvolgimento e l'ascolto di chi contiene con chi è da contenere è diretto e totale, mentre nella fascia il bambino riceve uno spazio contenuto e chi porta può distogliere teoricamente l'attenzione diretta.

* *Luogo di riposo*

Infine lo spazio portato è un luogo di riposo autentico, in cui il bambino può darsi tranquillamente al sonno, rifornirsi di affetto tangibile, lasciarsi andare, rilassarsi per elaborare vissuti. Per il bambino piccolo come per quello più grande è "il letto appresso" quando si fanno delle gite e dei viaggi, e si affrontano situazioni nuove e spazi sconosciuti.

II.2.3.3. *Il significato simbolico dello spazio portato*

Di seguito, per illustrare meglio lo spazio portato, faccio riferimento alla sua "versione" con la fascia, perché questo concetto, che in braccio viene automatico e scontato, tanto che diventa difficile spiegare a parole, si esplicita invece al meglio con la fascia.

• *Creare/predisporre lo spazio portato (genitore)*

Quando il genitore si mette addosso la fascia cerca di immaginare lo spazio che il bambino prenderà e occuperà addosso a lui e che lui gli concederà. Infatti per il genitore il significato dello spazio portato sta soprattutto nel fatto di *concedere al bambino di entrare nel suo spazio intimo*. Niente di più naturale, siamo d'accordo. Ma se per i genitori questo può essere appagante in alcuni momenti, in altri non lo è, anzi viene avvertito come faticoso

[133] Da non confondere con l'approccio proposto da Welch e Prekop (Welch Martha, *l'abbraccio che guarisce*, edizioni red!, 2006 e Prekop Jirina, *Haettest du mich festgehalten*, *Grundlagen und Anwendung der Festhalte-Therapie,* Goldmann, 1992).

e fastidioso. Non si deve dare per scontato il fatto che tenere ogni giorno e per tanto tempo una persona tanto vicina sia un'impresa semplice. Prima della nascita del bambino abbiamo concesso alla persona di cui siamo innamorati e con la quale esiste un forte legame affettivo cresciuto nel tempo di stare nel nostro spazio intimo, ma solo "a puntate", mai 24 ore su 24! Pertanto credo che sia importante rendersi conto che non siamo abituati a condividere il nostro spazio personale continuamente con un'altra persona, quindi sentiamo l'esigenza del bambino di stare addosso a noi e nel nostro spazio intimo, a volte e comprensibilmente, come una grande fatica.

D'altronde per i genitori è un passaggio molto forte e importante (e non sempre scontato) quello di fare spazio, anche mentale e psichico, al proprio bambino e di lasciarlo entrare nel proprio spazio, cioè nella propria vita! In gravidanza o al più tardi dopo la nascita i genitori devono imparare un po' alla volta a fare spazio al bambino, ad aprire la propria vita alla sua presenza. In questo processo, lo spazio portato può costituire un grande aiuto per vivere in modo più sereno questo passaggio. La fascia attorno media il coinvolgimento diretto (quello delle braccia). Il genitore ha le mani libere, e può rivolgere la sua attenzione altrove, "prendere una boccata d'aria", non deve necessariamente concentrarsi sul bambino e può delegare allo spazio portato di sostenere, contenere, supportare, sopportare il bambino. Questa delega non è solo immaginaria, ma supportata fisicamente dalla fascia, che avvolge e tiene il corpo del bambino e lascia al genitore una certa libertà.

Anche per questo motivo non è la stessa cosa portare in braccio o portare con la fascia, che funge da supporto, da mediatore, a cui si può delegare il compito di sostenere e contenere quando le braccia sono troppo stanche (anche in senso metaforico). Infatti i genitori che portano i loro bambini con la fascia si stancano meno della presenza vicina del bambino e soffrono meno di tutti i disturbi di sovraccarico.

Un ulteriore e notevole vantaggio della fascia sta nel fatto che per un genitore che porta è molto più semplice, con essa, fornire un'efficace protezione al bambino perché non deve fare altro che difendere il proprio spazio intimo. Esempio: si provi a fare l'esperienza di andare al mercato con il neonato in carrozzina; probabilmente diverse persone che non si conoscono nemmeno si avvicineranno e infileranno le mani nella carrozzina per toccare il bambino. Magari si rimane di sasso, ma sarà difficile dire qualcosa e anche "la fuga" affrettata non sarà semplicissima con la carrozzina tra la gente. Ora si provi ad andare al mercato insieme al bambino che spunta appena dalla fascia. Sarà difficile che qualcuno si avvicini per vedere il bambino, spostando la fascia e toccandolo, perché per fare ciò deve entrare nel vostro spazio intimo (come se vi toccasse il seno). Infatti se qualcuno lo fa voi arretrate immediatamente di due passi lanciando uno sguardo feroce a chi ha osato violare il *vostro* spazio intimo.

Lo spazio portato è lo spazio su misura e individuale che il genitore crea, predispone e dona al proprio bambino. Anche se è uno spazio fisico, è altamente probabile che abbia il suo significato parallelo e metaforico sul piano psichico e mentale.

Riempire lo spazio portato (bambino)

Il bambino infilato nella fascia riempie lo spazio portato, gli dà forma, secondo l'età e la situazione. Nessuno spazio portato è perfettamente uguale all'altro, perché dipende da chi l'ha preparato (genitore) e da chi lo riempie (bambino). Non è uno spazio fermo, ma sottoposto a cambiamenti ripetuti. Ogni volta che il bambino entra nello spazio portato lo riempie un po' diversamente, anche perché ogni volta sarà un po' diverso lui e sarà un po' diversa la predisposizione (legatura) da parte del genitore. Una volta è più stretta una volta è più larga. Lo spazio si adatta e "nasce" ogni volta assieme al bambino. Questo spazio adatto gli fa sentire il suo corpo, i suoi confini, se stesso. Nello spazio portato il bambino sperimenta e trova la sicurezza spaziale legata alla presenza dell'altro (genitore). È un'esperienza profondamente sociale e interattiva!

II.2.3.4. *Lo spazio portato come luogo per crescere*

Dopo la nascita il bambino riempirà lo spazio portato con tutto il suo corpo e fino oltre la testa. Per lunghezza e peso ci sparirà dentro completamente. Infatti nelle prime settimane lo spazio portato è simile a un utero esterno, che gli fornisce delle condizioni di contenimento, di movimento, di stimoli acustici e visivi molto simili alla sua vita intrauterina. Ci passerà il maggior tempo dormendo. Già dopo alcune settimane comincerà a tirare su la testa e si metterà a sbirciare fuori dallo spazio portato. Ora sarà più visibile anche ad altre persone (è cresciuto di peso e di lunghezza) e passerà dei momenti sveglio, cercherà il contatto visivo con il genitore, che trova disponibile e vicino a sé. Rientrerà completamente nello spazio portato solo per dormire ed elaborare le esperienze fatte. Dopo alcuni mesi terrà le braccia fuori e appoggerà i piedi liberamente al corpo del genitore. Questo è lo spazio portato "minimo", che copre il bambino dal tronco alle ginocchia e che si manterrà per tutto il percorso portato. Lo spazio portato avvolge e sostiene la parte centrale del corpo, quindi dà sicurezza, ma lascia anche ampie parti del corpo del bambino libere di sperimentare e di muoversi liberamente.

Il bambino segue il genitore nelle sue attività, nei suoi spazi esterni, nei suoi contatti sociali. Fa esperienze sociali proprie, partecipando, condividendo, seguendo, apprendendo, comunicando con il mondo, che altrimenti sarebbe ancora irraggiungibile.

Dopo l'anno di vita, quando comincia a camminare, prevale la funzione di "luogo sicuro" in cui si rifornisce di sicurezza e di "luogo di riposo" in cui si ricarica per poi tornare a esplorare il mondo sulle proprie gambe. Chiederà di entrare nello spazio portato in situazioni, luoghi e spazi sconosciuti, ma forse non lo accetterà più nella propria casa o in ambienti conosciuti perché lì avrà già acquisito una sicurezza spaziale tale da non averne più bisogno. Arriverà poi il momento in cui il bambino segnalerà che ha lasciato definitivamente lo spazio portato, perché avrà acquisito una propria sicurezza spaziale (il suo spazio personale?) tale da poterne fare a meno. Lo spazio sicuro, dove esprime anche sentimenti forti, può diventare fisicamente la casa, psicologicamente il contenimento in famiglia. Abbiamo osservato il momento dell'addio allo spazio portato da due anni in poi. In questo senso, probabilmente, i bambini portati non devono essere "svezzati" dalla fascia, ma semplicemente e con naturalezza ne escono, perché lo spazio è diventato troppo piccolo.

II.2.4. Quarto elemento: il legame

II.2.4.1. *Introduzione*

Legame è una parola dal suono un po' scomodo, contraria alla "libertà alata" promossa nella nostra epoca, dal gusto leggermente impopolare, che sa di restrizione, di costrizione, ma ci porta sulle tracce del quarto e indispensabile elemento della fisiologia del portare.

Ho incontrato molti genitori che esprimono la paura che il bambino possa legarsi troppo a loro. Sembra che questa paura sia direttamente collegata alla paura di quando si dovranno separare (per esempio perché dovranno ritornare al lavoro): "Se il bambino si lega 'troppo' non vivrà poi un dolore troppo forte quando si dovrà separare? Come faremo se saremo troppo legati? Legarsi troppo non significa viziare? Se il bambino si lega troppo, sarà troppo dipendente da me?"

Sono domande legittime, vive e pressanti dei genitori di oggi, e nel portare ci dobbiamo confrontare proprio con questi aspetti riguardanti la parola legame. Infatti spesso i genitori intuiscono davanti alla fascia lunga che portare potrebbe significare (letteralmente, simbolicamente ed esplicitamente) *legare* il proprio bambino vicino a sé e *legarsi* al bambino. Portare potrebbe significare *costruire un legame forte.*

Cosa dire a una madre con un neonato di due settimane, che ha paura di legarlo/si troppo perché quando il bambino avrà sei mesi dovrà ritornare al lavoro e quindi dovrà separarsi da lui per molte ore al giorno? Ovviamente non posso dare una risposta, ma solo rinnovare l'invito alla riflessione rispetto al significato oggettivo di legame. Qual è il suo significato per il bambino? Cosa significa, in questo contesto, la parola indipendenza? Ci si può legare troppo?

Si potrebbe pensare, osservando superficialmente, che la crescente autonomia del bambino piccolo sia il contrario di legame, ovvero, che un intenso legame tra bambino e madre potrebbe indebolire tale sviluppo.

Il contrario di legame invece è non-legame; l'indipendenza si trova in un'altra dimensione. Indipendenza e legame non solo non sono contrari, ma hanno un effetto l'uno sull'altro: un legame sicuro con i genitori rende possibile e favorisce lo sviluppo dell'indipendenza; un legame mancante o debole lo ostacola.[134]

Oggi sappiamo (a livello teorico) che nei primi anni di vita lo sviluppo psichico del bambino è caratterizzato dal legame che stringe con la madre, il padre e altre persone di riferimento. La qualità del legame determina in modo irreversibile la vita psichica del bambino oggi e quella dell'adulto domani, la sua capacità futura di stringere legami e relazioni. Ma nell'uso linguistico quotidiano i termini "legame" e "attaccamento" non sono univo-

[134] Hassenstein, 1987, *op. cit.*, p. 81.

ci e spesso vengono usati lontano dalla loro definizione originaria.[135]

Il quadro teorico che meglio illustra il significato del legame e a cui facciamo riferimento nella fisiologia del portare parte dalla *teoria dell'attaccamento*[136] e dei suoi ulteriori sviluppi negli ultimi trent'anni, a cui di seguito accenno brevemente.

In tre volumi della sua opera principale,[137] Bowlby illustra il significato dell'attaccamento e dei *comportamenti di attaccamento*[138] innati nel bambino, che provocano nella persona di riferimento la risposta istintiva di prendersi cura del bambino.[139]

La teoria dell'attaccamento sottolinea il ruolo fondamentale delle caratteristiche biologiche che mirano alla sopravvivenza specie specifica, ma anche l'importanza delle *figure di attaccamento*[140] per lo sviluppo del bam-

[135] Attaccamento è la traduzione dalla parola inglese utilizzata originariamente da Bowlby, *attachment*, mentre in tedesco è stato tradotto con il termine *Bindung* (legame).

[136] *La teoria dell'attaccamento* è un modello teorico scientifico e interdisciplinare, messo a punto da John Bowlby (1907-1990), psichiatra e psicanalista, che si avvale di aspetti della biologica comportamentale (vedi concetto biologico del portare), della psicoanalisi e dell'osservazione diretta, dopo che negli anni cinquanta aveva studiato a fondo gli effetti della separazione e della deprivazione di legami sulla psiche dei bambini separati dalle madri.

[137] Bowlby John, *Attaccamento e perdita*, VOL I,II,III, Bollati Boringhieri, 1999.

[138] "Il comportamento di attaccamento è stato definito come ricerca e mantenimento della vicinanza con un altro individuo"(Bowlby, Vol I, *op.cit.*, p.194). Questo comportamento viene innescato soprattutto in caso di separazione (o minaccia di separazione) e viene mitigato o eliminato dalla vicinanza. Si manifesta quindi nelle situazioni in cui l'individuo è spaventato e si attenua quando si ricevono delle cure.

[139] "Il comportamento di attaccamento è un sistema comportamentale che ha una propria forma di organizzazione interna e che assolve una propria funzione". Secondo Bowlby, la funzione (più probabile) del comportamento di attaccamento è biologica, cioè quella di proteggere il piccolo da predatori e/o pericoli. (Bowlby, Vol I, *op. cit.*, p. 226).

[140] Le figure di attaccamento sono le persone con cui il bambino instaura l'attaccamento (in modo stabile e continuativo). Nei primi tre anni di vita del bambino sono normalmente la madre, il padre e altre persone, che abitualmente si prendono cura del bambino (nonni, babysitter, educatrici dell'asilo nido). Il bambino si attacca a queste figure, nel bene e nel male, nella misura di cui necessita. La quantità delle figure di attaccamento nella vita di un bambino è influenzata e dipende da un lato da aspetti sociali e culturali dell'ambiente in cui vive, dall'altra, soprattutto nella nostra società, dalle scelte dei genitori rispetto all'impostazione che hanno dato alla loro vita. (Largo Remo H, *Kinderjahre*, Piper, 1999, p.161).

bino e infine la stabilità dello *stile di attaccamento*[141] nel tempo e nelle situazioni come base per l'ulteriore sviluppo psichico e sociale del bambino.

Lo *stile di attaccamento* rispecchia la fiducia che i bambini hanno nella risposta dei genitori ai loro bisogni. Non esiste un attaccamento troppo sicuro! Gli studi eseguiti negli ultimi vent'anni dimostrano chiaramente che bambini con attaccamento sicuro (all'anno di vita) hanno notevoli vantaggi rispetto ai loro compagni con attaccamento insicuro nell'età prescolare. In un progetto eseguito in una scuola materna americana, si è rilevato che i bambini con attaccamento sicuro avevano una maggiore autostima e nella relazione con le maestre erano più autonomi e meno dipendenti dei loro compagni. Inoltre erano emotivamente più stabili, meno aggressivi, manifestavano meno atteggiamenti umilianti verso i loro compagni e si integravano meglio nella classe.[142] Anche in età adolescenziale e, poi, adulta, i bambini con attaccamento sicuro erano in vantaggio rispetto alla salute emotiva e sociale, a valori come moralità, autocontrollo e autostima. Come ulteriore conseguenza ci si può chiedere se lo stile di attaccamento sia influente rispetto a come si diventa genitori a propria volta. Sembra che lo

[141] Si distinguono oggi quattro stili di attaccamento:

- *l'attaccamento sicuro*: il bambino mostra fiducia nella figura di attaccamento, che a sua volta è disponibile, empatica e presente nei suoi confronti, reagendo ai suoi segnali in modo accogliente e amorevole.

- L'attaccamento di tipo *insicuro-resistente* è tipico di quei bambini che non hanno la certezza che il genitore sia pronto ad aiutarli e a contenerli in caso di bisogno; questa incertezza spinge il bambino, e successivamente l'adulto, a essere esposto a una forte angoscia di separazione, per cui è ansioso e non prova gioia nell'esplorazione.

- L'attaccamento di tipo *insicuro-evitante* si manifesta nei bambini che vengono seccamente rifiutati e allontanati ogniqualvolta si dimostrano bisognosi di aiuto o di vicinanza. Hanno imparato a inibire i loro sentimenti di paura e di amore e a diventare precocemente autosufficienti a livello emotivo.

- L'attaccamento di tipo *disorganizzato* invece è privo di comportamenti precisi e non costituisce un modello distinguibile. In questo tipo di attaccamento gli aspetti evitanti e resistenti si mischiano.

(Ainsworth M, Blehar MP, Waters E, Wall S, *Patterns of attachment: Assessed in the Strange Situation and at Hom*e, Erlbaum, Hillsdale, 1978).

[142] Sroufe LA, Fox NE, Pancake VR, *Attachment and dependency in developmental perspective,* "Child Development", 1983;54:1615-1627.

stile di genitorialità venga trasmesso da generazione a generazione.[143] Pertanto bambini con *attaccamento sicuro* diventano più facilmente genitori in ascolto e sensibili ai bisogni dei loro bambini.

Prima di passare alle considerazioni rispetto alla fisiologia del portare, ritengo sia necessario introdurre qualche dettaglio su uno specifico aspetto della *teoria dell'attaccamento*.

• *Fasi nella costruzione dell'attaccamento*

Se il comportamento di attaccamento è innato, lo stile d'attaccamento (o il *legame*) non lo è, ma va costruito nel tempo e dipende da diversi fattori.

Si differenziano quattro fasi nella costruzione del legame di attaccamento.[144]

* *Fase 1: orientamento e segnali senza discriminazione della persona (0-2 mesi) - fase di contatto indiscriminato*[145]

Il bambino si orienta verso qualunque persona e produce segnali (l'atto di aggrapparsi, il pianto, il sorriso, lo sguardo, i vocalizzi) allo scopo di indurre contatto, vicinanza e prossimità con le persone. In questa fase non fa distinzione tra la madre e altre persone che si rivolgono a lui.

La paura principale in questa fase è la paura della perdita di contatto corporeo. (*Koerperkontaktverlustangst*)[146]

* *Fase 2: orientamento e segnali diretti verso una o più persone discriminate (3-6 mesi) - fase dell'imprinting*[147]

In questa fase il bambino comincia a preferire la figura materna (o chi si

[143] Egeland B, Erickson MF, *The STEEP Program: Linking theory and research practice,* "Zero to Three", 1999;11-16. Levy TM, Orlans M, *Attachment, trauma and healing: Understanding and trating attachment disorder in children and families,* "CWLA Press", Washington DC, 1998.

[144] Bowlby, Vol I, *op.cit.*, pp. 260-261.

[145] Vedi Renggli, 1975, *op. cit.* p. 73. Le quattro fasi descritte da Renggli si riferiscono ai primati e descrivono la dinamica interna della relazione madre-cucciolo. Ho scelto di inserirlo qui, perché Renggli mette in luce le paure specifiche connesse alle diverse fasi, che corrispondono a grandi linee alle fasi proposte da Bowlby. Infatti la differenza sostanziale tra primati e umani, che Renggli descrive successivamente, sta soprattutto nella *durata* delle diverse fasi, ma non nella sostanza.

[146] Vedi cap. II.1. Il concetto biologico del portare.

[147] Vedi Renggli, 1975, *op. cit*, p. 74.

prende maggiormente cura di lui) a tutte le altre persone, reagendo in modo differenziato ai segnali provenienti dalla madre piuttosto che da altri. Successivamente rifiuta il contatto che non sia quello con la madre.

La paura maggiore è *la paura dell'estraneo,* che esprime in positivo un buon orientamento (*imprinting*) rispetto alla figura di attaccamento.

* *Fase 3: mantenimento della vicinanza a una persona discriminata mediante la locomozione e mediante segnali (6-24 mesi) - la madre come base sicura*[148]

Il bambino, con crescente competenza motoria, segue la madre, si allontana e ritorna, e la "usa" come punto di partenza per le sue esplorazioni.[149] Non ha più un atteggiamento amichevole con chiunque ma distingue nettamente tra figure di attaccamento e non. Gli estranei vengono trattati con cautela sempre maggiore; ora il legame con la figura di attaccamento primaria diviene evidente per tutti. La paura collegata a questa fase è la *paura della separazione.*

* *Fase 4: formazione di un rapporto reciproco corretto secondo lo scopo (24-36 mesi) - il processo di separazione*[150]

Si stabilisce un rapporto madre-bambino più "alla pari"; il bambino diventa sempre più capace di sentirsi sicuro in un ambiente estraneo e con figure di attaccamento secondarie. Diventa sempre più autonomo e più indipendente dalla madre. Non ha più bisogno di accertarsi continuamente della sua presenza; la paura di separazione diminuisce. Il legame fisico tra madre e bambino si allenta.

Renggli illustra come nei primati in questa fase non solo il cucciolo stia diventando autonomo, ma anche la madre cominci a separarsi da lui, rifiutando di portarlo, di allattarlo, di lasciarlo dormire con lei. Sembra che la separazione possa essere un processo promosso da entrambe le parti perché è tempo per il piccolo di essere abbastanza sicuro per andare, mentre per la madre si conclude il ciclo che la rende aperta per una nuova gestazione.[151]

[148] *Ibidem.*

[149] Vedi anche Mahler Margaret, *La nascita psicologica del bambino*, Bollati Boringhieri, 1978.

[150] Vedi Renggli, 1975, *op. cit.*, p. 74.

[151] Renggli, 1975, *op. cit.*, p. 75

Forse quest'ottica potrebbe dare una chiave di lettura anche per la relazione madre-bambino.

La teoria dell'attaccamento oggi è alla base di studi e concetti che portano a una visione "nuova" del bambino piccolo e del suo sviluppo psichico e mentale. Sembra ormai indiscusso che "attaccarsi", oltre che essere un bisogno biologico, è una necessità psicologica basilare per lo sviluppo sano del bambino.[152]

II.2.4.2. *Portare e attaccamento*

Ora, se a livello teorico si ritiene fondamentale un attaccamento sicuro e si sa in che cosa consiste, come ci si arriva? Cosa significa a livello pratico? Quali strumenti abbiamo per realizzarlo? Non credo siano domande scontate, visto che, per nominare solo alcuni aspetti, nella nostra realtà europea e italiana alla nascita i bambini sono spesso separati dalle madri, molti pediatri sconsigliano di tenerli troppo in braccio e il tema di viziarli con troppo contatto è uno dei temi più affrontati nell'ambito dei corsi di preparazione al parto.

Sembra infatti che a livello pratico e reale ci sia una grande confusione rispetto al tema dell'attaccamento e del legame; se ne parla a livello accademico come aspetto fondamentale per la crescita sana del bambino, ma a livello pratico può essere negato pure da esperti (pediatri, psicologi!) che danno ai genitori consigli contrastanti (mettere giù il bambino, non dormirci insieme, abituarlo ai ritmi al più presto). Proprio loro dovrebbero sapere che la qualità delle risposte che si danno al bambino può influenzare lo stile di attaccamento.

Se confrontiamo i dati emersi da uno studio sui bambini Dogon (Mali),[153] cresciuti e accuditi con uno stile ad alto contatto, con uno studio su 1990 bambini di 8 paesi europei e degli Stati Uniti,[154] si evidenzia che l'87% dei bambini Dogon avevano un attaccamento sicuro, lo 0% uno insicuro-evitante e il 13% uno insicuro-resistente. I bambini europei e americani invece erano

[152] Per chi desidera approfondire: un buon approccio pluridisciplinare si trova in: Gerhardt Sue, *Perché si devono amare i bambini,* Raffaello Cortina Editore, 2006.

[153] True MM, Pisani L, Oumar F, *Infant–mother attachment among the Dogon of Mali,* "Child Development", 2001;72:1451–1466.

[154] van IJzendoorn MH, Kroonenberg PM, *Cross-cultural patterns of attachment: A meta-analysis of the Strange Situation.* "Child Development", 1988;59:147–156.

il 65% del tipo sicuro, il 21% insicuro-evitante e il 14% insicuro-resistente.

Riesaminando lo stesso studio sui Dogon, includendo nella valutazione il quarto stile successivamente identificato di *attaccamento disorganizzato,* emerge che il 67% dei Dogon erano sicuri, lo 0% insicuro-evitanti, l'8% resistenti e il 25% disorganizzati, dati confrontati in uno studio su 306 bambini nordamericani, dove invece il 55% aveva un attaccamento sicuro, il 23% era insicuro-evitante, l'8% insicuro-resistente e il 15% disorganizzato.[155]

Il dato più interessante emerge rispetto alla qualità di attaccamento insicuro-evitante. Nei bambini Dogon nessuno ha un attaccamento di questo tipo (né nella prima né nella seconda valutazione), mentre la percentuale a confronto è del 23% in Europa e negli USA. Gli autori si spiegano questa differenza perché nello stile di *maternage* ad alto contatto dei Dogon non sono previsti comportamenti tipici che nella cultura occidentale producono uno stile di attaccamento insicuro-evitante; cioè la mancanza di contatto corporeo e di contenimento fisico (il bambino viene respinto, umiliato o ridicolizzato quando chiede di attaccarsi).

Indubbiamente ci sono molteplici fattori che influenzano lo stile di attaccamento, fattori che non possono essere valutati qui. Ma la domanda che ci possiamo porre in questo scenario è se portare possa essere una modalità praticabile per favorire l'attaccamento sicuro.

Alcuni anni fa Elizabeth Anisfeld e i suoi colleghi eseguirono uno studio sperimentale[156] per stabilire se lo stile di attaccamento possa essere effettivamente influenzato dal portare. A un gruppo di madri ancora in ospedale era stato insegnato l'uso di un supporto per portare, che al momento della dimissione veniva regalato, mentre al gruppo di controllo erano state consegnate delle sdraiette. Durante tutto il primo anno il legame madre-bambino fu osservato periodicamente e a 13 mesi fu applicata la *Strange Situation*[157] per individuare lo stile di attaccamento.

[155] van IJzendoorn MH, Goldberg S, Kroonenberg PM, Frenkel OJ, *The relative effects of maternal and child problems on the quality of attachment: A meta-analysis of attachment in clinical samples*, "Child development", 1992;63:840–858.

[156] Anisfeld E, Casper, V, Nozye, M, Cunningham N: *Does infant carrying promote attachment? An Experimental study of the effects of increased physical contact on the development of attachment,* "Child development", 1990;61:1617-1627.

[157] Sistema di classifica qualitativa dello stile di attaccamento ideato da Mary Ainsworth.

Rispetto al gruppo di controllo, le madri "portanti" erano più sensibili e più comprensive nei confronti dei bisogni dei loro bambini anche se i supporti erano stati impiegati solo tre volte alla settimana. Il risultato dell'esame della *Strange Situation* rilevava tra i bambini portati un numero maggiore con un attaccamento sicuro rispetto ai bambini del gruppo di controllo. Interessante era il fatto che succedeva anche nei casi dove esistevano situazioni sociali ed economiche difficili, statisticamente considerate un rischio per un buon attaccamento. È ovvio che non tutti i bambini portati avevano un attaccamento sicuro. Infatti portare non è una garanzia "automatica" per un attaccamento sicuro, ma costituisce "una possibilità da non sottovalutare per la costruzione di una buona relazione genitori-bambini".[158] All'interno dello studio tre madri usarono il supporto ausiliario di propria iniziativa. I loro bambini avevano tutti un attaccamento sicuro.

• *La dinamica fisiologica della costruzione del legame*

Ora, vista la descrizione delle diverse fasi della costruzione dell'attaccamento, credo che si possa senz'altro evidenziare che esiste una dinamica direzionale-temporale della costruzione del legame, che si evolve dall'attaccamento alla separazione e solo in questa direzione. (vedi schema sotto)

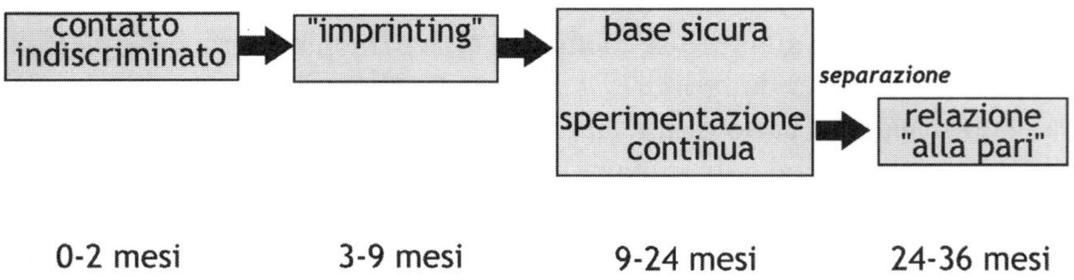

Osservando i tempi delle diverse fasi diventa evidente che *prima* c'è bisogno di un periodo di attaccamento (1 anno), *poi* di una sperimentazione di questo attaccamento continua, costante e ripetuta (2 anni), per poi arrivare alla fase della separazione (3 anni).

Queste fasi sono fisiologiche anche se non tutti ne sono a conoscenza.

[158] Kirkilionis, 1999, *op. cit.*, p. 77.

Conoscendo questa dinamica e diventando consapevole di che cosa significhi realmente, cioè che si può arrivare (bene) alla separazione soltanto se si ha costruito un legame sicuro, credo possano diminuire le preoccupazioni rispetto a troppo attaccamento e troppo legame (e anzi aumentare la consapevolezza dell'importanza di un buon legame). Come ulteriore conseguenza si evidenzia che anche se si deve affrontare una separazione precoce (entro il primo anno per motivi di ritorno al lavoro, per esempio), il modo meno traumatico per aiutare il bambino a vivere la separazione potrebbe essere effettivamente dargli la possibilità di attaccarsi bene, di legarsi in modo sicuro nel tempo che si trascorre insieme, oltre a dargli la possibilità di attaccarsi anche ad altre figure che si prendono cura di lui.

• *Portare come modalità nella costruzione del legame*

Il legame ha bisogno di tempo per instaurarsi, di stabilità, di continuità, ed è un processo per entrambi, genitori e bambini. Di seguito vorrei illustrare come portare sia una modalità adatta nell'evoluzione del legame utilizzando il riferimento delle quattro fasi con i termini sopra descritti:

* *Portare nella fase di contatto indiscriminato – iniziare il legame*

Le prime settimane dopo la nascita sono caratterizzate dall'incontro, dalla conoscenza reciproca, dalla meraviglia, dall'innamoramento, dalla transizione, dal cambiamento e dalle fatiche connesse.

Dice un padre: "A pensarci bene, diventare genitori è pura follia! È sorprendente quanta gente si metta in questa situazione. Non mi pento di nulla, per la maggior parte del tempo. A volte comunque mi pento di tutto. Questa nuova situazione è un cambiamento incredibile. La vita diventa più intensa, nel positivo e nel negativo".[159]

Che si tratti di un grande cambiamento, da non sottovalutare, viene detto anche da esperti:

Troppo spesso la relazione madre-bebè è stata descritta come un'unione senza ombre, un quadretto di maniera. Ora, a volte, alcuni eventi (un parto difficile [difficile anche soggettivamente, N.d.A.], *un bebè prematuro, un*

[159] El-Giamal Muna, *Evalutation von Elternbriefen beim Uebergng zur Elternschaft.* (Schweiz), citazione inziale in Gottschalk-Batschkus C.E, Schuler J (Ed), 1996, *op. cit.*, p. 329.

alloggio troppo piccolo) possono rendere questo primo incontro insopportabile. I genitori si sentiranno incompetenti, impotenti come sono a calmare un bebè agitato. La madre si sentirà "insufficiente", il latte esaurisce e la pazienza se ne va. (...) Penso che sia utile diffondere l'idea che l'incontro con un bebè può generare problemi e gravi delusioni. (...) È necessario essere pronti a demistificare la relazione genitori-bebè: essa può ingenerare tanto dolore quanto piacere. Ogni bebè può suscitare l'odio dei genitori così come renderli folli d'amore.[160]

Per comprendere l'importanza di questo periodo, a questo punto mi preme accennare a ciò che Stern chiama *la costellazione materna.* Alla nascita del primo bambino la donna che diventa madre trascorre un periodo di riorganizzazione e trasformazione psichica molto profonda. *In questo periodo affronta tre grandi discorsi interni ed esterni: il discorso con sua madre (quando era bambina), il discorso con se stessa in quanto madre, il discorso con il suo bambino. Questa trilogia materna diventa la sua preoccupazione principale, nel senso che richiede una quantità enorme di lavoro e di rielaborazione psichica.*[161]

I temi affrontati nella *costellazione materna* sono sostanzialmente quattro: il tema della vita-crescita e le paure di fallire nella competenza genitoriale, il ritrovarsi di una nuova identità di madre e il bisogno proprio di essere contenuta e "maternata". In pratica, questo bisogno di cure materne (*matrix)*[162] della nuova madre dopo il parto si rivolge come a un ambiente che la protegga da elementi stressanti e dalla realtà esterna, che le permetta di riposarsi, che soddisfi i suoi bisogni vitali di contenimento, di sicurezza e di stima, oltre che di accettazione incondizionata. Questi bisogni si rivolgono alla propria madre, con cui la neomadre si confronta se è presente, perché le proprie esperienze da bambina si rivitalizzano e diventano attuali, più fortemente se al tempo in cui avvennero i suoi bisogni non furono soddisfatti; poi ad altre persone femminili (per esempio l'ostetrica o l'amica) e infine al partner.[163] In linea generale significa che si tratta di un periodo

[160] Cramer Bertrand, *Professione bebè*, Bollati Boringhieri, 1992, p. 106.

[161] Stern Daniel, *La costellazione materna,* Bollati Boringhieri, 1998.

[162] *Matrice,* che sostiene e che dà supporto nel senso di una "grande madre" buona ed esperta. (*ibidem*).

[163] "Il partner, nella famiglia mononucleare, per una parte viene maternalizzato, perché gran parte del bisogno della madre di sostegno reale e fantasticato, di incoraggia-

altamente sensibile attraverso cui ogni donna, con la propria storia e le proprie risorse interne ed esterne disponibili, deve passare.[164]

A livello concreto ciò significa che è normale e fisiologico se dopo quaranta giorni dal parto una madre non è ritornata (fisicamente e psichicamente) quella di prima (della gravidanza). Significa che è fisiologico il fatto che invece si senta diversa, immersa in un mondo che a tratti la travolge, la sconvolge, oppure la avvolge come un vestito caldo. Sentimenti contrastanti, una forte emotività, immagini che salgono alla superficie, discorsi con la propria origine che si risvegliano all'improvviso anche se si aveva pensato di aver lasciato ormai alle spalle i vecchi conflitti.

Il percorso di questa riorganizzazione, anche se è fisiologica, non è sempre una strada asfaltata, ma spesso è piena di sassi e di ombre individuali, che si devono accettare, superare e integrare. Tutto questo ha bisogno del suo tempo, di spazi contenuti, di amore.[165] In questo contesto la modalità del portare può costituire un notevole aiuto per stare nella *costellazione materna*; per stare insieme al bambino, per prendersene cura, acquisire sicurezza, sentirsi competente per il suo benessere; per affrontare la nuova condizione di famiglia, di vita così diversa, insieme; per confrontarsi con le esperienze di accudimento vissute da bambini, che spesso erano così diverse.

Portare favorisce e facilita l'incontro e la conoscenza reciproca attraverso i sensi, come un ponte che permette di passare alla vita nuova, insieme, con maggiore serenità e sicurezza.

* *Portare nella fase dell'imprinting – personalizzare il legame*

Anche se il bambino poco dopo la nascita ha la capacità di riconoscere la madre (il suo odore, la sua voce), solo ora comincia a esprimere una chiara preferenza per lei come figura di attaccamento primaria. Tutto a un tratto non sta più in braccio a tutti e comincia a distinguere tra le figure di attaccamento e le altre persone.

mento, di istruzione e valorizzazione ricade su di lui. Diventa un sostituto materno fallito e inadeguato. Non conosciamo ancora le conseguenze a lungo termine di una maternalizzazione parzialmente fallita sull'evoluzione della "nuova" famiglia nucleare". (*ibidem*, p. 188-189).

[164] "La costellazione materna non è universale e non è innata. È un fenomeno che si osserva nelle società sviluppate, occidentali e postindustriali e solo nelle madri di queste società." (*ibidem*, p. 173).

In questo contesto, Renggli[166] illustra un collegamento interessante tra sviluppo motorio e sviluppo sociale del bambino. A quattro-sei mesi il bambino comincia ad afferrare gli oggetti in modo volontario. "Prendere" non è più soltanto un riflesso per aggrapparsi ciecamente a qualsiasi persona o oggetto disponibile, ma una "presa volontaria" di oggetti. Questo segna un'epoca: infatti il bambino entra nella fase di selezione e di presa di possesso[167] e la vive anche rispetto alle figure di attaccamento. Solo verso i nove mesi, entrando nella terza fase rispetto all'evoluzione dell'attaccamento, in concomitanza con l'attività locomotoria efficace (gattona e poi cammina), impara a lasciare volontariamente gli oggetti e osa anche lasciare la madre allontanandosi da lei per esplorare l'ambiente.

Portare in questa fase ha due funzioni rispetto al legame:

a) dona al bambino la possibilità di "possedere" le figure di attaccamento fisicamente e quindi realmente. Abbiamo osservato che in questa fase i bambini stanno molto volentieri nella fascia, avvolti e legati strettamente al corpo del genitore. Sembra che il bambino sia consapevole del fatto che la fascia non si allenta a ogni passo ed è sicuro della vicinanza confermata con la figura di attaccamento.[168]

b) la madre e il padre sono persone diverse e le esperienze sensoriali per il bambino addosso a ciascuno sono diverse. Il legame si personalizza non solo in modo astratto, ma attraverso gli stimoli differenti di odore, tono muscolare, vibrazione della voce di ciascuna persona che porta il bambino.

Per il padre, il *portare* è una modalità per stare a contatto con il proprio bambino, per sentirlo, per aprirsi a sensazioni che altrimenti difficilmente vivrebbe. Le nostre osservazioni confermano quanto emerso dal sondaggio di Manns e Schrader,[169] che i padri che portano godono della vicinanza

[165] Per approfondire consiglio a tutti i genitori il libro divulgativo (e illuminante) sulla costellazione materna: Stern Daniel, Bruschweiler-Stern Nadia, *Nascita di una madre,* Oscar Mondadori Saggi, 1999.

[166] Renggli, 1975, *op. cit.*, p. 25.

[167] Dal punto di vista evolutivo e temporale, prendere e lasciare sono due azioni che non coincidono nel tempo: prima e per alcuni mesi il bambino prende in modo volontario ma non lascia nulla in modo altrettanto volontario.

[168] Come abbiamo già notato nel capitolo *spazio,* le braccia non trasmettono la stessa sicurezza della fascia rispetto al "continuo" della vicinanza.

[169] Manns e Schrader, 1996, *op. cit.*, p. 76.

corporea con i bambini e si sentono molto sicuri con loro. Anche se non dispongono della fonte di nutrimento (seno) possono fare l'esperienza che il loro bambino si consola e si addormenta addosso a loro e che ci sta tranquillamente! Abbiamo notato che queste esperienze accrescono la competenza paterna: "lui/lei sta proprio bene con me."[170] Secondo le nostre osservazioni finora, i bambini regolarmente portati dai loro padri sviluppano un ricco legame affettivo con loro.

* *Portare nella fase della base sicura – confermare e rafforzare il legame*

Il concetto di *base sicura*[171] definisce la base (fisica e psichica) da cui il bambino parte per fare le sue esplorazioni nell'ambiente. Ciò significa, detto con altre parole, che la sensazione di sicurezza nel bambino piccolo dipende dalla presenza della madre (figura di attaccamento), e che una sensazione di sicurezza autonoma, indipendente si sviluppa soltanto, come osservato da Bowlby, se il bambino può "usare" la propria madre come base sicura.[172]

Il secondo anno di vita è caratterizzato dalle esplorazioni, dal suo *andare e ritornare* prolungando man mano i tempi dell'andare mentre acquisisce una sempre maggiore sicurezza degli spazi conosciuti. L'esperienza costante e ripetuta di poter tornare un'infinità di volte alla base sicura gli permette infine di interiorizzarla e di diventare sicuro (esternamente e internamente) negli spazi e nelle situazioni.

In questo periodo portare è una modalità per confermare, rafforzare e mantenere il legame personale costruito con il bambino. Lo spazio portato è l'espressione fisica della base sicura. Anche se il tempo in cui il bambino vi si trova diminuisce notevolmente, il portare rimane una modalità importante per ritrovare la base sicura, per rigenerarsi quando è stanco, per scambiare coccole con i genitori. Il bambino in questa fase può esprimere

170 Si intende qui la competenza paterna-maschile, che non si esprime nel desiderio di "avere finalmente la pancia" (e quindi essere come la madre), ma di essere "proprio giusto" come padre, mantenendo le proprie caratteristiche maschili.

171 Ainsworth M, Witting BA, *Attachment and exploratory behaviour of one-yearolds in a strange situation*, in Foss BM (ed), *Determinants of infant behaviour*, Bd.4, London Methuen, 1969, p.133-170.

172 Per approfondire: Bowlby John, *Una base sicura*, Raffaello Cortina Editore, 1989.

la sua volontà diretta di essere portato (quando necessita della base sicura) dando la fascia al genitore ma anche indicando il momento in cui si sente sufficientemente ricaricato per lasciarla (e vuole essere messo giù).

* *Portare nel processo di separazione – l'addio al portare*

Nella fase di separazione diventano attuali temi come *l'indipendenza*[173] e si pone la questione se il bambino si svezzi da solo o debba essere svezzato dalla fascia. I bambini portati in Europa si separano dal portare tra il secondo e il terzo anno di vita,[174] in concomitanza con una sempre maggiore sicurezza spaziale e una naturale curiosità di sperimentare il mondo sempre più vasto sulle proprie gambe. Se alla nascita la dipendenza dai genitori era massima e doppia, cioè strumentale ed emotiva, il bambino che ha sviluppato un attaccamento sicuro ha avuto il tempo e lo spazio per interiorizzare la base sicura e maturerà naturalmente l'indipendenza e quindi la separazione.

Nel sondaggio di Manns e Schrader[175] sullo "svezzamento" dalla fascia lunga è emerso che sono soprattutto i genitori a spingere all'"addio" intervenendo in due modi: a) attraverso la spiegazione verbale al bambino del motivo per cui non viene più portato e b) attraverso il rifiuto coerente di portarlo. Ciò significa che a livello razionale si mostra al bambino una soluzione del problema, ma allo stesso tempo gli si chiede una chiara accettazione della propria volontà, che deve elaborare attraverso un processo di apprendimento. È il genitore che decide a seconda della situazione se rispondere alle richieste del bambino, mostrandogli in questo modo la reazione che ci si aspetta da lui. Ciò premette comunque che anche al bambino vengano lasciate delle competenze di decisione.[176] Nel momento in cui que-

[173] "L'indipendenza è la capacità progressiva di agire in prima persona, senza aspettare, nel fare, il consenso o l'aiuto di altri". (Honegger-Fresco, *Facciamo la nanna,* Il leone verde, Torino, 2006, p. 90).

[174] A differenza per esempio di bambini abituati a essere spinti nei passeggini fino a cinque anni e oltre!

[175] Manns e Schrader, 1996, *op. cit.*, p. 102.

[176] Dal punto di vista sociologico, il bambino, nella modalità di separazione dalla fascia, può apprendere il proprio modello sociale di riferimento; nel nostro caso dovrebbe essere la democrazia, che si costruisce attraverso il rispetto e l'ascolto delle individualità e dei tempi di tutte le parti coinvolte e che mira, di situazione in situazione, a una soluzione realizzata "insieme".

sto processo di apprendimento dovesse favorire solo il più forte, il bambino dimostrerebbe probabilmente un comportamento contrariato.[177]

Nella nostra esperienza italiana, invece, il segnale di "saluto alla fascia" proviene altrettanto spesso dal bambino. "Sono troppo grande per la fascia, mamma!": si possono sentire i bambini verbalizzare un momento che i genitori avrebbero voluto spostare in avanti. "Ora come faremo senza fascia?" si chiedono mamma e papà davanti ai loro bambini "cresciuti". A questo proposito si apre un nuovo capitolo ma si può ricordare che la fine del periodo portato non è la fine del legame, ma solo il momento in cui si è raggiunta la maturità necessaria per spostare gli aspetti relazionali su altri piani: dal contenimento fisico si passa a un contenimento più verbale e rituale, dallo spazio portato si passa allo spazio familiare, alla "casa" che contiene, dal legame fisico, letterale e visibile, si passa a un legame "interiore", invisibile, ma ugualmente forte.

La separazione dal portare, se vissuta dal bambino secondo i suoi tempi individuali, si compierà in modo naturale, graduale e in linea con il suo sviluppo, mentre per i genitori probabilmente dovrà essere elaborata sempre con più o meno fatica.

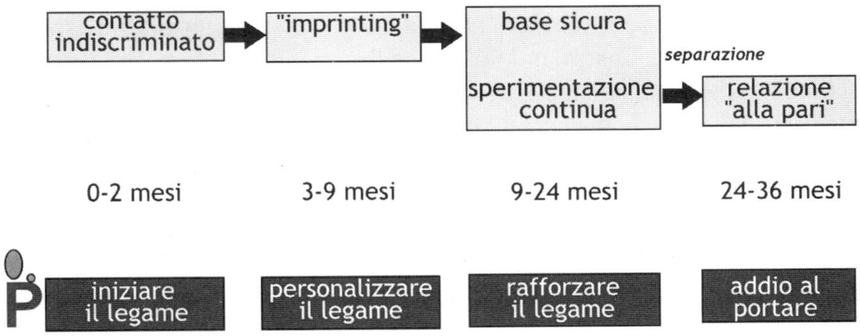

[177] Manns e Schrader, 1995, *op. cit*, p. 102.

II.3. Una relazione alla portata di bambini e genitori

Gli elementi portanti della fisiologia del portare, cioè *contatto*, *movimento*, *spazio* e *legame,* evidenziano i diversi aspetti del significato del portare per bambini e genitori, ma è sempre la relazione bambino-genitori che ne viene toccata, influenzata, modellata, modulata e mediata. Ogni relazione è un rapporto individuale che nasce assieme alla specifica coppia genitore-bambino e segue un proprio percorso unico.

In questo senso portare, in modo consapevole ed esplicito, è una modalità di relazione che si basa sull'ascolto reciproco (e solo così funziona), che va impostata e calibrata individualmente per trovare la vicinanza giusta e la distanza necessaria a seconda del momento, ed è un percorso fisiologico che accompagna il bambino nel suo sviluppo fisiologico dalla dipendenza emotiva e strumentale totale alla sua sicurezza nei primi anni di vita.

II.3.1. L'ascolto reciproco

L'ascolto di ciò che dice l'altro è l'aspetto implicito di ogni relazione. Se spesso ci si limita all'ascolto verbale è bene ricordarsi che i linguaggi e i livelli di ascolto sono molti e non sono necessariamente legati alle parole.

Nel caso della relazione portata l'ascolto si basa sul linguaggio del corpo, che il bambino conosce dalla nascita e con cui si percepisce ed esprime in modo eccellente, "insegnandolo", o meglio, ricordandolo al genitore, che nel corso della vita l'ha un po' trascurato. Quando l'ascolto a livello tattile, sensitivo e psichico non è ostacolato ma scorre in modo fluido, entrambe le parti sono "in armonia", serene e attente.

Se fosse così semplice! Spesso (e credo che fino a un certo punto sia inevitabile) l'ascolto reciproco è ostacolato, la comprensione difficile. Qualche anno fa, una nota ditta italiana ha lanciato la promozione di un aggeggio elettronico proveniente dagli Stati Uniti con cui finalmente era possibile interpretare e comprendere il pianto del proprio bambino. Per fortuna dopo poco tempo la pubblicità del prodotto fu vietata perché giustamente ritenuta ingannevole. Ma il mercato reagisce alla richiesta (e ai bisogni) dei consumatori. Evidentemente, e questo è il dato veramente preoccupante, per molti genitori oggi ascoltare e comprendere il linguaggio dei neonati è un grande problema, tanto da indurre il mercato a mettere in circolazione un prodotto di consumo che dovrebbe risolvere l'inconveniente. L'ascolto del linguaggio del corpo per i genitori è tutt'altro che scontato.

Oltre alla crisi fisiologica in seguito alla trasformazione che i genitori subiscono alla nascita del bambino, e che abbiamo già trattato nei capitoli precedenti, evidentemente ci sono almeno altri due aspetti che possono rendere l'ascolto difficile:

- i modelli educativi della propria cultura e le aspettative che ne derivano implicitamente
- lo squilibrio tra i bisogni del bambino e i bisogni dei genitori.

I modelli educativi della propria cultura e le aspettative che ne derivano implicitamente

Abbiamo discusso ampiamente le aspettative naturali del bambino, i suoi bisogni di protezione, di contatto, di movimento, di spazi adeguati e di legame per la sua crescita ottimale dal punto di vista fisico, neurologico, motorio, psichico e sociale. E cosa si aspettano i genitori quando nasce il loro bambino? Segnati profondamente dalla cultura a basso contatto perché cresciuti in essa, si aspettano un bambino che mangi e dorma, che abbia dei ritmi precisi, che si adatti facilmente all'attrezzatura comprata appositamente per lui, che stia tranquillo nella carrozzina, che dorma nella culla, che non pianga, che stia in braccio a tutti, che sia al più presto autosufficiente! Sono aspettative che non corrispondono a quelle del bambino, determinando inevitabilmente un conflitto che fa disperdere a entrambi una grande quantità di energia.

In questo conflitto portare come modalità fisiologica può diventare un ponte che aiuta genitori e bambini a incontrarsi (e ad ascoltarsi), accettando e rispettando le aspettative di entrambi! Su questo ponte il bambino si trova rispettato e accettato pienamente nella sua natura di portato e nei suoi bisogni primari, mentre i genitori a loro volta, con il bambino contento e contenuto e consolabile vicino a sé, si sentono competenti per il suo benessere, rafforzando il senso della propria capacità genitoriale; sentendosi quindi più liberi e più rispettati nel proprio bisogno di fare anche dell'altro oltre a tenerlo in braccio, riuscendo a scoprire più serenamente la nuova vita "insieme" anziché "nonostante" il bambino. Allora sì che possono cominciare ad ascoltare, accettare e soddisfare i bisogni dei loro bambini e nel contempo ascoltare, conoscere e rispettare i propri limiti.

Lo squilibrio tra i bisogni del bambino e i bisogni dei genitori

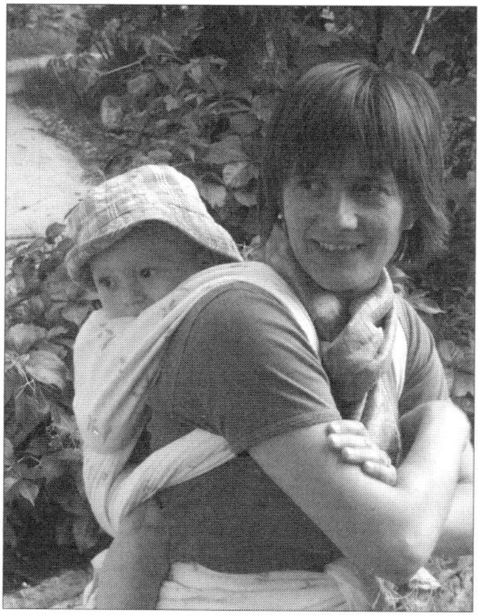

È fuor di dubbio che il bambino abbia bisogni primari e prioritari rispetto a quelli del genitore. Mentre i genitori possono vivere un po' di rendita, attingendo alle proprie risorse interne, di cui fortunatamente la maggior parte dispone, anche se in misura diversa, il bambino non può farlo. Non ha né gli strumenti né le risorse interne. Deve ancora interiorizzare il senso di sicurezza, riempirsi di contatto e contenimento. Il bambino, incapace di fare compromessi, ha bisogni totali e totalizzanti che non possono aspettare di essere soddisfatti.

Ma come ho già accennato nei primi due capitoli, non posso evitare di ripetere che scegliendo di portare i propri bambini a contatto è normale confrontarsi prima o poi con i propri limiti fisici e psichici. Limiti nati per una gran parte dai propri bisogni primari insoddisfatti e che si manifesteranno in sintomi fisici, come mal di schiena, stanchezza, sudorazione eccessiva o come desiderio bruciante di mettere giù il bambino e di stare un po' in pace. Alcuni genitori li sentono dopo un mese, altri dopo otto mesi. E tutti li sentono ogni tanto. È importante ascoltare ed esprimere questi segnali e non ignorarli magari per motivi ideologici, prima che diventino sintomi dominanti e inducano a dover staccare il bambino per forza. Ho visto diverse mamme che avevano ignorato i primi sintomi di bisogno di cura propria, e che sono arrivate a staccare il proprio bambino (prima dell'anno) improvvisamente per poter sopravvivere, procurandogli una separazione brusca e traumatica.

Ma non sono forse un dilemma risolvibile i limiti (bisogni) dei genitori a confronto con i bisogni prioritari del bambino? Non posso dare una risposta, ma solo porre la domanda in modo diverso: e se proprio dal dilemma e dalla tensione tra i bisogni nascesse un grande potenziale di guarigione (per i genitori) e di cambiamento? Potrebbe essere che l'ascolto reciproco nel portare faccia emergere emozioni che trovano uno spazio contenuto dove possano essere ascoltate e accettate. Non solo le emozioni di felicità, ma anche le emozioni negative, quel mare di tristezza che molti dell'attuale generazione di genitori si portano dentro. Portare, nella misura che ognuno permette e sente "giusta", conduce fisicamente all'ascolto e può essere quindi un'opportunità per i genitori di guarire e di crescere insieme al loro bambino contenuto e contento.

Se è normale incontrare delle difficoltà, il punto cardine diventa come si interpretano e si affrontano. Per esempio, una mamma torna al secondo incontro del corso per portare dicendo: "Ho usato poco la fascia, perché non c'è verso. Lui non vuole starci, non gli piace essere costretto". Ora, prima di lasciare perdere, può essere utile non tanto interpretare la reazione del bambino, ma interrogarsi sinceramente: come mi sento io? Come mi sento quando lo porto? Che cosa significa per me portare il mio bambino nella fascia? Sono veramente io che lo voglio oppure è mio marito, la mia amica che ne è entusiasta? Sto cercando una bacchetta magica per farlo tacere, mi sento sopraffatta dalla sua esigenza di stare in braccio? Voglio veramente tenerlo a contatto oppure preferirei di gran lunga che fosse un "mangia-edormi"? Sono più preoccupata di avere le mani libere per il mio primo bambino anziché della relazione con il secondo appena arrivato?

Non ci sono giudizi né risposte giuste o sbagliate, ma solo individuali, che possono diventare la chiave per comprendere e in ulteriore conseguenza per sciogliere il nodo. Spesso abbiamo osservato che quando i genitori riescono a trovare le proprie difficoltà e riescono a esprimere ciò che sentono veramente, se osano dire "sono proprio stanca o non pensavo che avere un bambino fosse così faticoso",[178] il bambino si rilassa e si rasserena e tutto a un tratto succede il miracolo, "perché ci vuole proprio stare nella fascia".

[178] Ammettere le fatiche non significa non voler bene al proprio bambino o non essere felice della sua nascita o della sua presenza nella propria vita, anzi!

II.3.2. Il percorso portato

Un altro aspetto importante della relazione portata è che esplicita lo sviluppo del bambino dalla dipendenza alla sicurezza; un percorso quindi in cui non esiste la posizione che va bene "sempre" o "per sempre". Le posizioni si adeguano da un lato alla crescita fisica, psichica e mentale del bambino e dall'altro ai bisogni posturali ma anche psichici e mentali di chi porta. Il percorso individuato, che passa dalla posizione davanti alle posizioni sul fianco e sulla schiena, è in linea con il quadro teorico degli elementi portanti della fisiologia del portare.

	PRIMA	*PERCORSO PORTATO*		*DOPO*
PORTARE	in utero	davanti	fianco schiena	camminare accanto
M (mesi)		4	12 24	36
P (peso)		7 kg		18 kg
L (lunghezza)		limite sopra e sotto		
contatto		pancia-pancia fianco-pancia	pancia – fianco pancia – schiena	
movimento	interno	trovare il ritmo insieme "incontro"	ritmo - "dialogo" ritmo - "tu mi segui"	esterno
spazio		protezione filtro contenimento	contenimento, filtro luogo di riposo	
legame		iniziare il legame	personalizzare il legame rafforzare il legame addio al portare	"alla pari"
RELAZIONE		Ascolto e rispetto dei bisogni di entrambi Aspettative "giuste" Un percorso dinamico Tra fatiche e gioia andare per vie nuove		ascolto rispetto base di fiducia

Proprio l'ottica di un percorso del portare lascia lo spazio all'individualità nella relazione evitando approcci ideologici e fornendo nel contempo una modalità che nutra la vita insieme nel rispetto dei bisogni di entrambi.

• *La motivazione*

Alla base di qualsiasi percorso si trovano le motivazioni, che possono essere molte e molto diverse tra di loro e che è utile chiarire. Si vuole portare perché si cerca un mezzo di trasporto alternativo alla carrozzina, spinti dalla comodità di avere le mani libere, oppure si cerca un rimedio efficace per rispondere al bambino che piange, una bacchetta magica per farlo tacere, oppure si desidera semplicemente stare a contatto con il proprio bambino?

Alcune domande per chiarire la motivazione:

Perché desidero portare il mio bambino? È una questione di comodità-praticità, quindi vorrei avere le mani libere completamente e piena libertà di movimento, oppure cerco un supporto che mi sostituisca completamente il lavoro delle braccia, oppure desidero soprattutto un supporto per poter allattare il bambino senza tirarlo fuori?

Cerco un supporto con cui ogni tanto trasportare il mio bambino oppure cerco un supporto per stare con il mio bambino?

Per me è importante che sia un supporto di facile utilizzo oppure sono disposta a impiegare delle energie per imparare?

Essere diversa rispetto ad altre persone del mio ambiente mi mette a disagio, non mi piace essere guardata "strana" oppure eventuali reazioni da parte dell'ambiente non mi toccano più di tanto?

Queste domande non servono né per giudicare né per spaventare, ma sulla base delle risposte che bisogna darsi serenamente possono essere a priori adatti alcuni supporti e altri meno.[179]

Ogni percorso portato è caratterizzato da tre fasi:

• partenza
• percorso
• separazione.

[179] I supporti sono illustrati in modo dettagliato nel capitolo IV.

Sia la partenza sia la separazione non sono fasi nette, che si implementano da un giorno all'altro, ma segnano un periodo di inizio e un periodo di fine e sono parti inscindibili del percorso portato.

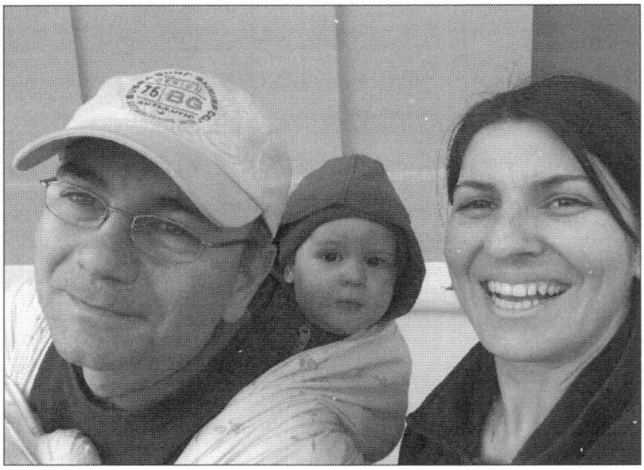

• *La partenza – imparare a fidarsi*

La partenza è un periodo sensibile che dura alcune settimane, in cui si fanno le prime esperienze con il portare e l'adulto impara sostanzialmente a fidarsi della modalità alternativa di stare con il bambino. Una fiducia che non è automatica o innata, ma che deve essere conquistata attraverso l'esperienza pratica positiva e ripetuta con il bambino portato addosso.

Qualunque sia l'età del bambino quando si inizia a portare, si è visto che in questa fase in cui la fiducia deve essere conquistata sono efficaci solo posizioni davanti o al limite sul fianco, ma non sono efficaci le posizioni dietro.

Quando iniziare?

Ricordando le fasi della costruzione del legame, teoricamente è possibile iniziare a portare nel primo anno di vita, anche se dopo i sei mesi, quando il bambino si rivolge di più all'ambiente e comincia a esplorarlo gattonando, le difficoltà sono un po' maggiori; infatti i genitori si devono munire di una dose extra di pazienza per riuscirci. Dopo l'anno di vita del bambino invece è veramente difficile iniziare. Ho avuto molte volte la conferma che i tempi per iniziare a portare corrispondono a grandi linee ai tempi evolutivi del legame e ai bisogni fisiologici del bambino nei diversi stadi della sua età evolutiva.

• *Durante il percorso*

Superata la fase di partenza si comincia a entrare nella sostanza del portare giorno per giorno, sperimentando la libertà di movimento, ma anche la fatica, il bambino contento ma anche il bambino che ieri dormiva nella fascia e oggi sta sveglio e vuole guardare dappertutto. "Non ci sta più bene? Sta diventano pesante?"

Anche se sarebbe bello riposarsi sulle proprie conquiste e continuare il percorso senza ulteriori disturbi, questo cambia chi lo sta facendo. Cambia il bambino per motivi fisiologici di sviluppo esigendo passo per passo maggiore autonomia, mentre il cambiamento del genitore è più interno. Così si aprono inevitabilmente scenari nuovi e sorgono nuove domande e dubbi.

In linea generale ci sono almeno 3 momenti critici durante il percorso che chiedono e segnano una situazione di cambiamento nella relazione portata:

- momento 1: quando il bambino ha raggiunto peso, lunghezza oppure età per cambiare posizione dal davanti al fianco o dietro (3-6 mesi).
- momento 2: quando i genitori si sentono pronti a portare il bambino sulla schiena (4-8 mesi).
- momento 3: quando il bambino comincia a camminare e gli intervalli portati diminuiscono (dopo l'anno).

Ogni momento è una piccola crisi,[180] dove il percorso rischia di essere interrotto bruscamente. In questo caso, il percorso portato subisce una rottura, ma non si completa.

* *Momento 1*

Il bambino non è più neonato, ma comincia a interessarsi al suo ambiente. "Vuole vedere tutto", dicono i genitori, notando giustamente questo cambiamento. Spesso questo momento coincide anche con il fatto che ora il bambino davanti pesa, è lungo, comincia a essere "ingombrante". La madre non ha più tutta la libertà di movimento di prima; il bambino davanti diventa "scomodo". Ora questo è un momento fisiologico e importante, perché segna un momento di crescita, ma sarebbe precoce pensare che sia finito il tempo portato. Adeguare la posizione e mettere il bambino in un'altra posizione sul corpo, cioè sul fianco, diventa perciò indispensabile. Si tratta di

[180] In cinese la parola crisi è *wei-ji*, composto da due caratteri che significano pericolo e opportunità. (Balsamo, *op. cit.,* 2002, p. 157).

fare un salto, di imparare la nuova posizione, di abituarsi a essa insieme al bambino. L'esito di questo momento critico non è scontato. Molti genitori non fanno il salto e preferiscono interrompere l'esperienza del portare.

* *Momento 2*

Questo momento è vicino al momento 1, ma consiste in un'ulteriore sfida. Mettere il bambino sulla schiena non è scontato né automatico e per i genitori occidentali significa un grosso scoglio da superare, che nella maggior parte dei casi viene superato soltanto se c'è una persona esperta che possa insegnare praticamente i movimenti e soprattutto contenere l'insicurezza iniziale. D'altronde portare il bambino dietro apre nuovi scenari; c'è chi dice che "il vero portare inizia sulla schiena",[181] ma è una libertà che deve essere conquistata.

* *Momento 3*

Nel momento in cui il bambino comincia a camminare gli intervalli portati diminuiscono molto, ma sarebbe ancora fisiologico mantenerli nella quotidianità. La sfida di questo momento critico consiste nel non smettere bruscamente di portare il bambino, ma nel mantenere lo spazio portato come modalità per confermare e rafforzare il legame, anche se i tempi di allenamento diminuiscono.[182]

Teoricamente e idealmente, il percorso portato inizia dopo la nascita e finisce nel terzo anno di vita del bambino. La fase di partenza dura alcune settimane, mentre la fase della separazione molti mesi.

Realmente però ed entro certi limiti i tempi portati sono molto variabili e rispecchiano la relazione individuale della coppia genitore-bambino. Così è fisiologico che un percorso intero duri 3 anni, un altro 18 mesi e un altro ancora 4 anni. Anche gli intervalli portati possono differire molto tra una coppia genitore-bambino e un'altra; anche all'inizio, con il neonato, c'è chi porta molte ore al giorno, c'è chi non porta più di un'ora al giorno. Conti-

[181] Susi Milz, http://www.tragetuch.ch, è stata una delle prime esperte europee a sottolineare l'importanza del *portare dietro* e a promuoverlo con il criterio di sicurezza.

[182] A volte uno di questi momenti coincide con il ritorno al lavoro della madre, che comporta una riorganizzazione forzata della vita per tutti. Si ritorna a questo tema nel capitolo III.1.8.

nuando dopo l'anno di vita la durata degli intervalli può variare da cinque minuti a tre ore. Ulteriori differenze si trovano rispetto ai tempi per iniziare; c'è chi inizia subito dalla nascita, c'è chi a uno, due o cinque mesi di vita del bambino.

• *La separazione*

Come descritto nei capitoli precedenti, la separazione fa parte del percorso portato e non può essere evitata, ma idealmente dovrebbe essere vissuta con tatto e nel rispetto dei tempi di entrambi. È una fase più lunga della partenza, che porta passo per passo e dolcemente alla conclusione del periodo portato. Questa fase non deve essere scambiata e confusa con l'interruzione precoce o la rottura del percorso che invece avviene in modo brusco, improvviso e totale. (La rottura del percorso può avvenire per motivi diversi; scelte costrette dei genitori per cause di forza maggiore o per cause interiori, che non intendo mettere in luce qui). La separazione invece è parte integrata del percorso stesso.

Il percorso completo inizia quindi con le posizioni davanti, per passare sul fianco e infine sulla schiena. Mentre la posizione davanti a un certo punto del percorso viene abbandonata completamente, le posizioni sul fianco e sulla schiena si alternano a seconda delle necessità e del momento di entrambi fino ad arrivare alla conclusione del percorso.

II.3.3. Tra fatica e gioia andare per vie nuove

Portare come modalità di relazione conduce senz'altro a percorrere modalità nuove di *maternage* e di relazione con i bambini piccoli. Oggi non è ancora una modalità alla portata di tutti, perché richiede a chi porta (e alla coppia di genitori) un notevole sforzo e una fatica non solo fisica: i genitori si trovano a dover percorrere una "via nuova". In assenza di un modello tradizionale di riferimento ci si deve confrontare con i propri limiti fisici e psichici, con la propria storia educativa, spesso così diversa, e pure con un ambiente spesso scettico.

Ma portare è anche una modalità di relazione divertente e gioiosa, che rende il bambino portato felice e che appaga profondamente chi porta. Che cosa c'è di più meraviglioso di un bambino contento/contenuto vicino a sé?

Poi arriva il momento in cui ci si deve separare, quando la modalità del portare lascia gradualmente il posto ad altre modalità di relazione. La relazione portata infatti è limitata ai primi (tre) anni di vita del bambino, mentre il compito genitoriale nell'accompagnare il bambino verso la vita adulta non finisce e dura ancora 6 volte tanto! Ovvero, il periodo sensibile ad alto contatto in ogni caso è limitato ai primi anni di vita del bambino; se non viene vissuto non tornerà comunque mai più. Come una porta che si chiude a un certo punto della vita, la comunicazione con il bambino non sarà mai più così "fisica".

Crediamo che il percorso portato possa facilitare anche la relazione "dopo fascia". Nell'aver gettato delle solide basi dove la fiducia reciproca è cresciuta nel rispetto e nell'ascolto, si può sperare che possa accompagnare entrambi nel lungo tempo del "dopo".

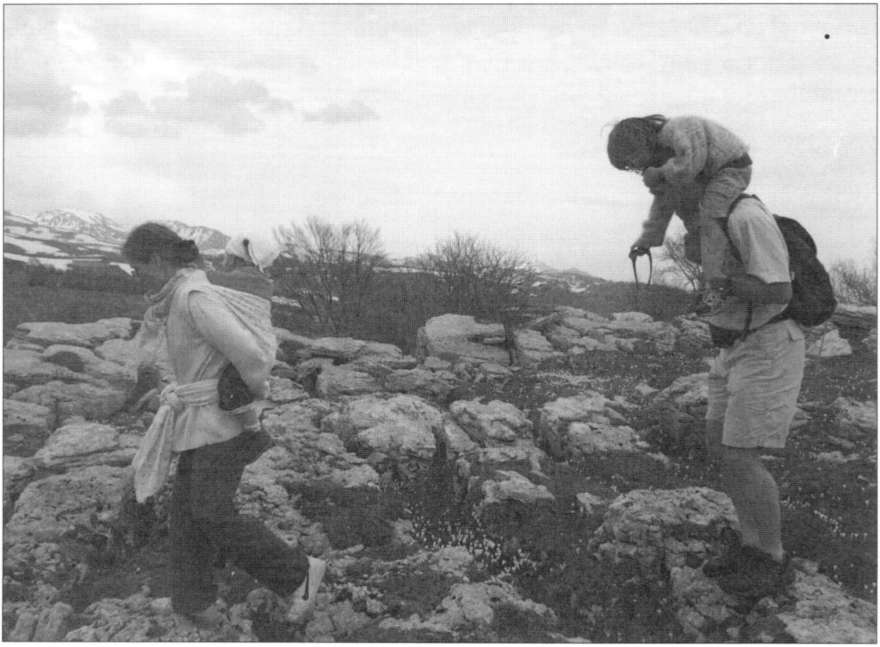

III

Fisiologia del portare applicata

Nel capitolo precedente (*Fisiologia del portare*) è stata esposta e illustrata teoricamente tramite i quattro elementi *contatto, movimento, spazio e legame*.

Ora si torna alla pratica di come la fisiologia del portare può essere vissuta concretamente nella realtà. Questo passo è logico quanto indispensabile (qualcuno dirà che finalmente si arriva agli aspetti concreti), perché si tratta di una pratica e la teoria prima esposta è nata da essa e non viceversa.

A questo punto devo fare due avvertimenti per non creare delle aspettative sbagliate nei confronti di questo capitolo e del prossimo. Il primo è che principalmente parlare o scrivere degli aspetti pratici di una pratica costituisce di per sé un controsenso, perché per comprendere veramente il portare bisogna provare, passare dalle proprie esperienze e affrontare praticamente il proprio, personale, individuale percorso. Nessun libro potrà mai sostituire l'esperienza pratica e neppure dare risposte esaurienti e cancellare dubbi e incertezze a priori sulla carta. Inoltre questo libro non è un manuale d'uso e non cercherà di dare risposte semplici e consigli d'uso universali per tutti.

Il secondo avvertimento si riferisce al fatto che la *pratica occidentale del portare* è una pratica giovane, in fase di sviluppo, che si deve ancora confermare attraverso un vissuto sperimentale più ampio e affermare nel tempo e nei diversi ambiti e ambienti di vita reale. Questo comporta una naturale apertura generale degli aspetti esposti nella discussione. Con il tempo, sulla base dell'esperienza di un numero crescente di genitori che portano, sicuramente ci saranno degli sviluppi ulteriori.

Il capitolo è strutturato in modo tale che nella prima parte III.1. espongo gli aspetti pratici in generale con un'attenzione particolare ai sottocapitoli *portare e pianto* e *portare e sonno*. Ho dedicato poi il capitolo III.2. al *portare con la fascia lunga*, non perché si tratti del supporto migliore, ma perché evidenzia al meglio *la fisiologia del portare* e perché merita semplicemente un capitolo a sé. D'altronde la mia esperienza si riferisce soprattutto alla fascia lunga e il concetto della *fisiologia del portare* è nato sulla base di questa. Il capitolo III.3. infine si occuperà di alcuni casi particolari, in cui il portare è indicato come supporto alla prevenzione o alla terapia.

III.1. Aspetti pratici in generale

III.1.1. Come portare

La posizione

Le posizioni fisiologiche sul corpo del genitore sono sostanzialmente tre: davanti, sul fianco e dietro, mentre per il bambino sono due: sdraiato (orizzontale) o seduto (verticale).

La posizione orizzontale del neonato è largamente ritenuta fisiologica, mentre per la posizione verticale precoce vengono spesso avanzati dei dubbi rispetto alla postura del bambino. Se sembra confermato che non ci siano controindicazioni nel portare un bambino in posizione verticale dalla nascita in braccio e dentro un supporto adatto,[1] si presume, anche se mancano studi specifici, che invece una posizione verticale precoce in un supporto non adatto possa potenzialmente essere dannosa per la postura, le anche e i genitali del bambino.

Una corretta posizione verticale del bambino si ottiene:

- quando il corpo (tronco) del bambino è appoggiato al corpo del genitore e sostenuto dal supporto (non passa la mano tra i due corpi).
- quando le gambe del bambino sono aperte "a rana", in modo che le sue ginocchia stiano più in alto del bacino/sedere.
- quando la testa del bambino può essere sostenuta.
- quando il sedere del bambino è al livello dell'ombelico di chi porta.

[1] Vedi *caratteristiche indispensabili dei supporti ausiliari*, capitolo IV.1.

Queste regole valgono per tutte le posizioni, davanti, di fianco e dietro, e per tutti i supporti. All'inizio, una volta indossato il bambino, è sempre bene controllare allo specchio se la posizione è fisiologica o se deve essere corretta.

Sicuro = vicino

Un importante aspetto della pratica occidentale del portare è di tenere conto (e non ignorare) e di accettare il proprio bisogno di sicurezza, misurabile e razionale. Non potendo attingere a un proprio vissuto di *contatto portato* e alle sensazioni corporee a esso connesse, la sicurezza per chi porta inizialmente non può essere altro che un valore razionale. Ciò significa che bisogna sapere che il supporto tiene, sapere che il bambino non può cadere fuori, che non subisca dei danni dalla postura, che non soffochi. Prima di sentirsi sicuri bisogna sapersi razionalmente sicuri. Per questo motivo un supporto strutturato e le tecniche per annodare un supporto non strutturato devono essere razionalmente sicuri.

Come si arriva alla sicurezza sentita?

Come abbiamo visto precedentemente, per il bambino la sicurezza si esplicita soprattutto attraverso la vicinanza fisica. Solo se è sufficientemente vicino il bambino si sentirà sicuro, mentre se "balla" dentro un supporto si sentirà insicuro e non tenuto adeguatamente, protestando non tanto perché sta stretto, ma perché sta troppo largo.

Il genitore invece deve conquistare il senso di sicurezza un po' alla volta passando, come detto prima, dal *sapere* per arrivare al *sentire*. Anche per lui comunque il grado di sicurezza acquisita sarà commisurato al fatto che riesca a portare il bambino senza avere la sensazione di dover sostenere il corpo del bambino nel supporto. Questo premette l'uso di un supporto adeguato che permetta di legare il bambino così vicino da sentire di avere entrambe le mani libere. Solo in questo momento il sostegno sarà adeguato.

Il controllo visivo

Per controllare all'inizio la posizione è bene guardarsi allo specchio (a casa e nelle vetrine dei negozi per esempio) e munirsi di un specchietto da tasca (per le posizioni sulla schiena), che può fare da retrovisore. Questo sguardo di controllo può fare la differenza per potersi rilassare completamente!

Principio base: portare alto e vicino

Sicuramente, per chi soffre di mal di schiena, scoliosi o altre deformazioni posturali, il pensiero di portare non è allettante. Comunque va detto che è molto più faticoso tenere in braccio un bambino piuttosto che tenerlo in un supporto ausiliario adatto. Chi deve salvaguardare la propria schiena dovrebbe imparare al più presto l'uso corretto di un supporto ausiliario, che distribuisca il peso su spalle e dorso in modo equo e che lasci libere le braccia. Dovrebbe portare il meno possibile in braccio, per evitare affaticamento del trapezio, dei tendini e delle contrazioni muscolari dorsali.

Le esperte del portare non hanno dubbi: l'uso corretto della fascia lunga porta a legare il bambino *in alto*: "dal proprio ombelico in su"; e *vicino*: "non deve passare la mano tra i due corpi". In questo modo il baricentro della madre si sposta in modo non significativo in avanti, il bambino è "incollato" a lei e insieme diventano un corpo unico. Anche quando il bambino sarà più grande, portato sul fianco e sulla schiena, sarà essenziale legare la fascia così stretta che il bambino aderisca perfettamente al corpo della madre.

Questo principio vale per tutti gli altri supporti; infatti sono validi solo quelli regolabili in altezza e in larghezza.[2]

III.1.2. Dove portare?

Praticamente non ci sono delimitazioni spaziali; portare si può in casa per fare i mestieri, e fuori, durante una passeggiata in campagna, in città, sull'autobus.

In casa portare permette di vivere e di soddisfare il bisogno di contatto e di stimolazione sensoriale del vostro bambino, lasciando che partecipi alle attività quotidiane. Inoltre permette di occuparsi dell'altro fratello mentre il piccolo si fa una buona dormita lunga.

Fuori si apprezzano passeggiate "leggere" senza l'ingombro della carrozzina o del passeggino, in campagna e in montagna. In città si gode della libertà di movimento per salire e scendere le scalinate, per entrare nei negozi e negli uffici senza difficoltà, per fare meglio la coda e passare tempi di attesa con un bambino tranquillo, per sapere il bambino protetto dai tubi di scarico delle auto e saperlo al sicuro quando si passa sulle strisce pedonali.

[2] *Ibidem.*

Per motivi ovvi di sicurezza e non solo perché lo prevede il codice stradale, l'unico posto dove è assolutamente vietato portare addosso il bambino è in macchina. Si immagini solo la scena di un tamponamento al semaforo a 20 km/h mentre si sta seduti sul sedile posteriore con il bambino nella fascia:[3] sarà inevitabile sbattere contro il sedile anteriore usando il bambino come *airbag*. Ogni altro commento dovrebbe essere superfluo. La macchina è l'unico spazio e momento in cui l'"ovetto" o il seggiolino omologato è indispensabile.

III.1.3. Quanto portare?

Spesso i genitori nei corsi, nelle email e nelle consulenze telefoniche mi chiedono quanto devono portare il proprio bambino. La domanda in sé esprime un approccio che tende a un'"ideologia del contatto". Grazia de Fiore, nel suo libro *Portare i bambini,* dedica il secondo capitolo a questa domanda e afferma: "Se desiderate tenere il vostro bambino su di voi 24 ore su 24, sentitevi liberi di farlo".[4] Giustamente cerca di smontare, tramite la raccolta di varie nozioni e conoscenze scientifiche, la credenza e la paura che troppo contatto possa danneggiare o viziare in qualche modo il bambino e che al contrario la cosa più naturale e fisiologica sia di starci continuamente a contatto. Sebbene a livello teorico possa essere d'accordo con lei, credo che realmente sia una cosa improponibile e un approccio destinato a fallire. Nessuna madre può pensare di poter stare continuamente a contatto con il suo bambino senza arrivare, chi prima chi dopo, al limite in cui dovrà staccare il bambino per forza, a volte all'improvviso, procurandogli magari il trauma che avrebbe voluto a tutti i costi evitargli attraverso il suo approccio a contatto continuo.

Abbiamo visto nei capitoli precedenti che per i genitori non è semplice restare in ascolto. Anche un approccio *a contatto* non automaticamente è un vero approccio *ad ascolto*.[5]

[3] Di seguito userò spesso il termine *fascia* per indicare l'uso di un supporto ausiliario in generale.

[4] De Fiore Grazia, *Portare i bambini-contatto continuo come e perché,* Coleman Editore, 2006.

[5] Vedi capitolo III.2.6 *Si può portare troppo nella fascia lunga?*

La modalità del portare fa riferimento solo all'*ascolto reciproco,* e l'unico valore costante è che il *quanto* non è misurabile.[6] Inoltre, la parola "dovere" nel contesto del portare è un controsenso irrisolvibile. Non si deve proprio nulla, ma si può!

III.1.4. Portare e pianto

Tutti i neonati, in tutte le culture, anche nelle società ad alto contatto, piangono. L'unica cosa che cambia, e in modo significativo, è la durata degli intervalli tra un pianto e l'altro e la risposta da parte delle persone che se ne prendono cura. Nella maggior parte delle società tradizionali ad alto contatto i bambini piangono meno di cinque minuti al giorno,[7] mentre oggi in Europa il pianto dei primi tre/quattro mesi è il maggiore problema con cui i pediatri si devono confrontare e che non sanno curare.[8] Sembra una vera emergenza. Dal 2002 le parole *infant crying* (pianto del neonato, colica del neonato) sono al primo posto delle parole più digitate nei motori di ricerca per arrivare al sito di portareipiccoli.it.

Ma qual è il significato del pianto? Perché piangono i bambini? Perché ci sono bambini che piangono più di altri e cosa significa?

Il significato del pianto dei bambini

Come delineato nel concetto biologico del portare, il pianto è una mo-

[6] Tutti i termini che misurano il *quanto* sono comunque soggettivi. Chi stabilisce quanto è tanto o poco? Per alcuni sarà tanto se portano un'ora, per altri se portano quattro ore al giorno.

[7] Ecco il resoconto di pratiche in una comunità bantu nell'Africa orientale: *Le madri riconoscono un tipo di pianto, durante i primi tre mesi di vita, che non può essere soddisfatto dando da mangiare al bambino (...) Assai spesso, di notte (...) la madre accende la luce, si lega il bambino sul dorso e si mette a camminare per la casa, scuotendolo su e giù. Con la guancia fortemente premuta contro la schiena della madre, in questa posizione il bambino di solito si acquieta. Anche durante il giorno le nutrici usano scuotere il bambino tenendolo sulla schiena oppure in braccio, come metodo per calmarlo quando piange ma rifiuta il cibo.* (Levine RA, Levine BB, *Nyansongo: a Gusii Comunity in Kenya*, in Whiting BB (ed), *Six Cultures: Studies of Child Rearing,* Wiley, NY-London, 1963).

[8] Barr RG, *Colic and Crying Syndromes in Infants,* "Pediatrics", 1998 Nov;102(5 Supplement):1282-1286.

dalità di comunicazione molto forte, un segnale di allarme, che indica una situazione di stress del bambino, e che richiede l'immediato intervento da parte dei genitori che si prendono cura di lui. Questa modalità comunicativa non dovrebbe essere considerata normale, ma eccezionale.[9] Non è affatto vero che un po' di pianto non ha mai danneggiato nessuno. Questo pianto impegna e disperde molte energie del bambino, riducendo sensibilmente l'ossigenazione sanguigna con effetti negativi sull'ossigenazione cerebrale, ed è un'esperienza limite che può essere considerata potenzialmente dannosa per l'organismo del bambino.[10] È il pianto che nella persona di riferimento porta a una reazione biochimica di allerta che la spinge ad agire immediatamente e a prendere il bambino in braccio![11]

"Appena lo metto giù si sveglia e piange. Lo prendo in braccio e si riaddormenta serenamente. Ecco che ha preso il vizio!" Affermazioni di questo tipo sono molto frequenti tra i neogenitori. Spesso sono espressioni di disagio e di enorme fatica di fronte al figlio che esige di stare in braccio.

Ma sono bambini realmente molto esigenti? E se avessero solo un comportamento del tutto fisiologico perché stare vicino ai propri genitori è la condizione più naturale e che corrisponde ai loro bisogni innati?

Prendere il bambino in braccio, portarlo vicino significa rispondere in modo naturale ai suoi bisogni fisiologici. Mai si dovrebbe lasciar piangere un bambino!

E se il bambino in braccio continua a piangere?

Qui approdiamo al problema del pianto dei primi mesi, che comunemente viene chiamato "colica", ma sebbene sia un termine utilizzato nella letteratura medica non indica prevalentemente un sintomo organico-fisico (cioè mal di pancia), ma è il termine per una sintomatologia clinica tipica di pianto eccessivo. Infatti meno del 5% dei bambini che piangono in modo eccessivo soffrono di un sintomo organico, problemi di digestione, allergie e di effettive coliche gassose, mentre la maggioranza (95%) piange per

[9] Il bambino dispone di molte altre modalità per comunicare – il sorriso, gli occhi, il linguaggio del corpo, che al genitore attento non sfuggono.

[10] Ludington-Hoe SM, Cong X, Hashemi F, *Infant crying: Nature, physiologic consequences, and select interventions,* Neonatal Network, 2002;21(2):29-36.

[11] Schoen Regine A, *op. cit.*, p. 13.

motivi sconosciuti.[12] Questo non significa che non ci sia un motivo reale perché non si debba ascoltare; anche cause "sconosciute" sono sempre da considerare seriamente.

Il pianto eccessivo

Per definire il pianto eccessivo *la regola dei 3* di Morris Wessel si è rivelata valida fino a oggi: un bambino piange in modo eccessivo quando piange per più di tre ore al giorno per più di tre giorni alla settimana per più di tre settimane di seguito.

Questa quantità di pianto è associata a una serie di caratteristiche tipiche:[13]

- inizia a 2 settimane e finisce verso i quattro mesi
- il picco di maggior pianto si registra a circa 2 mesi (6 settimane)
- i bambini sono inconsolabili
- l'intervallo di pianto dura da 30 a 40 minuti o di più
- il pianto può sorgere all'improvviso senza motivo apparente
- il pianto è soprattutto serale (ore 17-24)
- il bambino ha un'espressione di dolore, tira le gambe, inarca la schiena, rilascia aria.

La differenza tra un bambino con pianto eccessivo e uno con pianto normale sta soprattutto nella durata del pianto e non nella frequenza. I bambini "normali" sono più consolabili, si lasciano confortare quando vengono presi in braccio, mentre i bambini con coliche una volta che piangono difficilmente si lasciano consolare, anche se hanno una madre attenta e sensibile.

Sono state avanzate molte teorie per spiegarne le cause, l'origine, i fattori di rischio e la letteratura scientifica sul tema è ampia e diversificata. Tuttavia, ad oggi, non si è trovata una spiegazione certa delle cause del pianto eccessivo né dei metodi di trattamento specifici, ma si crede che il pianto dei primi tre mesi abbia la funzione fisiologica di scaricare la tensione del sistema nervoso immaturo del bambino, sovraccarico a fine giornata.

Sembra che i bambini che piangono in modo eccessivo non abbiano necessariamente un carattere difficile oppure dei problemi organici (allergie al latte, reflusso gastroesofageo), ma abbiano maggiori difficoltà ad adattarsi

[12] Clifford TJ, Campbell MK, Specchley KN, Gorodzinsky F, *Infant colic:empirical evidence of the absence of an association with source of early infant nutrition,* "Archives of Pediatrics and Adolescent Medicine", Med 2002 nov;156(11):1123-1228.

[13] Barr Ronald G, 1998, *op. cit.*

alla vita extrauterina. Infatti sono più sensibili, hanno reazioni più intense e tendono a reagire "a scatto", hanno una minore capacità di autoregolarsi, hanno bisogno di maggiore aiuto dall'esterno per regolare le diverse fasi durante la giornata; dal sonno alla veglia, dallo stato di attenzione a uno stato di rilassamento interno,[14] tutto questo dovuto a un'immaturità neurologica fisiologica, che nella maggior parte dei casi si risolve nei primi quattro mesi.

L'ipotesi che il pianto eccessivo fosse un sintomo di un'interazione non ottimale tra genitori e bambini non ha trovato conferma definitiva, anche se in alcune ricerche sono stati determinati degli squilibri nei fattori psicosociali delle situazioni con pianto eccessivo.

Uno studio[15] eseguito a Monaco nella *Münchner Sprechstunde für Schreibabies* ("sportello per bambini con pianto eccessivo") con 63 bambini che piangono in modo inconsolabile e 43 bambini nel gruppo di controllo dimostra che nel gruppo dei bambini con pianto eccessivo c'era un accumulo significativo di rischi psicosociali e organici, inclusi un alto livello di stress prenatale, stati ansiosi della madre e conflitti con il partner. Le madri del gruppo di bambini che piangevano si sentivano meno competenti e avevano forti sentimenti di esaurimento, depressione, stati d'ansia, propri vissuti infantili pesanti e problemi di coppia. Un'origine organica (per esempio intolleranza ai latticini) si trovava solo in pochi. Dal punto di vista neurologico, più della metà (51%) dei bambini che piangevano evidenziavano problemi, contro un 22% degli altri. Un'immaturità della regolazione del ritmo sonno-veglia, degli stati di eccitazione e degli stati "tranquilli" dei bambini con pianto eccessivo era considerevole. Si conclude che nel campione esaminato si trovava un'alta concentrazione di fattori psicosociali. I pediatri potrebbero, attraverso una diagnosi precoce e una consulenza adeguata (l'invio a competenze specializzate), prevenire futuri problemi relazionali ed evolutivi.

Un altro studio recentissimo[16] dimostra che effettivamente i bambini di

[14] Bensel Joachim, *Was sagt mir mein Baby wenn es schreit,* Oberstebrink, 2003.

[15] Papousek M, Von Hofacker N, *Persistent crying in early infancy: a non-trivial condition of risk for the developing mother-infant relationship*, "Child: Care Health Development", 1998 Sep; 24(5):395-424.

[16] Wurmse H, Rieger M, Domogalla C, Kahnt A, Buchwald J, Kowatsch M, Kuehnert N, Buske-Kirschbaum A, Papousek M, Pirke KM, von Voss H, *Association between life stress during pregnancy and infant crying in the first six months postpartum: a prospective longitudinal study*, "Early Human Development" 2006 May;82(5):341-9.

madri che hanno subìto traumi o eventi negativi in gravidanza piangevano di più durante i primi sei mesi di vita, particolarmente a 3 e 5 mesi (e non necessariamente nelle primissime settimane). Si conclude che lo stato emotivo della madre in gravidanza dovrebbe sempre essere considerato e se necessario dovrebbe ricevere un supporto professionale adeguato.

Ma non c'è dubbio che a volte la relazione madre-bambino soffre proprio in seguito al pianto eccessivo del bambino. Detto senza indugio: i bambini che piangono molto portano i genitori al limite della sopportazione. La percentuale di bambini scossi e percossi è di 25-40 su 100.000. La causa numero uno per lo scuotimento, provocando la morte o danni irreversibili, è il pianto inconsolabile.[17] Tutti gli esperti si trovano d'accordo nel sostenere che famiglie con bambini che piangono in modo eccessivo hanno bisogno di supporto e di aiuto professionale per reggere lo stress della situazione.

Nella lingua tedesca negli ultimi anni si è affermato il termine *Schreibaby* per un bambino che piange eccessivamente, e a Berlino, a Bremen, a Monaco e in altre parti della Germania esistono sportelli (cosiddetti *Schreiambulanz*) a cui si possono rivolgere genitori disperati con bambini ad alto bisogno che piangono, che non dormono e che hanno problemi di alimentazione, e dove ricevono supporto emozionale che aiuti ad abbassare il livello di stress e di tensione e a riequilibrare la relazione di sofferenza.

E in Italia?

Purtroppo i dati non sono confortanti; centri specifici per ricevere aiuto con un bambino che piange in modo eccessivo sono ancora rarissimi.[18] Anche se il tema del pianto è onnipresente, troppo spesso ancora viene avanzata la teoria organica (intolleranze, allergie, mal di pancia) e prevalgono i trattamenti meccanici oppure farmacologici. Un'informazione adeguata e aggiornata rispetto al pianto eccessivo da parte dei pediatri, le figure di maggiore riferimento dei neogenitori, sarebbe molto importante.

[17] Vedi http://www.dontshake.com

[18] Vedi "Pronto soccorso emozionale per genitori e neonati" al Centro Studi Eva Reich a Roma fondato da Silja Wendelstadt: http://www.centrostudievareich.com, info@centrostudievareich.com. Esperti in "Pronto Soccorso Emozionale" formati al Centro si trovano in Italia nelle seguenti località: Roma e prov. (Nettuno, Palestrina, Monterotondo), Perugia, Ancona, Grossetto, Milano, Lecco, Sondrio e prov (Morbegno). Referente nazionale: Marco Francesco Doria, tel.333/7122786; Segreteria org. Maria Francesca Fiorentini, tel.333/6774699.

Un buon indirizzo a cui rivolgersi possono essere i consultori familiari, dove le ostetriche del distretto sono disponibili per madri e bambini nei primi mesi dopo il parto e in caso di necessità sapranno dare indicazioni su dove chiedere ulteriore supporto specifico. Mai si dovrebbe esitare a chiedere aiuto in una tale situazione e a rivolgersi a una persona di fiducia!

Portare per rispondere al pianto eccessivo

Nel suo famoso e *omni* citato studio randomizzato,[19] il pediatra svizzero Urs A. Hunziker, insieme a un gruppo di scienziati, ha voluto comprendere se i bambini portati (per due ore al giorno in un supporto ausiliario) piangessero meno dei bambini non portati. Allo studio hanno partecipato 99 coppie di madri con bambini che piangevano nelle misure normali.

I risultati erano impressionanti: i bambini portati piangevano complessivamente il 48% del tempo in meno dei bambini non portati. Alla sesta settimana, i bambini portati per due ore avevano un tempo di pianto ridotto del 43% complessivo (un'ora) mentre il pianto serale addirittura si era ridotto del 51%. Il sonno e la durata delle poppate invece rimanevano invariati.

Gli scienziati avevano concluso lo studio affermando che la pratica del portare soddisfa il bisogno di contatto del bambino piccolo e che il non portare invece potrebbe predisporlo al pianto e alle coliche.

Nel 1991, in uno studio successivo[20] effettuato su bambini che invece piangevano in modo eccessivo, si cercava di individuare se portare avesse lo stesso effetto di ridurre il pianto eccessivo. Alla sesta settimana, quando ci si aspettava la maggior riduzione, i bambini che venivano portati oltre due ore in più del gruppo di controllo piangevano solo 3 minuti di meno degli altri. Pertanto si è concluso che portare non riduce il pianto eccessivo dei bambini. Questo potrebbe dipendere dal fatto che i bambini con pianto eccessivo hanno maggiori difficoltà nella regolazione dei propri stati.

Successivamente, in altri due studi,[21] non è stata confermata neppure l'efficacia del portare rispetto al pianto dei bambini "normali".

[19] Hunziker Urs A, et al., *Increased carrying reduces infant crying? A randomized controlled trial,* "Pediatrics", 1986;77:641-648 visibile nel testo integrale in inglese su http://www.portareipiccoli.it/trial_hunziker.htm

[20] Barr RB, et al. *Carrying as colic therapy: a randomized controlled trial,* "Pediatrics" 1991 May; 87(5):623-30.

[21] Walker AM, Menahem S, *Intervention of supplementary carrying on normal baby*

Portare quindi non può essere considerata una terapia efficace per evitare il pianto o per rispondere al pianto eccessivo. Ma discussione scientifica a parte, chi è passato dall'esperienza di un bambino che piange molto sa che si cerca di fare qualsiasi cosa per rasserenarlo e per consolarlo. È decisamente molto difficile sopportare il proprio bambino che piange!

Aletha Solter,[22] psicologa americana e fondatrice dell'Aware Child Institute, propone una visione diversa del pianto dei bambini affermando che il pianto può essere un importante meccanismo per sciogliere tensioni e per scaricare stress. Dal punto di vista biochimico significa che nelle lacrime ci sono ormoni e neurotrasmettitori che si trovano nel nostro corpo quando deve reagire a una situazione di stress. Quando la situazione di stress si è risolta, queste sostanze hanno bisogno di essere buttate fuori altrimenti manterrebbero il corpo in uno stato di eccitazione e di tensione. Il pianto aiuterebbe il corpo a riequilibrarsi dopo una situazione di stress. Frey[23] ipotizza che la repressione del pianto potrebbe portare a una maggiore fragilità per problemi psichici e fisici. Crepeau[24] conferma che persone sane piangono molto di più e dimostrano un atteggiamento più positivo nei confronti della vita rispetto a persone che soffrono di ulcere e coliti. Bambini traumatizzati migliorano in modo significativo la loro situazione nelle terapie che favoriscono il pianto.[25]

Sembra che la capacità di piangere sia un meccanismo di guarigione innato e fisiologico per gli esseri umani. Ma presumiamo che sia così, lo è

crying patterns – a randomized study; "Journal of Developmental and Behavioural Pediatrics", 1994 Jun;15(3):174-178. St. James-Roberts I, Hurry J, Bowyer J, Barr RB, *Supplementary Carrying Compared With Advice to Increase Responsive Parenting as Interventions to Prevent Persistent Infant Crying,* "Pediatrics", 1995 March; 95(3): 381-388.

[22] Solter Aletha J, *Il bambino consapevole*, edizioni la Meridiana-partenze, 1997.

[23] Frey II WH, Langseth M, *Crying: The Mystery of Tear*s, "Winston Press, Inc.", Minneapolis, 1985.

[24] Crepeau MT, *A comparison of the behaviour patterns and meanings of weeping among adult men and women across three health conditions*, (doctoral dissertation, University of Pittsburgh). "Diss. Abstracts International", 1980;42:137.

[25] Emerson WR, *Psychotherapy with infants and children*, "Pre-and Perinatal Psychology Journal", 1989;3(3):190-217. Levine P, *Understanding Childhood Trauma*, "Mothering", 1994;71:49-54.

già per i neonati, che tra l'altro piangono senza lacrime? Si può affermare che il pianto abbia lo stesso valore per loro?

Solter propone di "ascoltare" i bambini, tenendoli a contatto, vicini, ma senza fare altri interventi attivi di diversivo o di consolazione (ciuccio, seno, camminare, cullare). Importante sarebbe dare al bambino il pieno permesso di piangere! Secondo la Solter, molti genitori non riescono ad ascoltare il pianto dei loro bambini perché anche loro da piccoli sono stati "taciuti" tramite gli *schemi di controllo*[26] e non accolti nell'espressione del loro dolore (per esempio per una gravidanza difficile o un parto traumatico).

Di recente il pediatra spagnolo Gonzalez[27] ha criticato aspramente la teoria della Solter perché secondo lui ripropone con un vestito nuovo ma altrettanto crudele la vecchia formula "lasciare piangere per farsi i polmoni". Giustamente possiamo chiederci come la madre possa sapere *perché* il suo bambino piange; ha bisogno di sfogarsi per qualcosa che ha subìto oppure ha un altro bisogno non soddisfatto? Se partiamo dal presupposto che il bambino piange per segnalare un disagio e per richiamare l'attenzione del genitore e per chiedere aiuto, allora l'ascolto non deve essere passivo.

Credo che il tema del pianto sia un tema molto delicato, dove è pericoloso dare ricette di "cosa fare se piange il bambino". Non dobbiamo mai dimenticare che il pianto del bambino, innanzitutto, commuove internamente e fa reagire di conseguenza con altrettante emozioni. In questo senso sono convinta che ascoltare il bambino, lasciare che si possa esprimere e accettarlo non significa lasciarlo piangere. Cercare di consolarlo non significa cercare di farlo tacere perché non si sopporta il suo pianto.

In questo contesto ho sperimentato, e come me molti genitori, che portare è un ottima modalità di "mediazione" proprio nei momenti del pianto; perché dà un contatto che conforta, un movimento che aiuta a equilibrarsi, uno spazio dove il bambino può essere se stesso e che il genitore è in grado di ascoltare e di rispettare.

Portare non sarà una terapia scientificamente efficace per "risolvere" il pianto, ma può essere ritenuta senz'altro un'ottima modalità per ascoltare

[26] Come *schema di controllo* secondo Solter possono fungere in determinate situazioni: seno, ciuccio, movimento continuo, rumore bianco, la fascia (vedi Solter, 1997, *op. cit*, p. 47).

[27] Gonzalez Carlos, *Besame mucho – come crescere i vostri figli con amore*, Coleman Editore, 2006.

e supportare il bambino quando piange senza lasciarsi sopraffare dalle proprie emozioni. Portare permette di stare vicino al bambino accettandolo in pieno anche in quel particolare momento.

III.1.5. Portare e sonno

Addormentarsi addosso

La maggior parte dei bambini neonati portati addosso si addormenta in un tempo sorprendentemente veloce. (Questo rapido addormentamento ha contribuito molto alla fama della fascia lunga di essere "magica".) Sembra che le condizioni di contatto, movimento e contenimento spaziale addosso al corpo caldo del genitore siano estremamente favorevoli per abbassare tensioni muscolari e per il rilassamento del bambino. Una madre racconta: "Il mio bambino finora si è addormentato solo al seno, ma ora piomba nel sonno appena dentro la fascia".

Dormire addosso o metterlo giù per dormire?

"Il mio bambino si addormenta profondamente nella fascia, ma quando lo metto giù, anche se molto piano, si sveglia e piange. Se lo infilo nuovamente nella fascia continua a dormire. Sbaglio qualcosa?"

Innanzitutto va detto che è fisiologico che nei primi mesi di vita il bambino che si è addormentato a contatto (in braccio o nella fascia) si svegli dopo poco che viene messo giù. La sua natura di portato lo sveglia, registrando di non trovarsi più nella condizione sicura e protetta vicino al corpo del genitore e mettendolo in uno stato d'allarme. Questo spiega perché si riaddormenta tranquillamente quando viene rimesso nella fascia.

Dal punto di vista posturale non ci sono problemi se il bambino dorme addosso. Se invece si preferisce metterlo giù c'è un altro aspetto da considerare che ho imparato grazie all'approccio del *Infant Handling.*[28]

Quando si mette giù un bambino neonato, spesso lo si fa in modo sbagliato, cioè provocandogli involontariamente il risveglio perché si fa scatta-

[28] Nel concetto di *Infant Handling kinestetico* sviluppato da Hatch e Maietta si mira a un movimento a contatto tra genitori e bambini, per mettere il bambino nella condizione di poter apprendere come muoversi in modo "leggero".

re il suo sistema d'allarme interno. Infatti qual è la modalità con cui si mette giù il bambino? Lo si tira fuori dal supporto e lo si posa piano piano nella sua culla, tenendolo come un vassoio davanti a sé.

Purtroppo, in questo modo si simula una caduta libera che è lo stimolo che fa scattare il riflesso di Moro e il risveglio.

Per dare al bambino almeno una possibilità di continuare a dormire bisogna tenerlo il più possibile ancora a contatto sporgendosi nella culla; quindi posarlo sulla superficie del materasso in modo che tocchino prima i piedi e le gambe, poi il sedere, poi la schiena e infine la testa. È la stessa modalità che usiamo anche noi adulti quando ci sdraiamo sul letto!

Se il bambino si è addormentato sulla schiena è più semplice metterlo giù in questo modo. Basta sedersi sul letto, avvicinare il proprio busto al materasso (fa bene agli addominali) e sfilare le bretelle della fascia; così il bambino "tocca terra" naturalmente (con la sequenza descritta) e continua a dormire. Ora si può slegare il nodo davanti e coprire il bambino con la fascia.

Vorrei invitare tutti i genitori ad avere pazienza se all'inizio (i primi sei/otto mesi) il bambino si sveglia quando lo si mette giù. Probabilmente non è ancora pronto per dormire a lungo nel suo letto da solo, perché ha ancora bisogno della conferma della vostra presenza. Abbiamo comunque osservato che all'anno di vita la maggior parte dei bambini si lascia mettere giù tranquillamente, perché stanno nella fascia solo per addormentarsi, ma poi apprezzano anche il loro letto per farsi una bella dormita in pace. È tutta una questione di tempi in linea con lo sviluppo del bambino. Nessun bambino ha continuato a dormire nella fascia per sempre!

Portare di notte?

I neonati non fanno differenza tra il contatto durante il giorno e quello durante la notte, e giustamente non capiscono perché di notte non dovrebbero stare vicini ai loro genitori. Ci sono neonati che sono molto irrequieti e di notte faticano a dormire (si svegliano e piangono anche dopo la poppata); non gli basta neppure stare accanto ai genitori nel lettone, ma sono sereni (e si addormentano profondamente) solo a contatto completo, sulla loro pancia. In questi casi può essere un aiuto tenerli per alcune settimane anche la notte nella fascia lunga.

"Ma se ora dorme solo così, come andrà finire fra qualche anno?" Questa paura attribuisce al tempo un valore totale ma del tutto irrealistico. I bambini, con la loro spinta fisiologica a crescere e a diventare individui indipendenti, rimarranno vicini ai genitori solo finché ne sentiranno il bisogno. Poi se ne andranno. Questo succede anche con il sonno. Il bambino chiederà di essere rassicurato finché ne sentirà il bisogno, infine quando sarà maturo comincerà a dormire tutta la notte, apprezzando anche il proprio letto. Sono le nostre aspettative che spesso non combaciano con quelle del bambino e con i suoi tempi di maturazione.

Questo vale per lo spazio (culla, lettone, proprio letto) e per il tempo (4 o 18 o 40 mesi). È assolutamente fisiologico che un bambino neonato cerchi il contatto notturno con i genitori e che abbia frequenti risvegli fino a 5 anni di età (e non 5 settimane). L'aspettativa che apprezzi la sua culla a 6 settimane come proprio spazio individuale è un'aspettativa dei genitori; come pure l'aspettativa che dorma tutta la notte a 3 mesi. Purtroppo da parte di molti pediatri viene rafforzata questa visione instillando nei genitori un senso di inadeguatezza per il fatto che il proprio bambino soffre di problemi di insonnia, un disturbo diffusissimo che tra l'altro può essere curato facilmente tramite un semplice metodo che "insegna al bambino a dormire".[29]

Senza entrare in merito alle teorie sul sonno né al tema del *co-sleeping* (dormire insieme), che qui non posso trattare perché oltrepasserebbero la cornice di questo libro, credo che tutte le lotte che instauriamo con il nostro bambino, se vogliamo abituarlo a modelli, situazioni e luoghi che riteniamo giusti noi e che forse sono a nostro vantaggio ma non corrispondono ai suoi bisogni veri, siano delle immense dispersioni di energia per entrambe le parti.

Energie che il bambino deve impegnare per farsi ascoltare (continua a piangere) e che non può più impegnare per crescere, ed energie che i genitori perdono e di cui avrebbero ampiamente bisogno per rimanere in ascolto del loro bambino.

Portare significa *ascoltar*e il proprio bambino, sempre, anche di notte, e rispondere ai suoi bisogni, e ha aiutato e aiuta molti genitori a rivedere le loro convinzioni acquisite sul sonno notturno per fare posto a un vero ascolto e a soluzioni individuali.

[29] Estivill, 1999, *op. cit.*

III.1.6. Portare e allattamento

“Esiste una posizione per portare allattando o per allattare portando? Il mio bambino vuole stare attaccato al seno sempre, e comunque potrei fare dell’altro mentre lui poppa?” Certamente esistono posizioni valide che permettono di allattare in tutta discrezione anche in pubblico.

A questo proposito invito comunque a riflettere sul fatto che l’allattamento come il portare sono entrambe modalità per nutrire il bambino di contatto, di coccole, di stimoli tattili, di amore. Ne troviamo conferma anche nella realtà osservata, in cui neonati che prima stavano attaccati al seno *sempre,* nel momento in cui cominciavano a essere portati iniziavano a fare delle pause tra le poppate (normalmente per la gioia della madre). Questo perché prima avevano la possibilità di riempirsi al meglio di contatto, coccole, movimento, calore e stimoli solo quando erano attaccati al seno, dato che nei momenti non-seno erano messi giù.

Allattamento e portare sono quindi due modalità di nutrimento che si completano e si alternano. Il bambino che riceve nutrimento di contatto, movimento, sicurezza addosso al corpo del genitore non ha bisogno di avere continuamente il capezzolo in bocca.

Ma c’è un altro aspetto che differenzia le due modalità. Al contrario del portare, l’allattamento è un momento di nutrimento (e di riposo) per entrambi che esclude altre attività parallele. Durante la poppata anche la madre si siede e si prende il tempo per una pausa.[30] Il bambino in questo momento ce l’ha tutta per sé. Questo si osserva soprattutto nei neonati (i primi mesi) che giustamente non vogliono condividere la loro madre durante la poppata neanche con il telefono. Per questo motivo non consiglio di portare abitualmente il bambino nella posizione per allattare al volo.

La posizione dell’allattamento

• *sdraiata*

Il supporto ausiliario deve sostenere il corpo del bambino nella posizione dell’allattamento (sdraiata, pancia contro pancia, testa in linea con il corpo, la bocca vicino al capezzolo) in modo che si possa attaccare al seno

[30] Vedi i consigli nel libro di Catanzani Tiziana, Negri Paola, *Allattare un gesto d’amore*, Bonomi, Pavia, 2005.

senza ulteriore sostengo (del seno, della testa). Con qualsiasi supporto si provi ad allattare sarà indispensabile provare e riprovare per prendere la mano. Più piccolo è il bambino più pazienza ci vorrà per trovare la posizione comoda.

• *verticale*

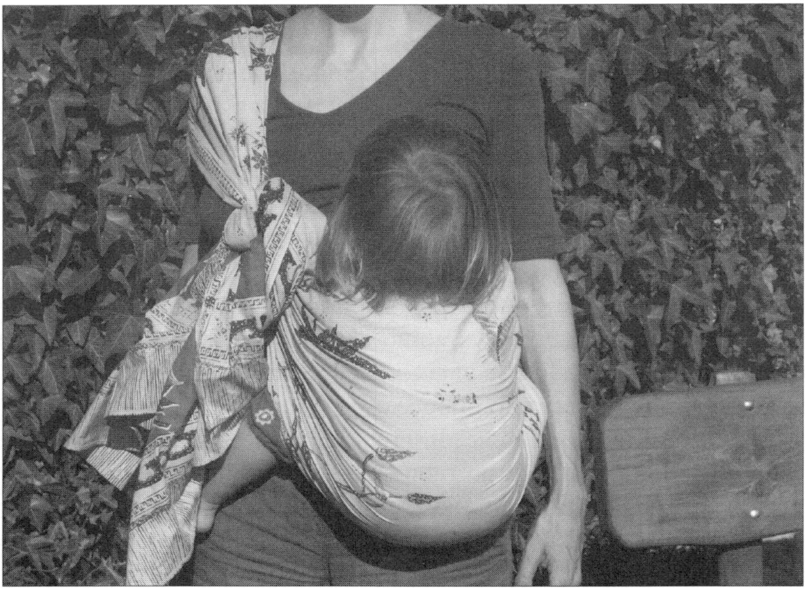

Un bambino più grande si potrà attaccare al seno quando è portato sul fianco. Siccome però nella posizione sul fianco sarà seduto troppo “in alto” per prendere comodamente il seno, la posizione deve essere un po’ adeguata: o si tira il seno in alto e lui si ingobbisce per prenderlo oppure si allenta temporaneamente il supporto in modo che si abbassi la sua seduta e riesca quindi a prendere il capezzolo comodamente. Dopo la poppata è importante ricollocare il bambino nella posizione fianco normale.

III.1.7. Portare e clima

D'inverno fa troppo freddo?

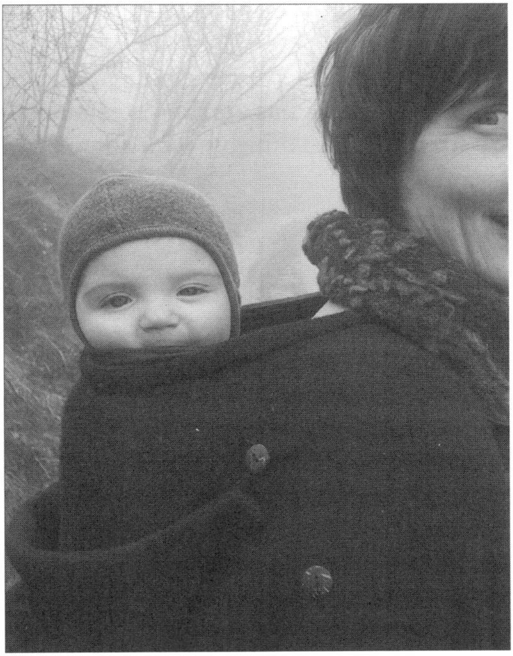

Il neonato è più al riparo se viene portato sotto la propria giacca. Meno vestiti ci sono tra i due corpi, meglio funziona la termoregolazione e la temperatura corporea del bambino rimane stabile. Vestirsi poco (con maglietta di cotone) e vestirlo poco (con tutina) è sufficiente se si porta con la fascia che avvolge entrambi i corpi. La giacca o il mantello vengono indossati sopra. Generalmente solo le parti che "spuntano" dalla fascia hanno bisogno di un'ulteriore copertura. Infatti è importante mettere al bambino un cappellino avvolgente per evitare la dispersione di calore dalla testa. I piedi e le gambe invece sono all'interno della fascia oppure vanno protetti da calze o scarpine di lana.

Il bambino più grandicello, da 4 mesi in poi, che viene portato sul fianco o sulla schiena, può stare anche sopra la giacca. In questo caso deve essere vestito con una tuta calda intera (meglio se in lana cotta e non di tessuti sintetici), perché non avviene nessuno scambio termico tra lui e chi porta. Pertanto è indispensabile controllargli al tatto e di frequente la temperatura delle gambe e dei piedi.

Al bambino portato sulla schiena una giacca per due o un mantello con apertura dorsale (per esempio tramite zip) può garantire una maggiore protezione dal freddo e fornisce anche d'inverno un ottimo comfort per entrambi.

D'estate fa troppo caldo?

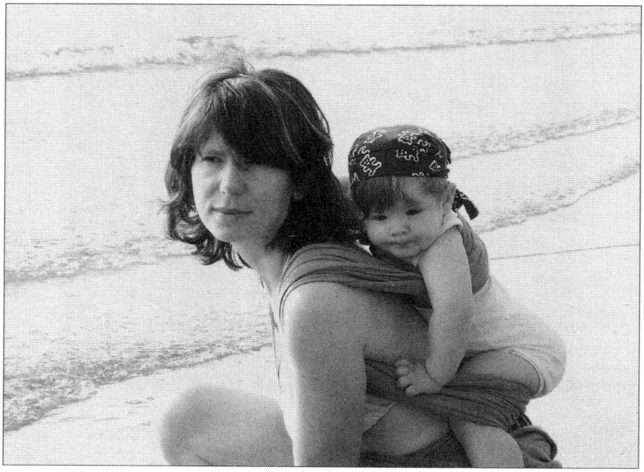

"Il mio bambino, quando lo tiro fuori dalla fascia, è fradicio di sudore e anch'io sono tutta bagnata. Ho paura che possa prendere freddo e ammalarsi."

Non ci sono dubbi che quando si porta d'estate si sente di più il caldo e si suda. Chi soffre molto il caldo farà quindi maggior fatica a portare il suo bambino perché si sentirà avvampare, soprattutto nella posizione frontale davanti.

Spesso si tende a responsabilizzare la fascia stessa delle sensazioni di caldo che si provano e del sudore che cola tra i due corpi, e si va in cerca della "fascia fresca". Ma si tratta di un'impressione. Come abbiamo visto nel capitolo *contatto*, sono i due corpi impegnati nello scambio termico e nell'intento di tenere stabile la temperatura corporea i responsabili della sudorazione. Quando la temperatura ambientale è alta, per regolare la temperatura corporea la madre cerca di tenere stabile la temperatura periferica del bambino, scaricando l'eccesso di calore tramite la sudorazione, bagnando anche il bambino con il proprio sudore.[31] (Infatti i due corpi sono sempre bagnati laddove si toccano e mai dalla parte della fascia sulla schiena). In fondo, pensandoci bene, è un meccanismo meraviglioso, perché il bambino sicuramente non si scalda mai troppo! I bambini infatti se ne curano molto poco, e normalmente non sono disturbati dal sudore, fintanto che il genitore non ne è infastidito e trasmette il suo fastidio al bambino che di conseguenza diventa irrequieto.

Non ci sono controindicazioni a portare i propri bambini anche d'estate quando fa molto caldo. Il sudore, oggettivamente, non fa male né al bambino né alla madre. Se si usa un supporto di cotone (oppure lino, canapa, bambù) al cento per cento è garantita la piena traspirabilità e la pelle non si irrita. Se il bambino nel momento in cui viene tirato fuori dalla fascia è molto bagnato, gli si può cambiare il body tranquillamente senza paura che prenda freddo o che si ammali.

È molto importante invece proteggere dal sole le parti che non sono coperte dalla fascia (gambe, piedi, testa, nuca, braccia). La pelle del bambino sotto l'anno non dovrebbe mai essere esposta al sole diretto (e mai d'estate dalle 11 alle 15), e le parti fuori dalla fascia andrebbero protette con calzini lunghi, magliette a manica lunga e cappellino con protezione per la nuca.

III.1.8. Portare in situazioni particolari

Quando il bambino è ammalato

Tutti abbiamo fatto l'esperienza che quando il bambino si ammala il suo bisogno di contatto aumenta. Abbiamo visto che negli stati febbrili, che sono spesso accompagnati da irrequietezza o da "scatti", i bambini portati addosso sono più tranquilli e si riposano di più mentre i genitori, che hanno

[31] I bambini piccoli non sono ancora capaci a sudare dal corpo (tronco), ma si vede che sudano solo quando si bagnano la testa e la nuca.

sott'occhio il bambino continuamente, riescono ad affrontare con maggiore fiducia la situazione.

Questo vale soprattutto per il caso di ricovero ospedaliero e per gli esami invasivi.

Una mamma con una bambina di cinque mesi che dalla nascita deve affrontare periodicamente degli esami invasivi mi racconta:

L'ultima volta che abbiamo dovuto affrontare l'esame in ospedale, l'ho portata nella fascia dalla macchina al reparto, abbiamo salito a piedi i cinque piani, le ho cantato la ninna nanna che conosce da quando era in pancia e quando l'ho messa sul lettino le ho tenuto la mano, mi ha guardata fiduciosa e si è lasciata esaminare tranquillamente. Inutile dire che i medici erano sbalorditi.

Portare in questo contesto aiuta a contenere il bambino, se stessi, la situazione, a rassicurare il bambino, a proteggerlo da stimoli invasivi e sconosciuti (odore, luci forti, voci, rumori meccanici, etc.) prima e dopo l'esame e a rassicurare il genitore. Lo spazio portato è uno spazio sicuro, di cui si fidano entrambi; possono così ritrovare "la terra sotto i piedi" anche in situazioni angoscianti.

Portare e lavoro

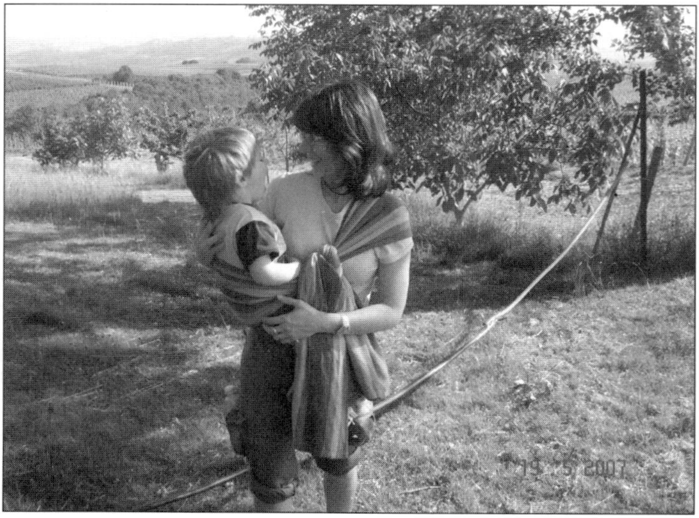

In Italia il congedo di maternità obbligatorio è di cinque mesi, di cui uno o due prima e il resto dopo la nascita. Questo periodo può essere esteso fino a 12 mesi con una conseguente riduzione della retribuzione ma senza che ci debbano essere ulteriori conseguenze per l'assenza prolungata. Di conseguenza molte madri rientrano al lavoro dal 3° al 13° mese di vita del bambino.

Ora, le madri si preoccupano molto di questo rientro (anche molti mesi prima) e cercano di limitare il tempo portato o non cominciano neanche. "Perché se ora si abitua a essere portato, come farà dopo in mia assenza?"

A questo proposito si può affermare che portare in ogni caso è una risposta ai bisogni innati del bambino, che non li crea o li accresce ma li colma (con il tempo). Pertanto portare non è mai controindicato se si deve rientrare a lavorare, anzi, può diventare un'opportunità per rafforzare il legame e ritrovarsi nella relazione nel tempo che si passa insieme (sera, fine settimana, pause).

L'esistenza dello spazio portato permette al bambino di ritornarci per ritrovare il suo genitore dopo l'assenza, uno spazio dove ha il permesso di potersi esprimere anche quando sente delle emozioni forti "negative", dove si sente al sicuro per poter piangere e rilassarsi. Se il bambino, in assenza della madre, ha a disposizione una persona attenta e sensibile ai suoi bisogni,[32] probabilmente accetterà modalità diverse di accudimento (sta sul seggiolone e nel passeggino, "è bravissimo all'asilo"), ma nel momento in cui rivede sua madre esigerà di essere portato. Sicuramente questo è faticoso per la madre (che forse è stanca quando torna a casa dal lavoro e vorrebbe un po' di tempo per sé), ma è un'opportunità per mantenere una buona relazione con il bambino e ripaga anche lei del tempo trascorso lontano.

Alcune madri coinvolgono nel portare anche le proprie madri, che possono così apprezzare molto una modalità diversa di stare con i nipoti, soprattutto quando li hanno in carico per molte ore al giorno.

[32] Nei recenti studi sullo stress da separazione è emerso che bambini con un attaccamento sicuro se sottoposti a stress non subiscono un'alterazione del livello di cortisolo, mentre bambini con un attaccamento insicuro dimostrano alterazioni dei livelli di cortisolo. *Sembra che molte fonti di stress possano essere gestite dal bambino se ci sono le risorse adeguate per affrontare la sfida. Esiste un forte legame fra l'insicurezza emotiva e le disfunzioni del cortisolo. Quindi non è necessariamente la natura dello stress che conta, ma la disponibilità di aiuto o di risorse interne che le persone sotto stress hanno a disposizione per affrontarlo.* (Gerhardt, 2006, *op. cit.*, p. 77).

Alcune madri fanno l'esperienza di lavorare insieme al bambino, ma ad oggi sono rare eccezioni e in più è una modalità facilmente praticabile solo i primi mesi. Una madre che svolge un'attività professionale in proprio mi racconta: "Dopo alcuni mesi dalla nascita ho ricominciato a lavorare un pochino, svolgendo qualche appuntamento con la mia bambina addosso che dormiva. Ora ha cinque mesi e davanti non ci sta più. Ho cominciato a metterla sulla schiena, ma sento che questo periodo in cui sta così tranquilla addosso a me e mi segue nelle mie attività è destinato a finire presto."

Maggiori diventano le esigenze del bambino di muoversi e di "andare e tornare", meno tempo chiederà di essere portato. Solo chi svolge un'attività lavorativa in cui il bambino può stare sia "per terra" sia "portato" (a seconda delle sue esigenze) può continuare a lavorare in sua presenza.

Limiti: Quando sarà troppo pesante? Quando sarà troppo grande?

Oggi si consiglia di portare il bambino davanti non oltre ai 7 chili di peso per evitare affaticamenti posturali di chi porta. Questo limite di 7 kg coincide spesso con l'età di 4-6 mesi del bambino; un'età in cui si interessa di più al suo ambiente e si prepara a gattonare, ed è di una lunghezza tale che diventa ingombrante davanti. Ma pure bambini piccoli e leggeri attorno ai 6-8 mesi dovrebbero essere portati non più davanti, ma sul fianco o sulla schiena, perché sono le posizioni[33] che corrispondono meglio alla loro età evolutiva e agli specifici bisogni.

Sul fianco e sulla schiena il limite di peso invece è individuale. Se si è allenati è possibile portare un bambino di 16 kg adeguatamente legato nella fascia lunga, oppure in uno zaino portabimbi, senza grandi problemi. Infatti se si porta quotidianamente il bambino si rafforza strada facendo il proprio fisico, che fa fronte senza difficoltà al peso crescente, mentre nel momento in cui i muscoli allenati non vengono più utilizzati, atrofizzano. La condizione fisica viene quindi rafforzata e mantenuta per la durata del percorso del portare. Alla sua conclusione e con un nuovo bambino bisogna ricominciare da capo.

[33] Vedi capitolo II.2.1. *Primo elemento: contatto.*

III.2. Portare con la fascia lunga

La fascia lunga, denominata affettuosamente anche *straccio, telo, pezzo di stoffa* o semplicemente *fascia* dai genitori che la usano, è un supporto ausiliario che permette di portare un bambino in modo fisiologico a contatto, in piena libertà di movimento, in uno spazio contenuto, che viene rinnovato, adeguato e adattato di volta in volta. Con la fascia lunga ci si lega letteralmente e fisicamente, evidenziando ed esplicitando la relazione portata.

Infatti la fascia lunga ha la fama di essere "magica", forse perché al primo sguardo è *solo* un telo e le sue proprietà si evidenziano soltanto quando è indossata. Per questo motivo non basta acquistarla e usarla come altri supporti, ma si tratta di apprendere una modalità nuova per stare con il proprio bambino. Con la fascia lunga ci si deve mettere in gioco, essere disposti a fare un percorso, passare dalla fatica dell'apprendimento iniziale, continuare a essere flessibili e in ascolto per adattare le posizioni al percorso e alla crescita del bambino e di se stessi.

Il resto è facile.

III.2.1. Darsi il tempo – munirsi di pazienza

La cosa più importante nell'affrontare questa modalità è che la madre si dia il tempo per imparare e si munisca di pazienza con se stessa, il proprio corpo e con il bambino per poi mettersi (letteralmente) in cammino.

Darsi il tempo quando all'inizio ci si sente impacciati e la fascia sembra così lunga e ingombrante. Sono passaggi fisiologici. In Occidente, abituati a vestirci solo con vestiti preconfezionati, maneggiare e indossare un telo lungo più di quattro metri, tirare orli, stirare, lisciare, incrociare lembi non fa parte delle attività abituali.

Munirsi di pazienza, quando non si trova subito la misura giusta per lo spazio portato: la fascia addosso è troppo larga oppure è troppo stretta e si è già bagnati di sudore, quando bisogna ripetere tre volte la tecnica prima di sentirla "giusta" addosso.

Darsi il tempo per sperimentare la fisiologia del portare, in diversi momenti della giornata, mattina, pomeriggio, sera, in casa e fuori, al supermercato e per andare a prendere il bambino più grande alla scuola materna;

darsi il tempo per sperimentare momenti di pura felicità, di sollievo, di gioia, di divertimento ("quanto bene stiamo insieme, io e il mio bambino", "quanto mi sento libera rispetto a prima"), ma anche momenti faticosi ("quanto sono stanca").

Munirsi di pazienza perché un po' alla volta, addomesticando la fascia lunga e acquisendo una maggiore manualità nel legare, tirare, annodarla, conoscendo le reazioni proprie e del proprio bambino, trovando l*a vicinanza giusta e la distanza necessaria,* l'uso diventa più fluido e semplice integrandosi nella vita con il bambino.

III.2.2. Farsi accompagnare da una persona (più) esperta

Decisamente tutto diventa più semplice se all'inizio si ha la possibilità di farsi accompagnare da una persona esperta, che fa conoscere le tecniche, i gesti, i movimenti fisiologici, "i trucchi" nel mettere la fascia e che accompagna la coppia madre-bambino senza imporre nulla. Attraverso il linguaggio del corpo, del sentire, avendo a disposizione gesti e movimenti da seguire e non da doversi inventare viene facilitato l'approccio pratico.[34] Spesso le istruzioni cartacee o digitali allegate ai diversi supporti, invece, attivano un approccio razionale e quindi sono spesso insufficienti per imparare le tecniche praticamente. Mentre a livello razionale, sulla carta, le tecniche sembrano semplici, "una sciocchezza", quando si tratta di mettere il bambino in fascia tutto a un tratto sorgono i dubbi; "è sicuramente troppo stretto" (mentre la maggior parte dei genitori che imparano da istruzioni scritte legano la fascia decisamente troppo larga), "ma respira davvero così?" Il bambino, per completare la scena, continua a piangere e poi, dopo alcuni tentativi disperati, la fascia lunga finisce nel cassetto oppure all'asta su *ebay*, dove viene giudicata "non adatta".

Per partire meglio c'è chi si lascia spiegare la tecnica da un'amica (che trasmetterà la sua esperienza personale) oppure partecipa a un corso per portare, dove viene favorito l'approccio pratico, sicuro e calmo, dove si possono superare le primissime difficoltà tecniche e alcuni dubbi di fondo.

[34] Van den Peereboom Ingrid, *Peau a peau – tecnique e pratique du portage*, Jouvence editions, 2006.

Quest'approccio fa risparmiare molte energie nell'apprendimento delle tecniche, favorendo una partenza "liscia" sulla propria strada del portare.

III.2.3. Il tempo di assestamento

È possibile che, nel momento in cui viene infilato nella fascia, il bambino pianga. È una reazione frequente all'inizio perché il bambino sente l'insicurezza del genitore, ancora impacciato nei movimenti. Una volta che è sistemato nella fascia e il genitore tira un respiro di sollievo – "ci siamo" –, il bambino normalmente si rasserena.

Tuttavia è altrettanto frequente che il bambino sistemato nella fascia lunga pianga e continui a spingere con mani e piedi contro il corpo di chi lo porta. "Non vuole starci" può essere il pensiero di una madre, "mi sta spingendo via" il pensiero di un padre. Prima di considerare la possibilità che il bambino non voglia stare nella fascia, tema che affronteremo dopo, abbiamo visto che è fondamentale considerare *il tempo di assestamento*.

Questo tempo, limitato a dieci minuti di orologio, serve

a) per dare la possibilità effettiva al bambino e al genitore di "accomodarsi" uno addosso all'altro.

Come abbiamo visto nel capitolo *movimento*, la possibilità di spingere contro il corpo del genitore permette al bambino di sistemare in modo autonomo la propria posizione corporea per abbassare la tensione muscolare interna. "Un po' come il gatto che si fa la cuccia", ha osservato un giorno una mamma. Infatti il bambino semplicemente cerca di mettersi comodo all'interno dello spazio portato. Durante questo intervallo di tempo è fondamentale camminare ritmicamente con il bambino ben sistemato nella fascia, cercando di rilassare il proprio corpo (dorso, spalle, braccia, spina dorsale) e di distogliere l'attenzione diretta dal bambino.

Quando questo momento è accompagnato da un pianto forte, per i genitori è più difficile concedere al bambino questo tempo e spesso lo tirano fuori subito. Tuttavia è fondamentale concederlo al bambino e a se stessi per accomodarsi, per rilassarsi e per scaricare la tensione equilibrando le energie.

b) per i genitori che imparano a fidarsi della modalità di portare con la fascia lunga.

Non sono le informazioni logiche, le ricerche scientifiche e le risposte verbali alle domande che fanno sì che i genitori si fidino della fascia lunga, ma è l'esperienza di superare il tempo di assestamento in cui sperimentano il bambino che spinge, piange e poi si rilassa e si addormenta, che costituisce la differenza.

Dopo un po' di tempo, quando sono sicuri e si fidano della fascia lunga, i genitori imparano ad ascoltare se il bambino nella fascia piange perché si sta rilassando oppure se piange perché segnala che non vuole starci.

III.2.4. Sta soffocando?

Voci critiche affermano spesso che i bambini portati sono così tranquilli e dormono così tanto nella fascia a causa di una cronica insufficienza d'ossigeno. Per verificare se tale dubbio fosse giustificato, nel reparto di patologia neonatale dell'ospedale pediatrico di Colonia è stato eseguito uno studio[35] su 24 bambini pretermine e 12 bambini a termine in cui si misuravano i parametri vitali dei bambini portati nella fascia in posizione verticale e orizzontale rispetto ai bambini sdraiati nelle (termo)culle. Durante il test si registravano l'ossigenazione, il battito cardiaco, il flusso aereo nasale,[36] il respiro addominale e i movimenti, osservando la mancanza di cambiamenti statisticamente rilevanti dei parametri vitali. Quindi si può senz'altro continuare a promuovere il portare con la fascia. Anche se non sono mancate delle reazioni critiche a tali risultati,[37] a Colonia i genitori con bambini a partire da 1000 grammi e con parametri vitali stabili continuano a essere invitati dal personale medico e d'assistenza a passeggiare nel parco del-

[35] Stening W, Nitsch P, Wassmer G, Roth B, *Cardiorespiratory stability of premature and term infants carried in infant slings,* "Pediatrics", 2002 Nov;110(5):879-883.

[36] Quando il bambino si pianta dritto contro il busto del genitore spesso ci si chiede come riesca a respirare con il naso tutto schiacciato. Invece è proprio questo il meccanismo che mantiene il flusso aereo nasale, che si può verificare con un semplice esercizio: schiacciando la punta del naso si nota che le ali nasali si dilatano lateralmente e il flusso aereo rimane invariato!

[37] Bass JL, Stening W, Nitsch P, Roth B, *O2 Saturation and Slings*, "Pediatrics", 2004;113;169-170, visitato il 24.5.07 al http://pediatrics.aappublications.org/cgi/content/full/113/1/169.

l'ospedale insieme al bambino nella fascia lunga, mentre per noi significa che portare nella fascia, anche se il bambino viene coperto fino oltre alla testa, non ha effetti negativi sui parametri vitali!

III.2.5. Se il bambino non vuole starci – un pensiero rispetto allo spazio ristretto

Negli ultimi anni ho visto centinaia di coppie con neonati e ho potuto notare che tutti i bambini cercano il contatto e vogliono stare a contatto, anche se i loro genitori fanno più o meno fatica a concederlo. Di contro, ho incontrato qualche coppia con un bambino che effettivamente sembrava rifiutare qualsiasi spazio ristretto, incluso lo spazio portato, mentre stava tranquillamente e volentieri in braccio.

Infatti non tutte le situazioni sono spiegabili con la motivazione relazionale. C'è qualche bambino che effettivamente piange forte ogni volta che si trova nello spazio portato. Ora, anche se non esistono prove o studi su questo aspetto, riteniamo possibile che questa reazione potrebbe essere collegata al vissuto pre e perinatale del bambino.

I bambini negli ultimi mesi di gravidanza sperimentano a fondo lo spazio ristretto attorno a loro come condizione fisiologica (non conoscono altro), che di per sé non dovrebbe costituire un fattore che scatena angoscia. Anche il travaglio (le pareti uterine che si chiudono strettamente addosso al bambino) e la nascita (il passaggio nel canale del parto) sarebbero previsti dalla natura come un processo fisiologico, anzi necessario per un buon adattamento alla vita extrauterina.[38] Il bambino ci dovrebbe poter passare senza subire traumi. Ma la nascita è anche un'esperienza limite, forse l'esperienza più profonda e segnante che si possa sperimentare in tutta la vita.[39] Ora, da quando si aggiunge il fatto che la nascita nei paesi occidentali è tutt'altro che un processo fisiologico e naturale, ma un evento fortemente medicalizzato, che anche la madre spesso vive in modo fortemente angosciante, sappiamo come il bambino vive questo tipo di esperienza anche se sul monitor non c'è stata nessuna sofferenza? Potrebbe essere che nel bambino

[38] Montagu, 1981, *op. cit.* p. 53.

[39] Renggli Franz, *L'origine della paura*, Magi Edizioni, 2004.

che si ritrova nello spazio avvolgente della fascia (un po' come nell'utero) si riattivino le sensazioni di pericolo e la situazione di stress vissuti durante il parto, disagio che lui segnala piangendo? Potrebbe essere che una fine di gravidanza e/o un parto difficile influenzino il vissuto spaziale del bambino e quindi la sensazione di sicurezza che lui ha all'interno di uno spazio stretto? La psicologia e le neuroscienze sono d'accordo sul fatto che la vita in utero per il bambino non necessariamente è il paradiso, ma è vita a tutti gli effetti (giustamente i cinesi contano l'età umana a partire dal concepimento) e può essere sottoposta a vissuti traumatici, che vengono registrati nel corpo e nella memoria implicita. In questo caso non si dovrebbe esitare a rivolgersi a persone competenti per aiutare il bambino (e spesso la madre) a riconoscere, elaborare e superare il trauma vissuto.[40]

III.2.6. Si può portare troppo nella fascia lunga?

Susanne Didierjean-Jouveau conclude, alla fine del suo libro sui vantaggi e benefici del *porter bebè,*[41] che "portare sia un 'trattamento' da utilizzare senza moderazione, che non ha controindicazioni e i cui effetti dipendono dal dosaggio: più un bambino viene portato più grandi saranno i benefici e le gioie". Per molto tempo mi sono trovata d'accordo con lei, e generalmente credo ancora che sia proprio così. In una relazione sana, che si basa sull'ascolto, non si porta né troppo né troppo poco, ma il giusto, individualmente, per entrambi.

Ma cosa significa portare troppo? Se una bambina di quindici mesi vuole stare in braccio alla mamma (o nella fascia) quando vanno insieme al mercato settimanale, possono esserci persone che disapprovano: "questa bambina è sempre in braccio… ormai sarebbe grande. Beh, questa madre è veramente simbiotica, dato che la porta ancora nella fascia…".[42] La madre per fortuna

[40] Harms Thomas (Ed), *Auf die Welt gekommen – Die neuen Babytherapien*, Ulrich Leutner, 2000 (Approccio "Pronto Soccorso Emozionale", vedi nota 18, p. 160)

[41] Didierjean-Jouveau Suzanne, *Porter bebé*, Jouvence editions, 2006, p. 81.

[42] Stranamente lo stesso appunto non si fa alle madri con bambini nei passeggini; è assolutamente normale e socialmente accettato vedere bambini di oltre quattro anni (già in età di scuola materna) trasportati nei passeggini e (spesso) con il ciuccio in bocca.

sa che non è vero, perché a casa la bambina non ci sta quasi più nella fascia ed è anzi molto autonoma, ed è solo in questo ambiente che vuole stare nello spazio portato perché non si sente ancora abbastanza sicura per affrontare da sola il mondo aperto. Questa madre non porta troppo la sua bambina, ma le dà la possibilità di sperimentare *la base sicura* senza spingerla a crescere troppo in fretta e a far fronte da sola a situazioni a cui non si sente pronta. In una relazione sana, in cui per la bambina e per i genitori è intatta la spinta a crescere, non si porta mai troppo nella fascia. Il tempo nella fascia si autoregola rispetto alle esigenze e a seconda dell'età evolutiva.

Ciò premesso, ci sono per fortuna pochissime eccezioni in cui si potrebbe pensare che un bambino viene portato troppo. Come ho accennato nei capitoli precedenti, la fascia lunga, per le sue caratteristiche non strutturate, leganti, avvolgenti e stimolanti, è uno strumento di relazione, che mette in luce ed evidenzia chiaramente la relazione reale e attuale tra genitori e bambino e lo fa anche nel momento in cui la relazione ha un carattere squilibrato. Supponiamo il caso che il genitore sia sbilanciato psichicamente e non riesca a stare in ascolto del bambino vero, ma usi la fascia per continuare a tenere il bambino "nella pancia", per non farlo crescere, per non riconoscerlo come essere vivente distinto da se stesso con una vita, un'individualità e uno sviluppo suo. Ora, il bambino (finché è piccolo) probabilmente si adatterà allo spazio che gli viene concesso, perché non può fare altro essendo la parte più debole. Ma portato a contatto con il centro del genitore assorbirà frontalmente anche le sue problematiche. La fascia, in questo caso, oltre a evidenziare la relazione non sana potrebbe anche aiutare a sostenerla. Pertanto in questi casi sarebbe tendenzialmente sconsigliato portare il bambino.

Tuttavia non è facile stabilire quanto la fascia lunga evidenzi una relazione patologica e quanto la sostenga effettivamente. Probabilmente ci sono entrambi gli aspetti da considerare. Sicuramente la modalità di portare troppo è legata a uno squilibrio psichico dei genitori, ma in tutti questi anni ho visto solo due casi in cui si correva questo rischio.

Tutto questo discorso per ricordare un'altra volta che la fascia lunga dovrebbe sempre essere considerata una modalità seria e importante che va a toccare la relazione individuale tra genitori e bambino; pertanto non va mai presa alla leggera e proposta in modo indiscriminato, magari spinti da buoni propositi e un grande entusiasmo, a tutti e in tutte le situazioni.

III.3. Prevenzione e terapia

Se la maggior parte dei genitori può scegliere liberamente, sulla base di proprie motivazioni, se portare o no i propri bambini, alcuni genitori si avvicinano al tema perché hanno bambini con esigenze particolari, dove portare è una modalità consigliata e confermata anche da parte degli esperti.

III.3.1 Bambini nati prematuri

Quando un bambino nasce prematuro (prima delle 34 settimane) o pretermine (prima delle 37 settimane), il suo sviluppo non è completo; a volte è troppo immaturo per assolvere alle funzioni vitali. Al calore e al supporto del corpo materno si sostituisce il supporto tecnologico: una culla termica o un'incubatrice collegata a macchine che provvedono a supportare la respirazione, l'alimentazione e il mantenimento della temperatura. L'incubatrice è un luogo sterile, asettico, illuminato al neon, dove il bambino rimane solo e separato dai suoi genitori che a loro volta si sentono esclusi.

La tecnologia della *terapia intensiva neonatale* (TIN) ha fatto passi enormi negli ultimi decenni; infatti oggi il 50% dei bambini con peso estremamente basso alla nascita (<1000g) sopravvive.

Tuttavia da alcuni decenni l'attenzione della TIN non è posta solo sulla tecnologia sempre più sofisticata che mira alla sopravvivenza dei bambini sempre più piccoli e prematuri, ma c'è anche una crescente consapevolezza dell'importanza di una cura e di un'assistenza individualizzata e interattiva con il bambino in TIN e i suoi genitori.

Neonatal Individualized Development Care and Assessment Program (NIDCAP)[43]

In Germania, nell'ospedale universitario di Colonia, la dottoressa Waltraud Stening, neonatologa, lavora da molti anni in questa direzione. Nel 1998 ha inviato un questionario a 275 reparti di TIN in Germania per moni-

[43] Westrup B, Sizun J, Lagerkrantz H, *Family-centered developmental supportive care: a holistic and humane approach to reduce stress and pain in neonates*. "Journal of Perinatology", 2007 May;27 Suppl 1:S12-8.

torare la quantità e la qualità di un'assistenza e cura individuale dei bambini prematuri.[44] L'elenco dettagliato delle voci del questionario dovrebbe far capire, implicitamente, cosa possa significare una cura individualizzata. Le domande si riferivano ad aspetti:

- *di spazio:* arredamento interno delle incubatrici: amaca, pelle d'agnello, oscuramento, oggetto personale, bambini coperti; e delle stanze: sedie a dondolo, luce individuale a ogni postazione, impianto stereo, arredamento colorato, cassetti di sicurezza;
- *di approccio relazionale con i bambini prematuri*: alleggerimento dei trattamenti medici: accettazione del ritmo sonno-veglia, aspirazione solo se necessario, fototerapia nel rispetto del ritmo circadiano, coordinamento delle attività mediche e assistenziali;
- *di stimolazione:* succhiotto, stimolazione basale, massaggio infantile, stimolazione auditiva, marsupioterapia;
- *di approccio di relazione con i genitori e parenti:* orari di visita, allattamento, associazioni genitori;
- *di coinvolgimento dei genitori nella cura:* cambio pannolino, bagno, andare a passeggio, portare nella fascia lunga, prendere il bambino da soli dall'incubatrice, pernottamento in reparto se possibile;
- *di assistenza centrata sulla famiglia:* visita di fratelli sotto i 14 anni, visita di parenti (nonni) in reparto;
- *di sostegno psicologico dei genitori:* presenza dei genitori alla visita medica, permesso ai genitori di non portare soprabiti;
- *di strutture per stabilizzare il gruppo di personale di assistenza*: supervisione, riunioni, formazione congiunta del personale, convegni sull'etica.

Nella discussione del questionario è emerso che molte cliniche hanno introdotto diversi aspetti per il miglioramento del benessere dei bambini prematuri e dei loro genitori, anche se non è verificabile se questi aspetti vengano applicati praticamente o se esistano solo come potenzialità. Solo in 12 cliniche (6%) esiste una stesura sul concetto di lavoro per la cura individuale dei prematuri. In 7 reparti (3,5%) l'introduzione di questi concetti ha portato a un aumento del personale.

[44] Stening Waltraud, *Individuelle Pflege Fruehgeborener und ihrer Eltern in Deutschland*, Koeln, 1998.

Molte cliniche affermano di implementare un arredamento più adatto nelle incubatrici; il 75% dei bambini è coperto, il 60% delle incubatrici è oscurato, l'84% ha una pelle d'agnello sintetica.

Rispetto all'approccio relazionale con i prematuri spicca il dato che nel 62,5% il ritmo sonno-veglia del bambino viene rispettato, l'aspirazione viene eseguita solo se necessaria (89,5%) ma la bilirubina solo nell'8,5% viene analizzata attraverso l'analisi transcutanea (senza prelievo).

Per quanto riguarda la stimolazione, nell'88% delle cliniche la marsupio-terapia viene implementata di routine.

Riguardo al coinvolgimento dei genitori spicca il dato rispetto alle cure di base (bagnetto 82,5% e cambio pannolino 93%), mentre per azioni che richiedono maggiori responsabilità, come prendere il bambino da soli dall'incubatrice (6%) e portarlo nella fascia lunga (6%), le iniziative sono più rare. Alcuni reparti hanno esplicitamente evidenziato nei questionari che temono di danneggiare la postura dei bambini utilizzando la fascia lunga. Purtroppo non esistono molti studi per debellare tale paura, ma si potrebbe intanto indicare la posizione *culla davanti*, dove il bambino è disteso contro la pancia della mamma. In clinica consigliano ai genitori di portare il bambino nella posizione *allattamento*, disteso pancia contro pancia.

Purtroppo solo poche cliniche prevedono un sostegno psicologico sistematico ai genitori (19%). Questo viene considerato un dato non ottimale, perché la nascita prematura di per sé significa una situazione critica estrema. Ma il sostegno al personale di assistenza è ancora più raro. Solo il 4,5% delle cliniche offre un sostegno (*Balint* o supervisione). Nel 70% dei reparti non c'è mai stata un'offerta di questo tipo.

Una maggiore apertura di tutto il personale per modificare l'approccio di assistenza e di cura dei bambini prematuri e dei loro genitori può avverarsi soltanto nel momento in cui il personale stesso disponga di risorse emotive e temporali forti. Entrambi gli aspetti, purtroppo, attualmente non vengono considerati.[45]

Un esempio in Italia

Nel reparto TIN dell'ospedale Bambino Gesù, il prof. M. Orzalesi[46] evi-

[45] Stening, 1998, *op. cit.*

[46] Orzalesi M, *Report dall'International Conference on Infant Development in Neo-*

denzia come molte procedure assistenziali per l'umanizzazione delle cure siano state implementate. Infatti i genitori godono di un accesso libero al reparto anche se ci sono sempre alcune limitazioni di orario durante le visite mediche. Si offre un sostegno psicologico per aiutarli a partecipare attivamente alle cure del bambino, e implementando la marsupio-terapia si cerca di favorire un buon attaccamento e l'inizio e il mantenimento dell'allattamento materno.

Anche il neonato viene tenuto in considerazione; ha il suo "nido" nell'incubatrice e gli stimoli luminosi e rumorosi sono tendenzialmente ridotti, mentre per le procedure invasive sono stati predisposti e implementati protocolli per la limitazione del dolore. Tuttavia Orzalesi ammette che "incombe sempre il pericolo che questi aspetti importantissimi dell'assistenza individualizzata vengano 'sottovalutati' o 'dimenticati' in un ambiente, come quello della TIN, in cui predomina l'emergenza e vengono privilegiati gli interventi tecnici e tecnologici, peraltro necessari per garantire la sopravvivenza di neonati spesso in condizioni critiche e in pericolo di vita."[47]

La marsupioterapia

A più di vent'anni dai primi successi del metodo marsupio, l'OMS ha pubblicato nel 2003 una guida per la marsupioterapia. (vedi capitolo *Contatto: portare integralmente*)

La storia di questo approccio, in controtendenza alla sempre maggiore fiducia che si pone nella tecnologia, ha le sue origini in Colombia, dove nel 1978 due pediatri (Rey e Martinez) di Bogotà, seguendo una loro intuizione e spinti dall'emergenza materiale (avevano poche incubatrici a disposizione), cominciarono a invitare le madri a portare i loro bambini nati prematuri a contatto pelle a pelle 24 ore su 24. La madre diventava così la termoculla del suo bambino. I primi risultati furono esaltanti: i bambini addosso alle madri non morivano più di infezioni, non soffrivano di bradicardie e apnee, avevano una crescita ponderale migliore degli altri, mantenevano la temperatura corporea e si riduceva la percentuale di abbandono da parte delle madri.

natal Intensive Care e Workshop on research on early developmental care for premature babies in neonatal intensive care units, 2003, su http://www.ospedalebambinogesu.it/portare/opbg.asp?iditem=1505, visto il 17/11/2004.

[47] *Ibidem.*

Oggi è un movimento mondiale che promuove il contatto pelle a pelle con i prematuri e non solo con i prematuri. Ci sono organizzazioni come la Fondazione Canguro che promuovono il metodo mamma canguro nel mondo.[48]

Come abbiamo già visto nel capitolo *contatto*, una grande quantità di studi effettuati per verificare la sua efficacia a breve e a lungo termine confermano che questo contatto pelle a pelle gioca un ruolo importantissimo nel legame genitore-bambino, nell'accrescere la competenza genitoriale, ed è fondamentale per la crescita ponderale del bambino, per la gestione stabile dei parametri vitali, come per la temperatura corporea, la respirazione e l'attività cardiaca regolare, e per lo sviluppo neurologico del bambino.[49]

In sempre più reparti italiani TIN, la marsupioterapia viene proposta ai genitori quando il loro bambino prematuro è stabile. Per i genitori sono momenti molto belli e importanti perché possono iniziare a "sentire" il loro bambino.[50]

Una volta tornati a casa la terapia finisce?

Purtroppo abbiamo visto che non tutti i genitori continuano a portare i loro bambini quando tornano a casa. Una mamma mi diceva: "La marsupioterapia? Il mio bambino, nato di 1600 grammi, per fortuna non ne aveva bisogno." Probabilmente il termine marsupio*terapia* suggerisce appunto un intervento mirato in risposta a una situazione patologica del bambino e nel contesto della *fisiologia del portare* è fuorviante. Un termine molto più appropriato, che fa riferimento alla fisiologia, è quello di *portare integralmente*, cioè pelle a pelle, il proprio bambino.

Portare integralmente è fisiologico e consigliato per bambini nati prematuri e i loro genitori anche quando tornano a casa e iniziano la vita normale. I genitori, segnati dall'esperienza, hanno bisogno di tempo per sentirsi veramente competenti nei confronti del loro bambino e devono imparare a fidarsi di lui e dei suoi segnali. Il bambino, reduce dall'esperienza ospeda-

[48] Charpak Natalie, *Una mamma canguro,* edizioni red!, 2006.

[49] In una pubblicazione recente si propone la marsupioterapia anche per i bambini nati con taglio cesareo, che dopo la nascita hanno sintomi e caratteristiche comuni a quelle dei bambini nati prematuri. Vedi Mocciaro Rosario, Bocci Tiziana, *Marsupi d'amore taglio cesareo e canguroterapia*, edizioni Kappa, 2006.

[50] Esperienze raccontate su http://digilander.libero.it/saracastagna/marsupio.html, visto il 17/11/2004.

liera delle settimane o mesi passati, piano piano impara a fidarsi dell'ambiente nuovo e tranquillo di casa.

Non è più un bambino prematuro considerato un paziente, ma è un bambino neonato, che ha bisogni primari e prioritari di contatto, vicinanza, protezione, di crescere, quindi di essere portato come tutti i bambini.

A casa, quando è ancora molto piccolo, può essere portato integralmente sotto la propria camicia. Generalmente si propone di "fissare" il bambino con un telo che viene annodato attorno al tronco della mamma, ma credo che questa modalità sostenga troppo poco il bisogno di sicurezza del genitore che non si sentirà libero e autonomo nel mettersi il bambino addosso.

Una modalità molto più pratica, comoda e sicura è usare la fascia lunga e specialmente la fascia elastica con la tecnica del triplo sostegno (modalità spiegata nel capitolo IV.2.2. *fascia elastica*). In questo modo la madre avrà completa libertà di movimento e potrà acquisire sicurezza nella modalità a contatto. Dopo alcune settimane, quando il bambino sarà ulteriormente cresciuto e darà i segnali di essere pronto, si prosegue con il portare davanti come per i bambini nati a termine.

III.3.2. Bambini gemelli

Teoricamente è possibile portare gemelli contemporaneamente, ma è faticoso fisicamente, soprattutto nel momento in cui i bambini insieme raggiungono un peso davanti che supera i 7 chili.

Se sono molto piccoli si può usare una fascia lunga per portare entrambi i bambini; più avanti ci sarebbe la possibilità di portare con due fasce lunghe un bambino davanti e l'altro dietro oppure entrambi su ciascuno dei fianchi.

Genitori con gemelli comunque normalmente preferiscono portare un bambino alla volta e piuttosto coinvolgere altre persone.

Vorrei ricordare che portare non significa addossarsi tutto da solo e sopportare l'impossibile. Portare dovrebbe rimanere un piacere anche per chi porta e non essere una modalità sofferta. Pertanto credo che per portare gemelli durante tutto il percorso sia indispensabile essere in due!

III.3.3. Bambini con sindrome Down

I bambini con sindrome Down[51] spesso hanno la caratteristica di un tono muscolare basso (ipotonia) e sono maggiormente soggetti a displasia dell'anca perché in posizione supina le loro gambe si aprono completamente ("a rana").

Hilke Engel-Majer, fisioterapista di lunga esperienza, afferma e sottolinea l'importanza di portare i bambini con sindrome Down nella fascia lunga.[52] Infatti nella posizione divaricata seduta le gambe vengono "fissate" nell'angolatura ottimale (vedi displasia dell'anca), e addosso al corpo del genitore la loro intera muscolatura viene stimolata e rafforzata. Per questi bambini inoltre, che generalmente hanno uno sviluppo più lento, la stimolazione sensoriale integrata acquista ulteriore importanza.

Gli esperti comunque sottolineano l'importanza di legare bene e stretta la fascia lunga in tessuto. (La fascia elastica non è adatta a bambini con ipotonia perché cede troppo e sostiene troppo poco).

In linea generale non ci sono controindicazioni dal punto di visto neurologico o ortopedico nel portare un bambino con sindrome Down, anzi: portare favorisce il suo sviluppo motorio, muscolare, una adeguata stimolazione sensoriale e l'attaccamento tra genitori e bambino.

A livello tecnico-pratico sono consigliate le tecniche che offrono un triplo sostengo davanti per i primi mesi, poi sul fianco e dietro. È importante che il bambino venga sostenuto bene e che aderisca perfettamente al corpo del genitore. In questo caso consiglio fortemente di farsi aiutare da una persona esperta per imparare a legare nel modo corretto la fascia lunga e per superare più facilmente le difficoltà fisiologiche iniziali.

[51] Persone con sindrome di Down (secondo il medico J. Down che ha definito nel 1866 per primo il sintomo) hanno nelle cellule 47 cromosomi anziché 46, perché il 21° cromosoma si è diviso tre volte anziché due. Infatti questa sindrome viene chiamata anche Trisomia 21.

[52] Engel-Majer Hilke, lettera a Didymos: *Tragen eines Kinds mit Down-Syndrom* su http://www.didymos.de

III.3.4. Bambini con displasia dell'anca

Bambini con *anche immature* e *displasia dell'anca* (tipo IIa) beneficiano in modo particolare del portare, che da un numero crescente di ortopedici viene considerato un approccio terapeutico adeguato.

Oggi, alla nascita, la frequenza di displasia dell'anca in Europa è del 2-4%, mentre la percentuale di lussazione[53] invece è dello 0,5-1%. Gli USA, l'Inghilterra e la Scandinavia hanno valori più bassi: dello 0,5-1% per la displasia e minore del <0,05% per la lussazione. In Italia, la frequenza della displasia è in linea con il dato europeo; le regioni più colpite sono l'Emilia (5%), la Valle D'Aosta, le Marche, la Basilicata (4%) e la Lombardia, con una particolare concentrazione nella Brianza (fino al 30%), mentre le regioni meno colpite sono la Sardegna e la Sicilia (0,1%).[54]

A livello etnologico si è osservato che dove i bambini vengono tradizionalmente fasciati come per esempio dagli indiani pellerossa, la percentuale di lussazione dell'anca è quasi del 5% mentre in Africa, dove i bambini dalla nascita vengono portati con le gambe ben divaricate, questa patologia è sconosciuta. In uno studio[55] eseguito presso gli indiani del nord del Canada i bambini tradizionalmente fasciati avevano un'incidenza di displasia dell'anca del 12,3% contro un 1,2% dei bambini non fasciati.

Il medico giapponese Niagura, già nel 1940, aveva fatto notare un possibile collegamento tra le modalità di cura e la displasia. Fino alla fine del 1800 in Giappone i bambini venivano portati nell'*onbuhimo* con le gambe divaricate; infatti la lussazione era pressoché sconosciuta. Quando si sono adeguati i modelli di cura tradizionali ai modelli occidentali è aumentato anche il numero delle anche lussate. Niagura, invece di procedere subito con l'intervento chirurgico per reinserire la testa del femore nell'acetabolo, invitava i genitori a portare i loro bambini di nuovo nell'*onbuhimo*. La testa del femore di 9 bambini si reinserì spontaneamente e non fu più necessario l'intervento chirurgico.[56]

[53] Lussazione: fuoriuscita totale della testa del femore dall'acetabolo.

[54] Clinica Ortopedica II Università degli studi di Milano su http://ospiti.cilea.it/ortopedia/editoria/sapere/displasi.html

[55] Salter B, *Etiology, pathogenesis and possibile prevention of congenital dislocation of hip*, "Canadian Medical Association Journal" 98, 1968, p. 933-945.

[56] Kirkilionis, 1999, *op. cit.*, p. 46.

Oggi sappiamo che ci sono diversi fattori genetici, ormonali e meccanici che influiscono sulla displasia e/o la lussazione, a cui si aggiungono ulteriori fattori di rischio quale familiarità con la displasia, nascita prematura, nascita podalica e anomalie dello scheletro.

La diagnosi viene eseguita nelle prime settimane attraverso la manovra di Ortolani, attraverso l'ecografia e se necessario attraverso la radiografia.

Si distinguono 3 tipi di anche:

Tipo I: anca normale

Tipo IIa: anca immatura fisiologica, acetabolo sufficientemente stabile

Tipo IIc: acetabolo troppo piatto, angolo < 50°, instabile

La terapia convenzionale proposta per il tipo IIa è il pannolino rigido e il divaricatore, mentre per il tipo IIc si applica in Svizzera un gesso secondo Fettweis. Le tipologie III, D, IV invece sono anche lussate che necessitano di intervento chirurgico.

Nella ricerca dati eseguita a Zurigo dal 1993 al 2003 su 7417 bambini esaminati in 34-42 settimane, sono state diagnosticate 74,5% anche normali del tipo I; 23, 2% di anche immature del tipo IIa e 2,5% di anche del tipo IIc,III, IV, D che necessitano di intervento medico (gesso, intervento).[57]

Portare e displasia

Andreas Krieg, medico ortopedico all'ospedale universitario di Basilea, afferma che portare nella fascia lunga, nella posizione corretta e con particolare attenzione alla posizione corretta dell'anca, ha un effetto terapeutico per l'anca di tipo IIa. Per la tipologia IIc invece, dove è stata avviata la terapia convenzionale (divaricatore oppure gesso), il bambino può essere portato assieme al divaricatore o al gesso adeguando la tecnica per aumentare il comfort di chi porta.[58]

Come supporto si propone solo la fascia lunga in tessuto, che permette un ottimo sostegno e dove le gambe vengono "fissate" nella posizione corretta.

Le tecniche che si possono usare sono quelle verticali, mentre le posizioni sdraiate con le gambe chiuse sono assolutamente da evitare.

[57] Dati esposti da Dr. Andreas Krieg, *Tragen bei Hueftdysplasie*, Lana Impulstagung, Aarau, Svizzera, 2005.

[58] *Ibidem*.

L'angolatura proposta dalla letteratura ortopedica in materia di displasia è una divaricazione o apertura che va da 30° a massimo 60° in concomitanza con una flessione maggiore di 100° (fino a 120°). Le ginocchia del bambino stanno quindi sempre in una posizione più alta rispetto al sedere.

Anche Ewald Fettweis, medico ortopedico, afferma che la posizione nella fascia lunga è ottima per il bambino, perché la muscolatura dei glutei, se viene contratta nella posizione addosso, non provoca un raddrizzamento delle gambe ma fa sì che la testa del femore venga premuta con maggiore forza nell'acetabolo, dove questa pressione aiuta a ossificare le parti ancora cartilaginose.[59]

Spesso i bambini che hanno il divaricatore vengono automaticamente privati del contatto corporeo, perché l'interazione a contatto con il bambino è più complicata. Spesso la terapia ortopedica diventa un percorso di forte sofferenza per entrambi e i genitori si angosciano quando è il momento di prendere in braccio il loro bambino per la paura che gli possano fare del male.

Forse la possibilità di portare serenamente addosso il bambino anche con il divaricatore può aprire nuovi scenari nella terapia della displasia dell'anca. La terapia anche convenzionale non preclude più un approccio di contatto con il bambino, che ne ha, inutile dirlo, ancora più bisogno di un bambino senza difficoltà di questo tipo.

In caso di immaturità o displasia dell'anca si consiglia fortemente di farsi aiutare da una persona esperta nell'uso della fascia lunga per essere sicuri del corretto posizionamento delle gambe.

[59] Fettweis Ewald, *Hueftdysplasie:Sinnvolle Hilfen fuer Babyhueften,* trias Verlag, Stuttgart, 2004, p. 36.

IV

Supporti e tecniche per portare

Come abbiamo visto nei capitoli precedenti, portare è un termine tanto ampio quanto preciso. Anche se i modi di portare possono essere diversi, le regole che ne definiscono il concetto sono universali. Il concetto della *fisiologia del portare* e la sua applicazione pratica esposta nei capitoli precedenti, oltre che l'esperienza diretta nell'uso dei diversi supporti, stanno alla base di questa panoramica della *tipologia di supporti* (da non confondere con le diverse marche) e delle loro caratteristiche, attualmente reperibili sul mercato italiano. Nella mia ricerca continua ho potuto notare che tutti i supporti alternativi sono nati dall'esperienza pratica di mamme che portano e portavano i propri bambini. Indubbiamente sono le madri le ideatrici dei supporti migliori![1]

Ciò premesso, sarà comunque inevitabile che le mie indicazioni e descrizioni possano differire anche notevolmente dalle informazioni e dalle pubblicità di chi li produce e commercializza. Questo per il fatto che un supporto normalmente viene sviluppato e perfezionato rispetto a una o due posizioni sul corpo, ma per proporre il proprio prodotto di "uso universale" le aziende produttrici illustrano una grande quantità di posizioni da attuare che spesso invece sono puramente teoriche, perché per esempio non tengono conto del bisogno di sicurezza dell'adulto che porta, del peso del bambino, della sua postura fisiologica e quant'altro. Le tecniche e le posizioni proposte di seguito invece sono state scelte con accuratezza e con un po' di pazienza attuabili realmente.

[1] "Migliore" in questo contesto è sinonimo di: più studiato per una postura corretta del bambino, più pratico nell'uso giorno per giorno, più confortevole per chi porta.

IV.1. Guida alla scelta

Vista la gamma di prodotti esposti, la scelta sembra difficile: "ma dopotutto, qual è il supporto migliore?" Prima di entrare in merito a tutti i dettagli, vorrei solo ricordare che la scelta del supporto rimane una scelta soggettiva e individuale, che lo rende, più che "il migliore", "il meglio adatto" per la propria situazione. Ciò premesso, ci sono però da segnalare delle caratteristiche generali *indispensabili* (minime) che qualsiasi supporto deve soddisfare. Le caratteristiche *auspicabili* invece indicano una qualità maggiore.

Caratteristiche generali di un (buon) supporto per portare

	Indispensabile	Auspicabile
Bambino	Sostegno ottimale della colonna vertebrale, della testa, posizione divaricata-seduta delle gambe	Si adegua alle esigenze di età e peso diversi per l'intero percorso del portare da 0 a 3 anni
	Regolabile e adattabile al peso crescente	
Genitore	Permette di portare "alto" (a livello e al di sopra del proprio ombelico) è quindi regolabile in altezza	Permette posizioni diverse sul proprio corpo – davanti (pancia contro pancia, culla) – sul fianco – sulla schiena
	Permette di portare "vicino" (nessuno spazio vuoto tra i due corpi – non ci passa la mano) è quindi regolabile in larghezza	
	Massima sicurezza	Permette completa libertà di movimento corporeo e delle mani
	Lascia libertà di movimento (le braccia/mani non devono sostenere il bambino)	Prodotto privo di sostanze nocive nel rispetto di uomo e ambiente

Come già detto non esiste il supporto "migliore", ma solo il "meglio adatto", e comunque con tutti i supporti bisogna fare esercizio. Oltre alla base delle caratteristiche indispensabili o auspicabili, la scelta pratica che si compie può dipendere da alcuni fattori, che di seguito vorrei elencare:

• *Età del bambino quando si inizia a portare*
Il neonato, come un bambino di qualche mese, ha bisogno di un supporto che gli dia un ottimo sostegno alla colonna vertebrale e alla testa, che rispetti la posizione delle gambe divaricata-seduta e che si adatti alla sua crescita.

Se si inizia a portare presto conviene scegliere un supporto che si adatti alla crescita e che permetta posizioni diverse (davanti, fianco e dietro).

Per un bambino che sta seduto bene (e che avrà già un certo peso) la valutazione del supporto è quella della posizione fisiologica per il bambino e della comodità per il genitore di modo che possa portarlo con fatica limitata.

• *Dove portare il bambino*
Chi porta un bambino in casa ha bisogno di un supporto che lasci le mani completamente libere e che sia sicuro anche quando il genitore si muove, si inchina, si sporge in avanti. Questo significa che dovrebbe essere un supporto che "lega" il bambino in modo sicuro al corpo di chi porta.

Chi porta un bambino fuori dovrebbe scegliere un prodotto comodo per entrambi, che abbia almeno le caratteristiche minime indispensabili.

• *La taglia di chi porta*
Davanti alla scelta di un supporto ausiliario è bene verificare la taglia di chi porta. Se entrambi i genitori vogliono portare con lo stesso supporto è bene sceglierne uno che si adatti perfettamente alla taglia, anche molto diversa, di entrambi. Deve essere quindi regolabile in altezza e in larghezza.

• *La comodità per chi porta*
In ogni caso è importante verificare che il supporto sia comodo sulle spalle, che il tessuto non tagli, che non ci siano fibbie o bottoni che premono, che il peso sia distribuito bene sulla schiena e davanti e che sia possibile portare almeno per qualche ora di seguito.

• *Che valore attribuire al supporto per portare?*

Con un supporto ausiliare si porta (letteralmente) il proprio bambino nel suo futuro. Pertanto, per alcuni genitori può essere importante che sia un prodotto che garantisce il pieno rispetto dell'uomo e dell'ambiente.

La scelta di usare cotone certificato da agricoltura biologica e pagato a un prezzo equo al produttore, di produrre il tessuto in Europa, dove la tutela dei diritti di chi lavora è almeno regolato dalla legge, di non sottoporre il tessuto a procedimenti chimici, che spesso lasciano residui nel tessuto a contatto con il bambino, di usare colori certificati (non tossici) e a basso impatto ambientale, di confezionare il prodotto vicino al luogo di produzione per minore impatto di logistica sono tutti aspetti che possono essere importanti.

Credo che non sia gratuito né un lusso porsi qualche domanda rispetto alla qualità oggettiva e intrinseca del supporto che si va ad acquistare, e non farsi trascinare solo da valutazioni di tipo economico.

IV.2. I supporti

I supporti ausiliari per portare si dividono sostanzialmente in due grandi gruppi:

• i supporti strutturati (tipo marsupio, amaca, *mei tai*, zaino)
• i supporti non strutturati (fascia corta, fascia elastica, fascia lunga)

Attualmente in Italia sono reperibili più o meno facilmente entrambi i gruppi, che saranno trattati in modo dettagliato di seguito. Ovviamente all'interno delle diverse tipologie ci possono essere grandi differenze qualitative tra i marchi commerciali, a cui non posso fare riferimento qui. Questa panoramica ha l'obiettivo di descrivere e far conoscere le diverse tipologie, le loro caratteristiche specifiche e i loro *principi d'uso*.

Quando si deve affrontare l'acquisto di un supporto ausiliario è consigliabile valutarlo sempre insieme al bambino, considerando almeno le caratteristiche indispensabili.

I costi indicati possono dare un'idea di massima.

IV.2.1. Supporti strutturati

Tipo marsupio

• *Caratteristiche*

Il marsupio è un'invenzione occidentale della fine degli anni sessanta e consiste in una "tasca" di tessuto non elastico, di cotone o sintetico, imbottito e non, in cui il bambino sta seduto in posizione verticale. Viene allacciato tramite bretelle e cinghie sulla schiena e attorno alla vita.

Sicuramente si tratta del supporto più conosciuto in Italia, prodotto dalle maggiori aziende di corredo per la prima infanzia. Attenzione però, perché marsupio non è uguale a marsupio. Per una maggiore comprensione riporto di nuovo tutti gli aspetti fisiologici per la postura del bambino:

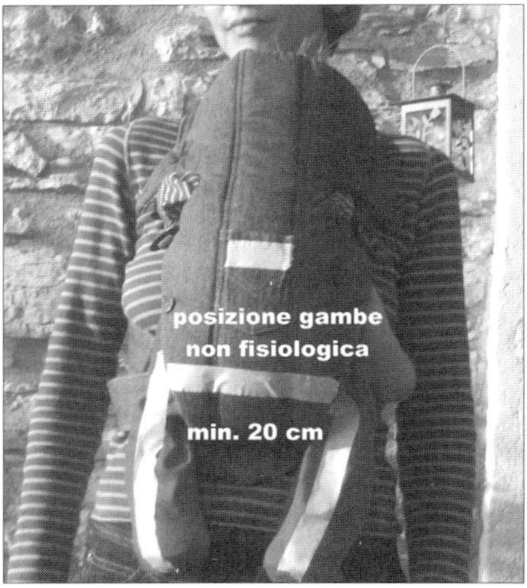

Postura non fisiologica in un marsupio convenzionale (appoggio inferiore a 20 cm.).

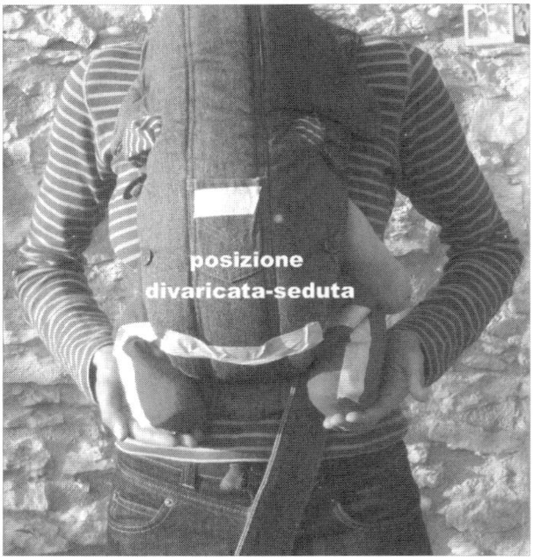

Dovrebbe essere così.

• Un buon marsupio deve essere regolabile lateralmente in modo che la schiena venga sostenuta in modo adeguato e il bambino si appoggi stretto al corpo di chi lo porta (non ci dovrebbe essere spazio tra i due corpi). Purtroppo col marsupio spesso non è possibile stringere più di tanto, così un bambino molto piccolo rischia di insaccarsi.

• La parte sotto il sedere del bambino (da un'apertura per le gambe all'altra) deve essere larga almeno 18 cm,[2] meglio se 20, e non essere troppo morbida, altrimenti non viene garantita la posizione divaricata-seduta del bambino e le gambe assumono una posizione con un angolo troppo esteso, il che non è fisiologico per lo sviluppo delle anche.

• Ci deve essere un buon sostegno regolabile per la testa. Il marsupio deve essere abbastanza alto per dare sostegno efficace alla delicata parte del collo del bambino.

• L'altezza del marsupio deve essere regolabile a sufficienza (livello ombelico) in modo che le gambe del bambino non vadano a "sbattere" contro le gambe di chi lo porta, per evitare che camminando si effettui una pressione non fisiologica sulle gambe, e quindi sulle anche e sulla spina dorsale del bambino.

• Il tessuto a contatto con il bambino dovrebbe essere testato e certificato per il contenuto di sostanze tossiche, come il formaldeide, potenzialmente dannose per il bambino.[3]

Il marsupio, senza dubbio, è un supporto molto semplice e facile da usare. Il suo costo è variabile da 30 a 100 euro. Purtroppo però in molti casi non riesce a garantire le caratteristiche indispensabili per la posizione corretta del bambino (vedi foto p. 196).

Anche la posizione "pancia al mondo", che spesso viene pubblicizzata e applicata, non è mai raccomandabile in un marsupio, perché non riesce a garantire una posizione fisiologica del bambino: ci sono le gambe che penzolano nel vuoto, la schiena che s'inarca e riceve tutti i colpi direttamente sulla spina dorsale. Inoltre esiste il rischio di schiacciare i genitali, perché tutto il peso si scarica sull'asse mediana del corpo del bambino.

[2] Manns e Schrader, *op. cit.* p. 87.

[3] Test "*Auf Tuchfuehlung*" in Oekotest 05/1998 e successivi aggiornamenti vedi su http:/www.oekotest.de

Spesso anche chi porta non si sente a proprio agio, perché le cinghie sulle spalle e attorno alla vita spesso tagliano e possono rendere il tempo portato una sofferenza.

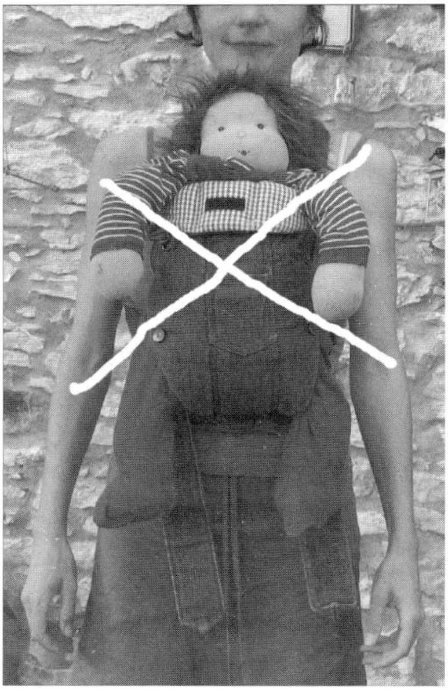

• *Posizioni*
* Davanti: pancia contro pancia

• *Possibilità e limitazioni d'uso*
L'uso di questo supporto si limita alla posizione davanti. La comodità effettiva per entrambi dipende moltissimo da come è realizzato il marsupio. In effetti ci sono veramente pochi marsupi che soddisfano le caratteristiche minime indispensabili di un buon supporto per portare, quindi bisogna sceglierlo con molta cura.

• *Principio d'uso*
È preferibile mettersi prima il marsupio e poi infilare il bambino. Seguire le istruzioni allegate al prodotto.

Tipo amaca

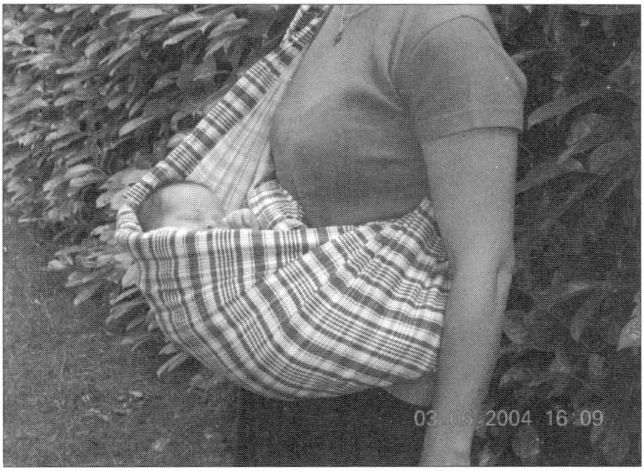

• *Caratteristiche*

L'amaca è sostanzialmente un anello di tessuto non elastico, che viene chiuso tramite due anelli (*sling*) oppure cucito fisso (*pouch*), ed è indossato su una spalla con la chiusura (anelli) appena sotto la spalla. Ci sono un'infinita varietà di rifiniture, con o senza cuscinetto per la spalla, bordi rinforzati, imbottiti o semplici, code aperte e code chiuse, per migliorare il comfort del bambino e di chi porta.[4]

L'amaca si sceglie secondo la propria taglia. Per trovare la misura giusta, misurare la diagonale dalla spalla alla vita (ultima costola) oppure indossare l'amaca senza bambino e verificare che il tessuto passi in vita e non più in basso. Inoltre è importante che si possa regolare la tensione del bordo superiore,[5] di modo che il bambino aderisca perfettamente al corpo di chi porta.

L'amaca è leggera, corta, si indossa velocemente e (quasi) senza fatica. Molto conosciuta negli Stati Uniti (dove è stata "inventata" da genitori una

[4] Secondo noi l'amaca ottimale ha la coda aperta, è senza imbottiture sulla spalle e sui bordi, ed è confezionata con il tessuto specifico della fascia lunga.

[5] Vedi le chiarissime indicazioni di Darien "Ring Slings" sul dvd: *tummy2tummy, THE babywearing instructional dvd, in* inglese; reperibile su http://www.tummy2tummy.com

ventina di anni fa), in Italia è stata fatta conoscere soprattutto tra le socie della Lega del Latte e dell'Aimi.

Costo: da 35 a 100 euro.

• *Posizioni*

(tecnica unica per tutte le posizioni)

* davanti:

- fianco contro pancia, "culla"
- pancia contro pancia

* fianco:

- pancia contro fianco

• *Possibilità e limitazioni d'uso*

L'amaca è un supporto che può accompagnare una coppia genitore bambino durante tutto il loro percorso portato, dalla nascita ai tre anni, nei primi mesi nelle posizioni davanti e poi sul fianco. Non propongo, in generale, di portare con l'amaca sulla schiena, perché in questa posizione manca la sicurezza di poter legare il bambino vicino al proprio corpo. È molto difficile fare aderire il bambino bene e strettamente al proprio corpo e fissare l'orlo superiore nella posizione aderente. L'amaca è adattabile solo fino a un certo punto. Purtroppo spesso il bambino non viene portato abbastanza stretto al corpo del genitore e quindi non ha il sostegno ottimale della schiena, sbilanciando notevolmente il baricentro della madre, che ne sente gli effetti.

Nel caso di displasia dell'anca, la posizione culla non va mai usata.

• *Princìpi d'uso*

Per portare con l'amaca consiglio di indossarla prima e poi di infilare il bambino.

* Indossare l'amaca

Tenere l'amaca davanti a sé con gli anelli in alto. Infilare ora il braccio, che sarà dal lato del bambino, nell'amaca e farla passare sopra la testa. Ora basta aggiustare l'amaca sul corpo: vedere che gli anelli stiano appena sotto la propria spalla e aprire e visualizzare lo spazio portato.

A CULLA: preparare lo spazio portato formando una tasca dagli orli alti davanti a sé.

Per infilare il bambino nell'amaca lo si appoggia sulla spalla libera e si infila prima il sedere, poi il tronco e infine la testa, che deve essere sostenuta all'interno dell'amaca e che sta vicino agli anelli. Il bambino guarda in alto e la sua spina dorsale è tipicamente curva.

L'amaca è posizionata all'altezza corretta se si trova al di sopra del proprio ombelico.

ALLATTAMENTO: in questa posizione il bambino viene infilato nell'amaca con la testa dalla parte della spalla libera e sdraiato pancia contro pancia. È importante che la testa sia sostenuta interamente dall'amaca mentre le gambe di un bambino di alcuni mesi potranno spuntare fuori. L'altezza giusta è quella appena sotto il seno, in modo che il bambino possa prendere il capezzolo comodamente.

* Posizione verticale (fianco o davanti)

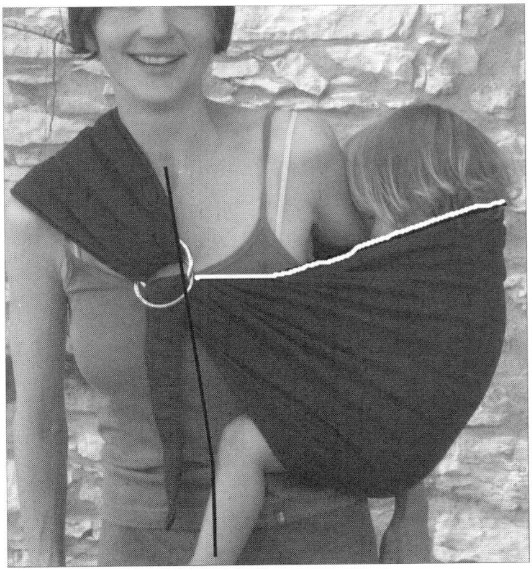

Posizione fianco con orlo tenuto largo (scorretto)

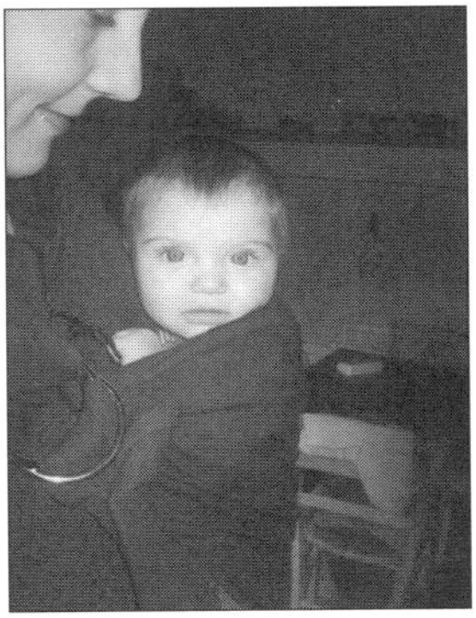

Posizione fianco, con orlo aderente (corretto)

* *Tirare l'orlo superiore*

Per fare in modo che il bambino aderisca in posizione verticale al proprio corpo (solo così si avrà la sensazione di avere le mani libere) bisogna tirare bene l'orlo superiore una volta che il bambino è seduto nell'amaca, infilarlo nella fibbia o negli anelli e fissarlo. Spesso questa operazione, per quanto indispensabile, non è semplicissima e bisogna inventarsi, a secondo dell'amaca che si ha (e la qualità degli anelli, la scivolosità del tessuto, la misura dei lembi etc), come fissare l'orlo superiore in tensione in modo che non "scappi" ad ogni movimento.

Tipo Mei Tai

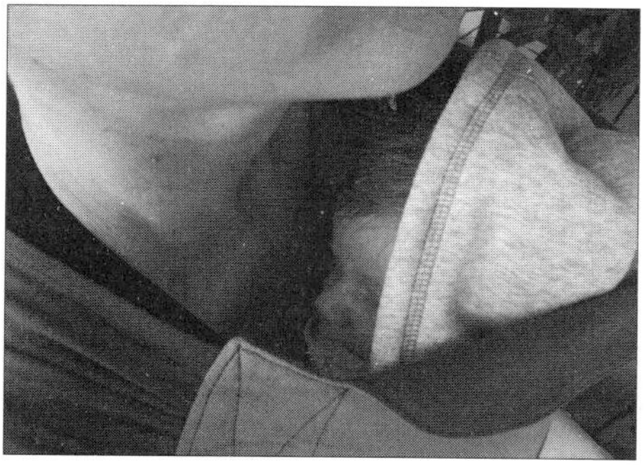

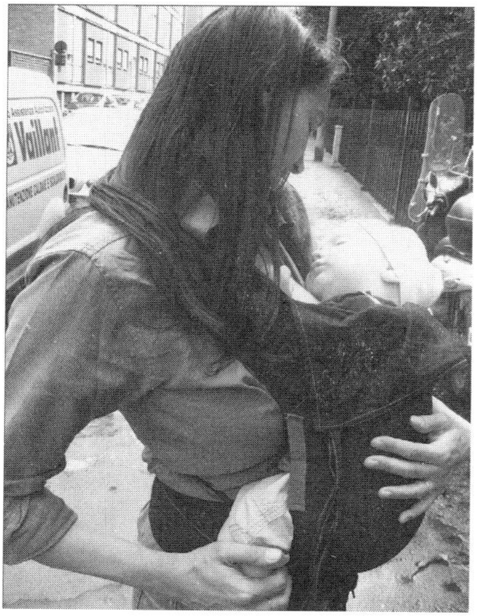

• *Caratteristiche*

Il *Mei Tai* è il nome di una categoria di supporti ispirati a quelli tradizionali asiatici. Consiste in un pezzo di stoffa quadrato della misura di circa 40 cm per 50 cm in altezza circa e quattro bende lunghe cucite ai quattro angoli con cui si allaccia il bambino attorno al proprio corpo. Il *Mei Tai*, supporto morbido e realizzato in moltissimi modelli e con rifiniture varie, entusiasma giustamente molte madri italiane in cerca di un supporto strutturato alternativo e migliore del marsupio. I modelli migliori hanno "lembi" non imbottiti allargabili sulle spalle e sono cuciti con il tessuto particolare della fascia lunga. Il suo utilizzo può sembrare più immediato di un supporto non strutturato come la fascia, ma in effetti non è così. Il Mei Tai non è affatto un supporto facile e per imparare a legarlo ben saldo è consigliabile farsi accompagnare da un'esperta. Una volta imparato come mettere in tensione adeguata il pannello che sostiene il bambino, si porta bene anche sul fianco e sulla schiena. Il MT viene proposto spesso come "fai da te" ma ormai si trova anche in molti negozi sul territorio oltre a quelli online.

Costo: 60-100 euro (il fai da te costa meno).

• *Posizioni*
* davanti:
  - pancia contro pancia
* fianco:
  - fianco contro pancia
* dietro:
  - pancia contro schiena

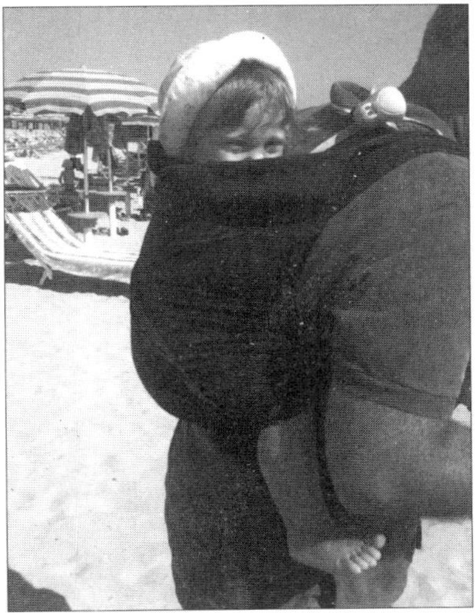

• *Possibilità e limitazioni d'uso*

Si può usare il MT da circa 3 mesi (come un marsupio) a 2 anni se la stoffa garantisce il peso crescente del bambino. I neonati invece non sono sostenuti sufficientemente dal MT che, privo di elasticità, non può essere "stretto" abbastanza.[6]

Nel fai da te non esiste nessuna garanzia di portata della stoffa (quanto peso sopporta e per quanto tempo?). Le cuciture, "cicatrici" nel tessuto e quindi punti deboli, possono disfarsi con il tempo. È quindi importante controllare ogni volta, prima di portare il bambino, l'integrità del proprio MT.

• *Principio d'uso*

I passi indicati valgono per la posizione dietro, perché normalmente è quella meno affrontata. Per la posizione davanti consiglio di seguire le istruzioni allegate. Le bende possono essere annodate in diversi modi sul corpo. Generalmente va detto che il nodo non deve mai essere sul corpo del bambino, ma sempre sotto il suo sedere, oppure sul corpo di chi porta.

* *Passo per passo*

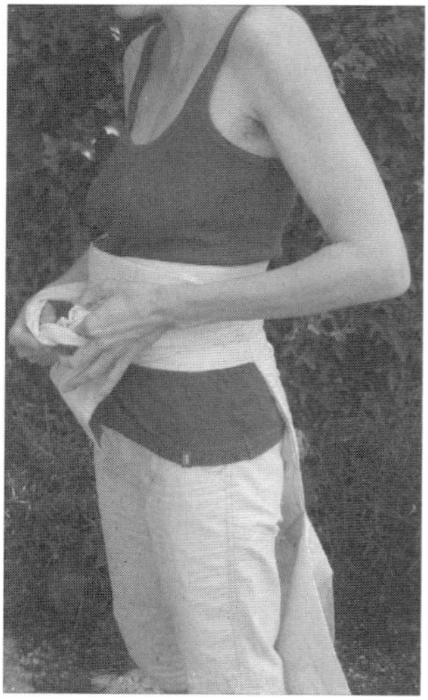

Allacciare le bende inferiori strettamente attorno al proprio corpo.

[6] Comunemente si propone di annodare le bende sopra il corpo del neonato per farlo aderire al corpo di chi porta. Noi invece sconsigliamo questa legatura perché la benda, tra l'altro stretta che non può essere "sfogliata", esercita una pressione forte su "una striscia" di corpo del bambino, che riteniamo non gli dia una sensazione di comfort.

Prendere il bambino, passarlo sotto il braccio sulla propria schiena e sederlo sulla stoffa larga a gambe divaricate. Si invita il bambino ad appoggiarsi al genitore, cosa che farà volentieri se vorrà essere portato.

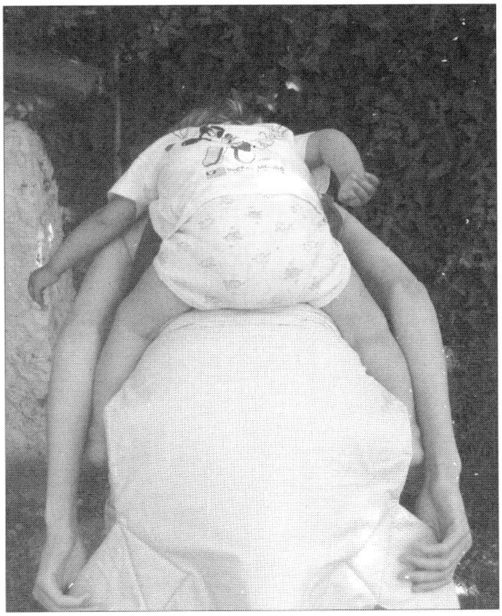

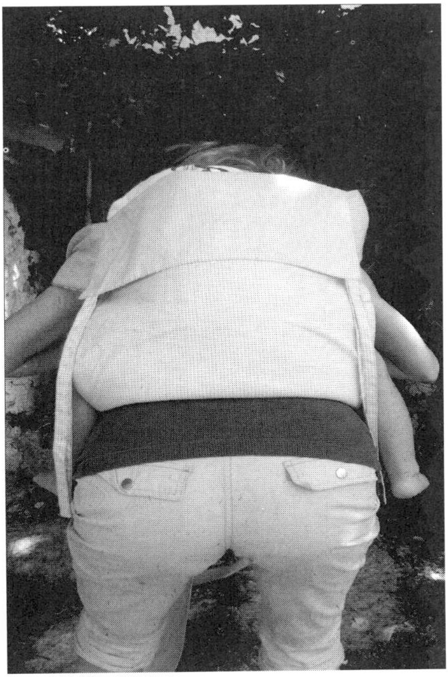

Prendere le bende e portarsele sulle spalle davanti.

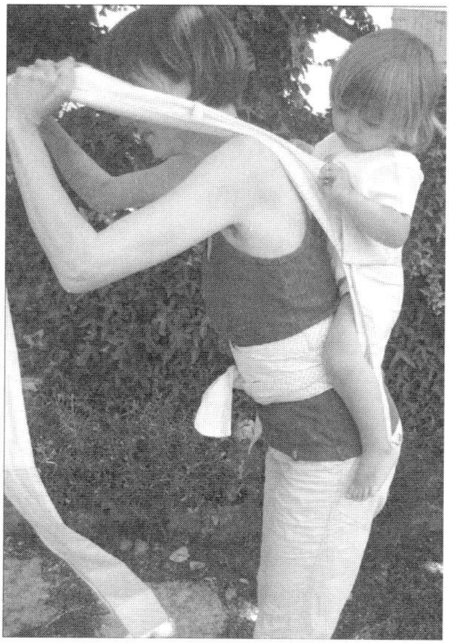

Ora tirare ancora entrambe le bende, fare un piccolo salto ("hops"), tirando ancora e mettere una benda tra le ginocchia mentre si porta l'altra a modo di bretella dietro passando sopra la prima, poi sotto la seconda gamba del bambino riportando la benda davanti. Ripetere la stessa cosa con l'altra benda. Fare un doppio nodo.

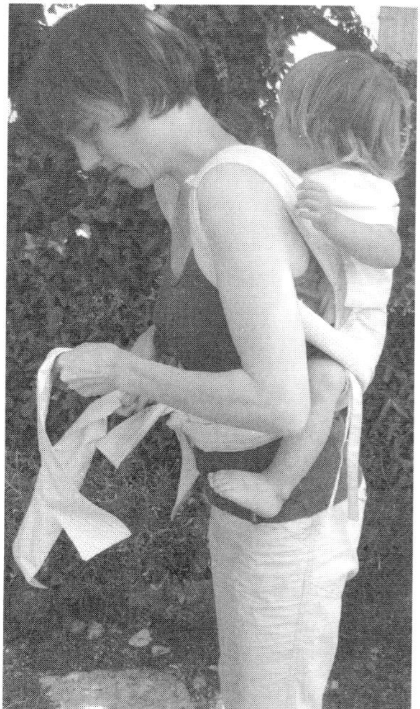

Controllare la posizione delle gambe del bambino (divaricata-seduta, ginocchia più in alto del sedere, schiena del bambino ben appoggiata: non ci passa la mano).

Tipo Zaino

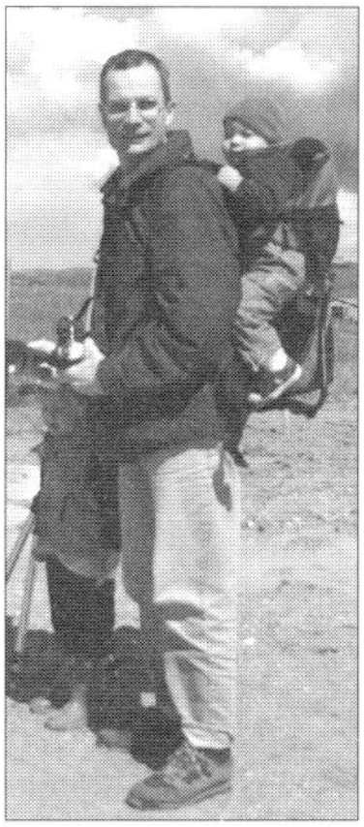

• *Caratteristiche*

Lo zaino è un supporto tipicamente occidentale per trasportare un bambino sulla schiena. Non permette di portare a stretto contatto con il corpo del genitore, e perciò non può essere usato prima dei 9 mesi, quando il bambino sta seduto per un bel po' di tempo da solo. Esiste in molte forme diverse, dal semplice zaino in telo di cotone rinforzato con dei listelli in alluminio, famoso anche trent'anni fa, ai veri e propri zaini da *trekking* professionale. Un buono zaino sta in piedi da solo e non si rovescia nel momento in cui il bambino viene seduto e quando viene caricato sulla schiena. Questo è molto importante per la sicurezza di entrambi. Un buono zaino permette al bambino di muovere le gambe liberamente e quindi di stare seduto senza sentire le gambe "incastrate". La schiena dovrebbe essere adeguatamente sostenuta.

Sono importanti le cinture (come nel seggiolino della macchina) per fissare il bambino così che non possa alzarsi o cadere fuori dallo zaino. Nel momento in cui si addormenta sarebbe importante un sostegno maggiore del suo corpo e un appoggiatesta comodo, che non gli segni la faccia.

In ogni caso per la testa ci dovrebbe essere un adeguato sostegno (alto dietro, meglio se anche laterale). Per un migliore comfort di chi porta, lo zaino dovrebbe essere corredato di cintura lombare e cintura orizzontale a livello del petto per scaricare meglio il peso.

Costo: 80-200 euro a seconda del modello.

•*Posizioni*:
* dietro

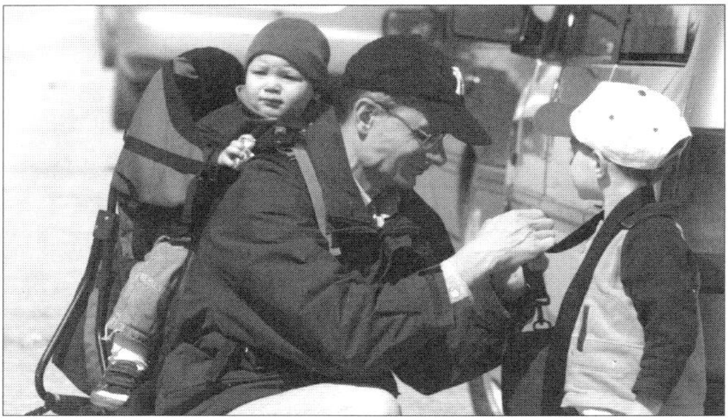

• *Possibilità e limitazioni d'uso*
Da 9 mesi a 3 anni circa.

Lo zaino ha la funzione di trasportare un bambino, non è adatto per fare mestieri e lavori in casa o durante un'altra attività non ritmica. Quando il genitore si china rischia di rovesciarsi, inoltre è pesante (peso proprio fino a 4 kg) ed è ingombrante. Il peso del bambino è lontano dal corpo di chi porta, essendo il baricentro notevolmente spostato, un fatto che rende il peso meno sopportabile. Generalmente l'uso dello zaino è consigliato solo per lunghe passeggiate con bambini oltre i 9 mesi.

• *Principio d'uso*
Seguire le istruzioni allegate al prodotto.

IV.2.2. Supporti non strutturati

I supporti non strutturati sono sostanzialmente dei teli di diverse lunghezze e qualità di tessuto. Si distinguono *la fascia corta*, con una misura da 2 a 3 metri con cui si può portare tradizionalmente sul fianco e dietro e *la fascia lunga,* in tessuto, che misura da 4-5 metri circa ed è il classico supporto non strutturato occidentale. Una sua variante, che gode di crescente successo, è la *fascia elastica* in maglina di cotone.

Tutte le tecniche di seguito proposte possono essere eseguite anche con la fascia lunga (in tessuto).

La fascia corta

• *Caratteristiche*

La fascia corta può essere un supporto non strutturato tradizionale, per esempio un *pagne* oppure un *selendang*, della lunghezza di circa 2m, ma esiste anche nella versione occidentale, con lo stesso tessuto della fascia lunga, della lunghezza di circa 2,50-3 metri. La fascia corta è molto comoda perché una volta annodata su misura la si può lasciare annodata e indossarla velocemente.

• *Posizioni*:

* davanti: culla
* fianco: semplice

• *Possibilità e limitazioni d'uso*

La fascia corta per la maggior parte dei genitori occidentali è una "seconda" fascia, che viene utilizzata in determinate situazioni e con bambini che camminano e che salgono e scendono dalla fascia.

• *Principio d'uso*

Fianco semplice con fascia corta (qui un tradizionale *selendang* di Bali)

La fascia corta viene annodata in vita dove si porterà il bambino. Altezza giusta del nodo: appena sotto l'ultima costola. Girare il nodo sotto la propria spalla davanti; è importante che il nodo non sia posizionato troppo in alto (sulla spalla) o troppo in basso (vicino allo sterno) ma proprio appena sotto la spalla all'altezza della clavicola.

* *Passo per passo*

Mettere il centro della fascia sulla spalla opposta al fianco dove si sceglie di sedere il bambino.

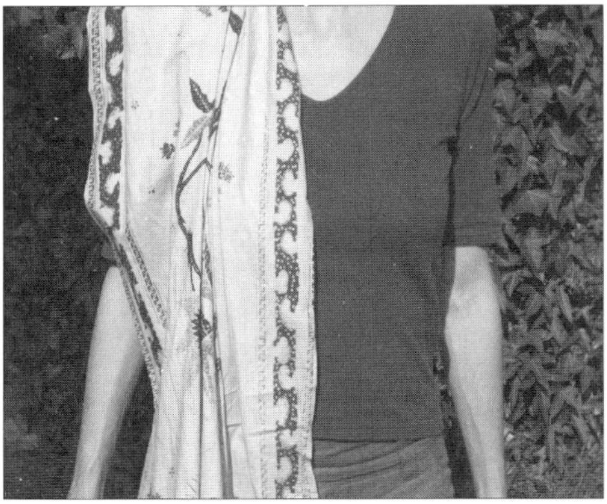

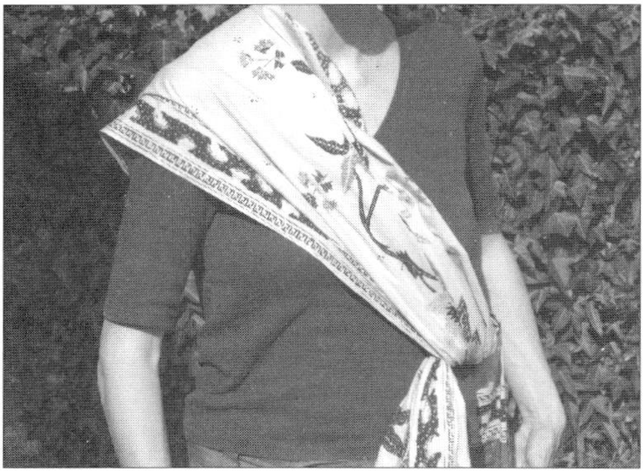

Portare i due lembi sul fianco e annodare.

Fare un doppio nodo in vita.

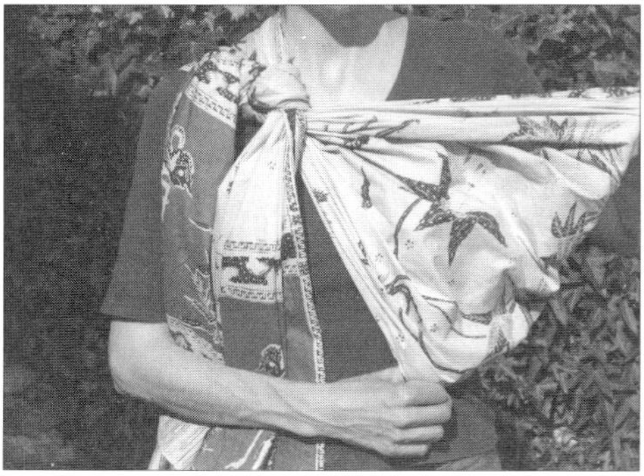

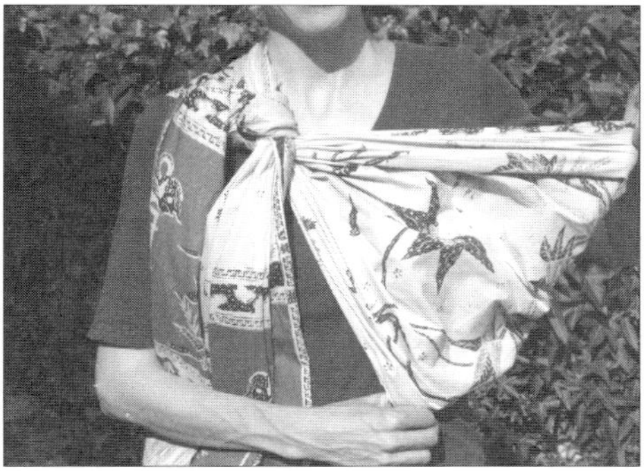

Posizionare il nodo all'altezza della clavicola e visualizzare lo spazio portato.

Appoggiare il bambino sulla spalla "libera", sostenendo la schiena con una mano. Infilare l'altra mano sotto la fascia, prendere le gambe e farle entrare nella "tasca".

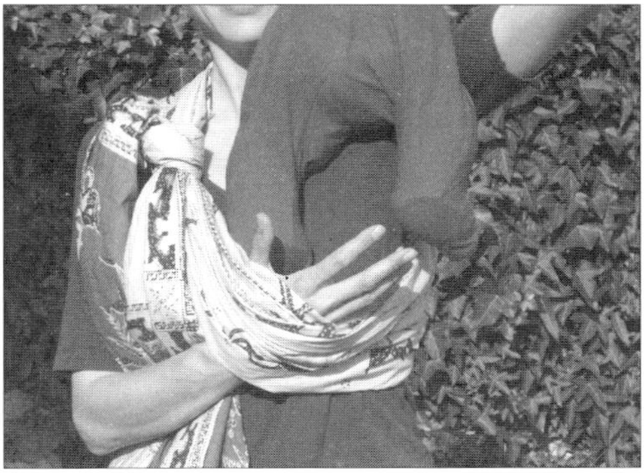

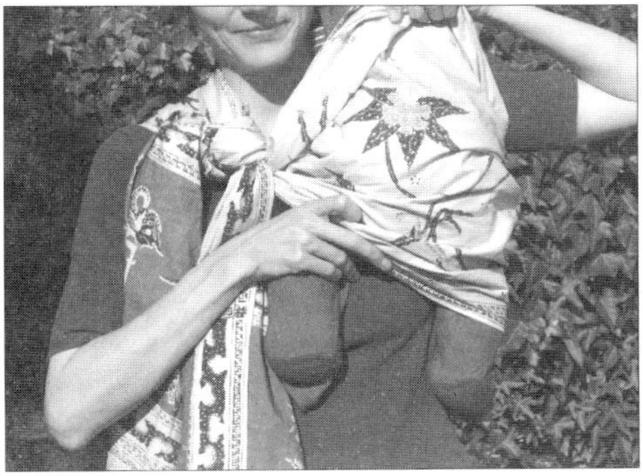

Fare scendere il bambino e alzare contemporaneamente il tessuto sulla sua schiena. Far sedere il bambino nel punto comodo per entrambi.

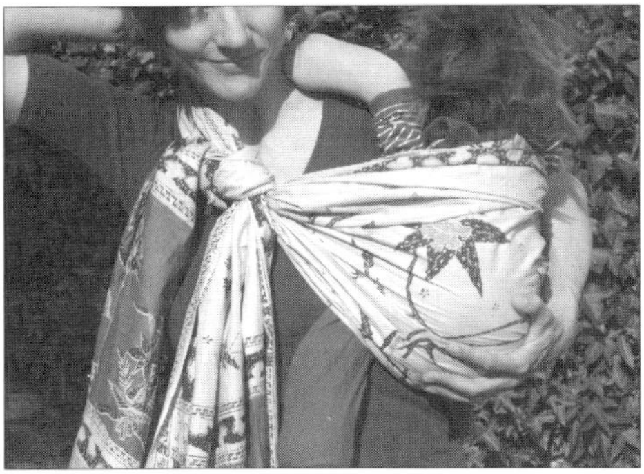

Cercare l'orlo superiore dietro.

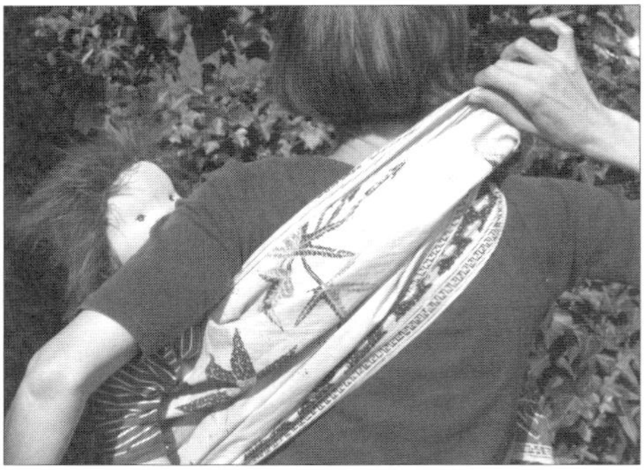

Tirare e impegnare la spalla di modo che l'orlo superiore sia in tensione.

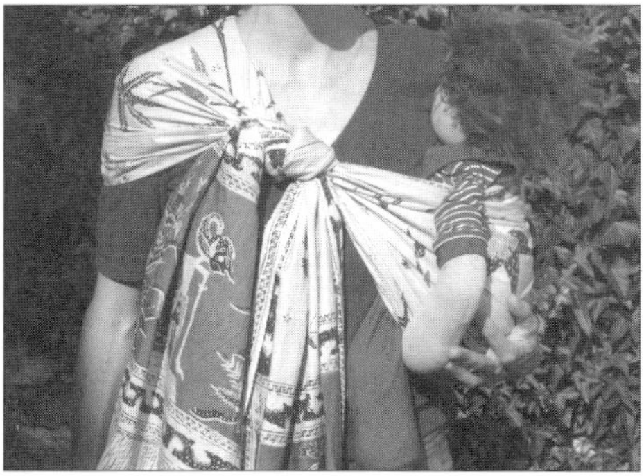

Fatto.

Il bambino aderisce ora perfettamente al corpo della madre. Non c'è bisogno di sostenerlo ulteriormente con il braccio.

** Fianco semplice con la fascia lunga*

Ovviamente questa tecnica può essere eseguita anche con una fascia lunga; in questo caso i due lembi che avanzano dopo il doppio nodo vanno usati per dare un sostegno a croce sotto il sedere del bambino e poi annodati in vita.

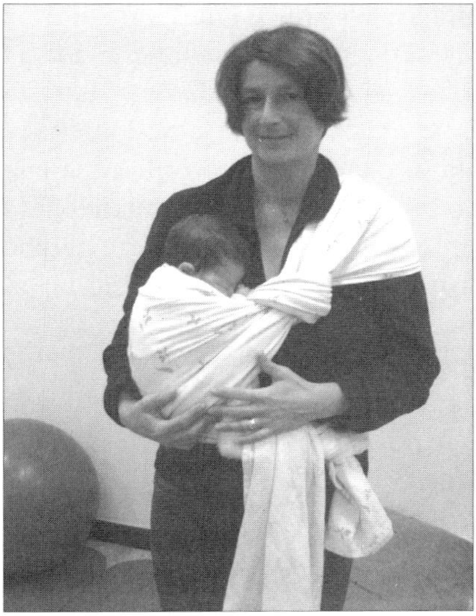

Neonato nella posizione fisiologica sul fianco.[7]

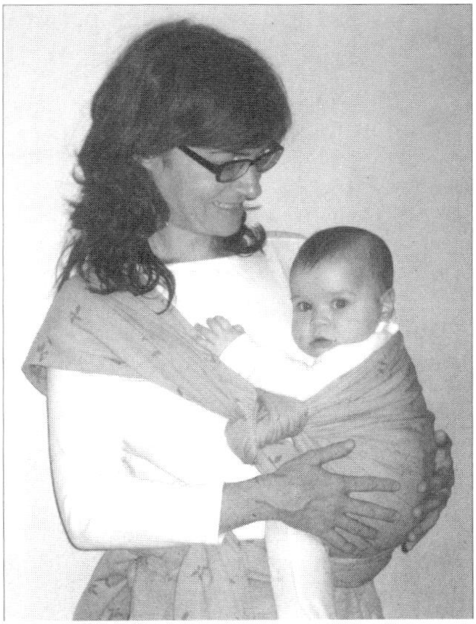

Bambina di sei mesi seduta, con la stessa tecnica, sul fianco.

[7] Sostenuto adeguatamente non ci sono controindicazioni nel tenere il piccolo sul fianco da subito, posizione tra l'altro consigliata nel caso di anche immature o displasia.

La fascia elastica

• *Caratteristiche*

La fascia elastica è lunga circa 5 metri e larga circa 50 centimetri, il telo è fatto a maglia (non tessuto!). La maglina di cotone 100%[8] ha i bordi semplicemente *overlocked*. Il telo nella parte finale dei lembi si restringe molto così che l'ingombro del tessuto attorno alla vita si riduce notevolmente. La fascia elastica è la fascia lunga di nuova generazione (inventata una decina di anni fa), che però ha delle caratteristiche leggermente diverse. Questa fascia, come dice il nome, è estremamente elastica (nella direzione orizzontale). La sensazione sul corpo è quella di una t-shirt morbidissima che avvolge il corpo dell'adulto e del bambino senza premere, distribuendone il peso senza stringere. Inoltre è relativamente semplice da indossare, perché con una sola tecnica di legatura si porta il bambino davanti sdraiato o in posizione verticale. Costo: da 50 a 80 euro.

• *Posizioni*:

* davanti (tecnica unica per entrambe le posizioni):

- posizione integrale pancia contro pancia
- pancia contro pancia
- fianco contro pancia (culla)

• *Possibilità e limitazioni d'uso*

La fascia elastica è adatta (e la consigliamo) per portare integralmente (marsupioterapia) e per i primissimi mesi, perché è estremamente morbida. Inoltre è consigliata dai fisioterapisti per portare neonati cerebrolesi, che reagiscono alla pressione sulla pelle con ipertono. D'altra parte è assolutamente controindicata per portare bambini con ipotono (per esempio bambini con sindrome Down), perché cede troppo.

La fascia elastica si usa davanti fino a circa 7 kg di peso del bambino, mentre ritengo che non sia adatta per portare dietro, perché è troppo stretta e troppo elastica per sostenere adeguatamente il corpo e il peso del bambino più grande. La stessa limitazione esiste per il fianco, perché cede troppo sotto il peso crescente del bambino.

[8] Sono da evitare stoffe elasticizzate perché prima cedono troppo e una volta arrivate alla massima estensione diventano molto dure.

Pertanto non può essere considerata, come la fascia lunga, un supporto universale per tutto il periodo portato, ma ha il suo valore come supporto limitato nel primo periodo del percorso portato.

• *Principio d'uso*

La fascia elastica viene indossata come una maglietta stretta prima di mettere il bambino; si lega e si annoda prima molto aderente al proprio corpo (non si deve pensare di lasciare uno spazio al bambino), perché cede tantissimo e solo in questo modo il bambino si trova sostenuto adeguatamente e il genitore ha piena libertà di movimento. L'unica tecnica adatta è quella che dà un triplo sostegno, quindi tre strati di stoffa che sostengono il bambino.

* *Indossare la fascia elastica con la tecnica di triplo sostegno (strato orizzontale all'esterno)*

* *Passo per passo*

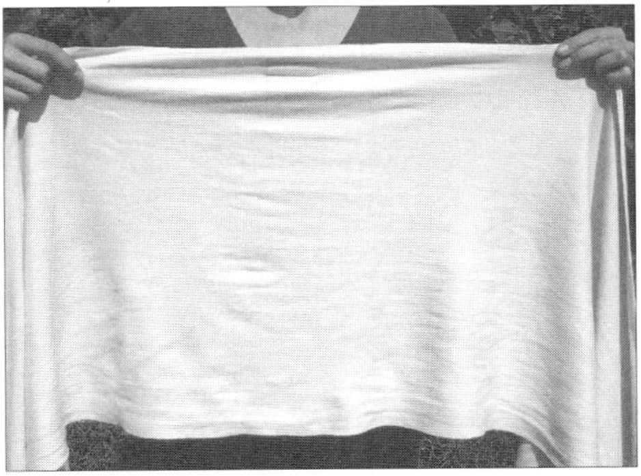

Prendere l'orlo superiore della fascia elastica.

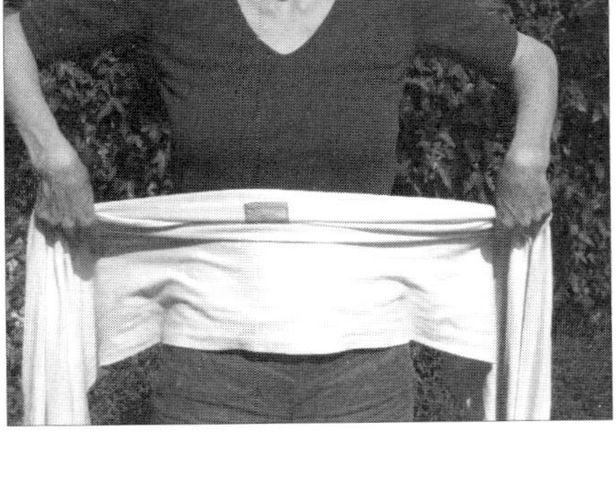

Posizionarla con il centro davanti.

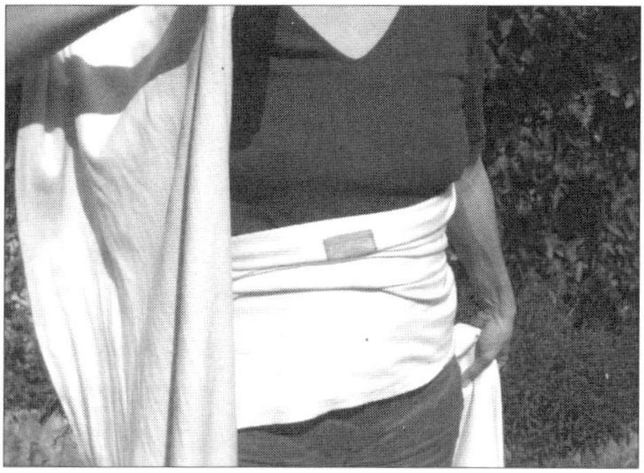

Portare il primo lembo diagonalmente davanti, attenzione all'orlo superiore che non sia attorcigliato.

Portare anche l'altro lembo davanti (i lembi incrociati dietro).

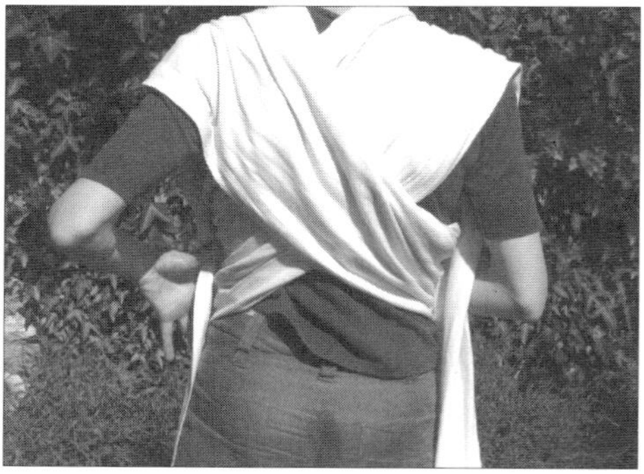

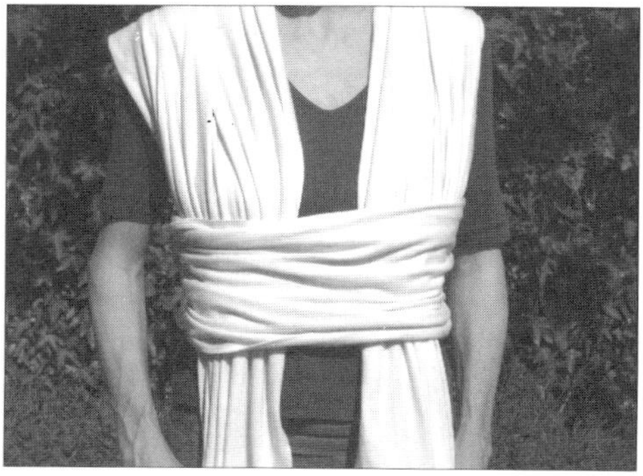

Ora si fanno passare i due lembi sotto lo strato orizzontale.

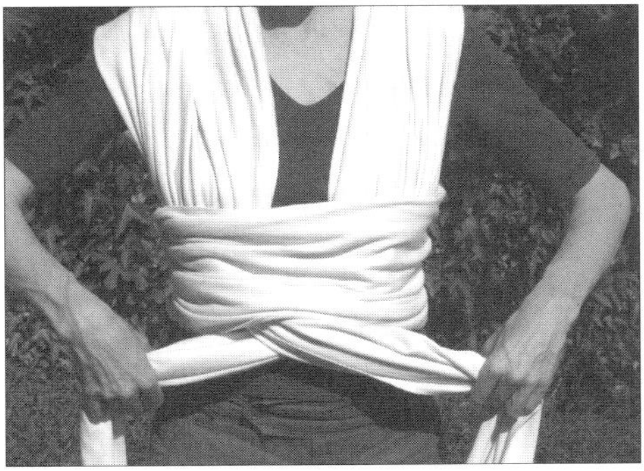

Incrociare i lembi all’altezza dell’ ombelico.

Girare i lembi attorno la vita.

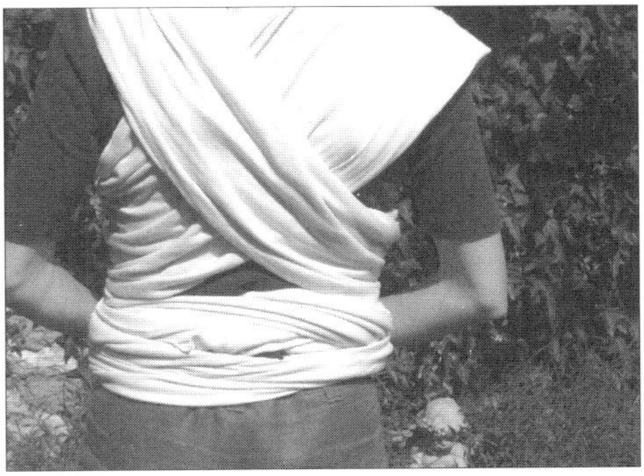

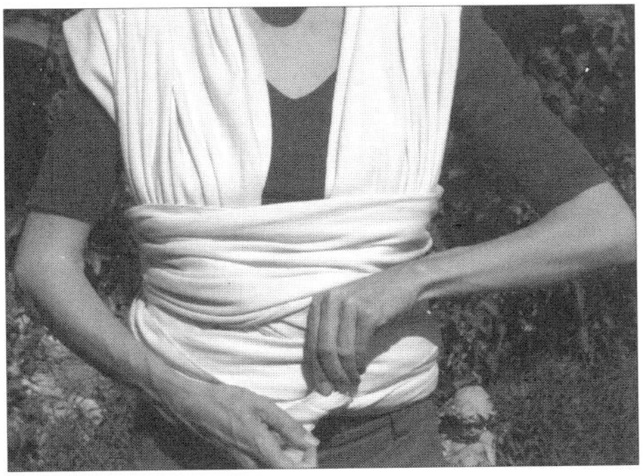

E fare un doppio nodo finale.

Ecco il risultato. La fascia deve aderire bene al proprio corpo e avvolgerlo come un vestito.

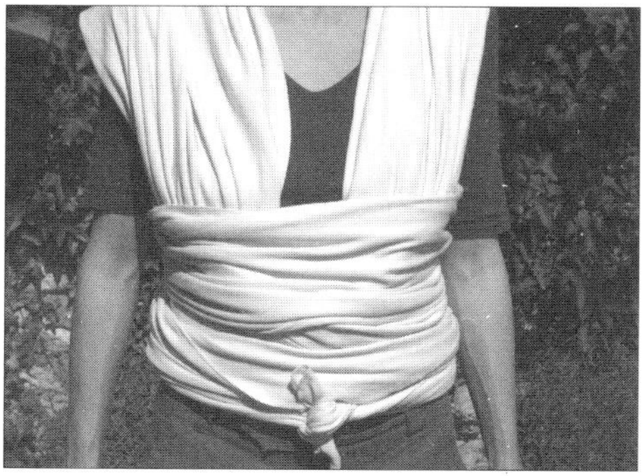

* *"a culla" (adatta anche per portare un bambino piccolissimo)*

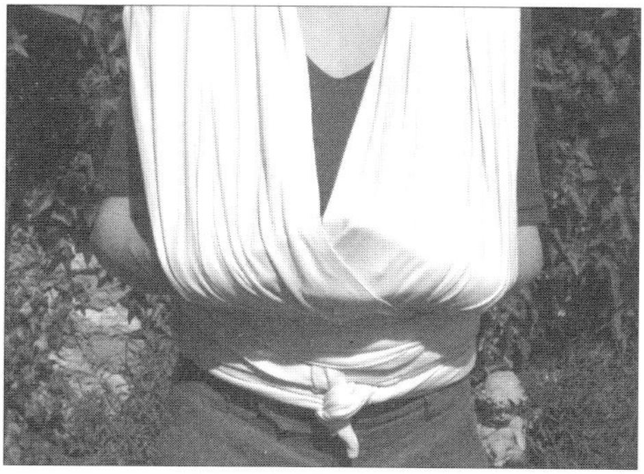

Visualizzare lo spazio portato, sfilare il lembo diagonale esterno dalla spalla.

Preparare il lembo interno a modo di "tasca", portando l'orlo inferiore vicino al proprio corpo e infilare il bambino prima con il sedere, poi il tronco e infine la testa. Le gambe seguono automaticamente il corpo.

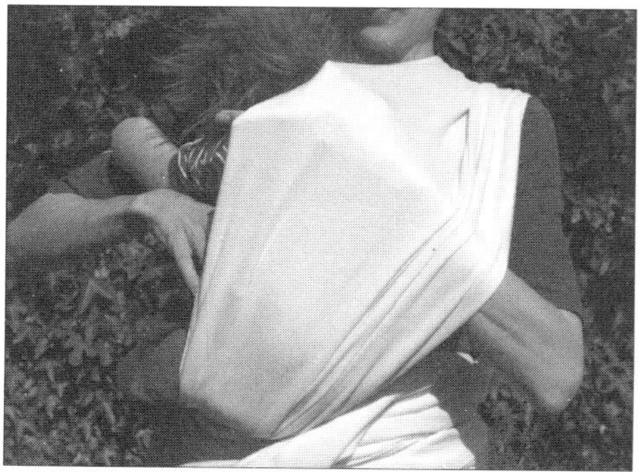

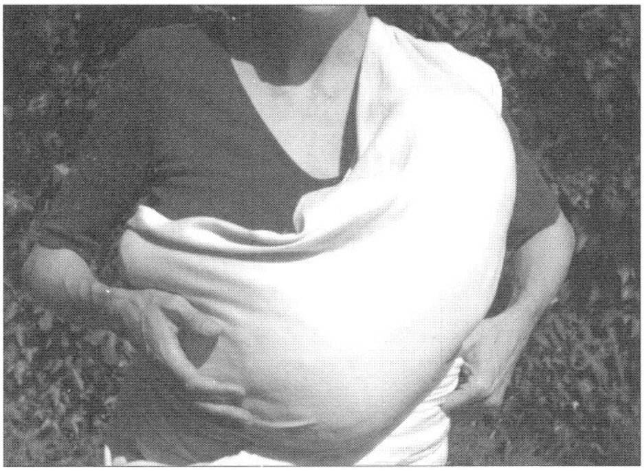

In modo che il bambino guardi in alto (è appoggiato con il fianco al proprio corpo) e che la fascia lo contenga.

Riportare il lembo esterno sulla spalla. È più facile se prima si porta il lembo "chiuso" a metà corpo del bambino e poi si infila il braccio.

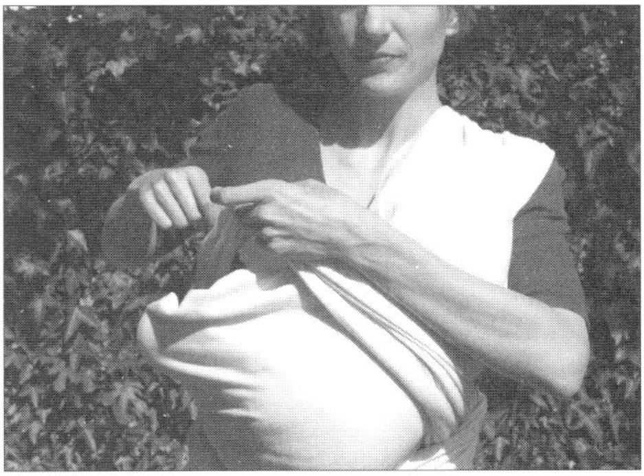

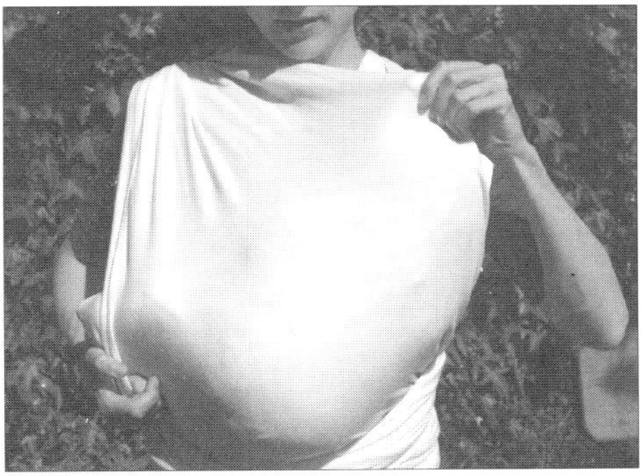

Aprire il lembo esterno, sfogliandolo tutto.

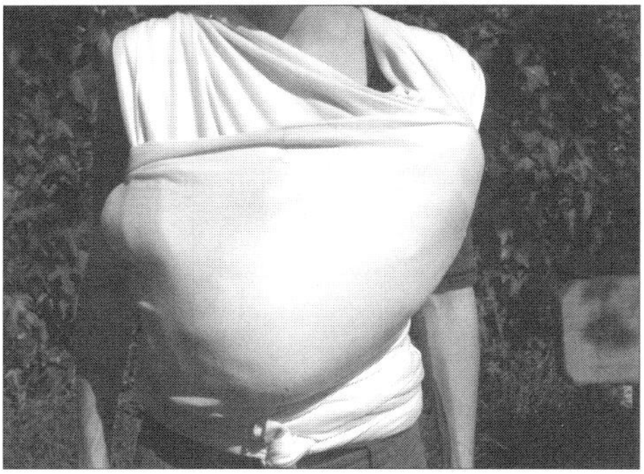

Alzare il lembo orizzontale e stenderlo sopra il bambino. Ora si è pronti per partire.

La fascia lunga

• *Caratteristiche*

La fascia lunga è un telo tessuto di 100% cotone, largo circa 70 centimetri (diffidare di teli più stretti) e lungo da 4 a 5 metri. I suoi orli sono cuciti doppi per evitare che il tessuto si sfilacci.

Le migliori fasce lunghe sono tessute in modo tale da rendere la stoffa leggermente elastica in entrambe le diagonali. In questo modo la stoffa avvolge ma non stringe il bambino e nel contempo garantisce una resistenza maggiore del jeans (dopo ogni lavaggio torna sempre nella forma originale) e distribuisce in modo ottimale il peso sul corpo di chi porta. Con la stessa fascia è possibile portare il bambino davanti, sul fianco e sulla schiena. Per tutto il periodo da 0 a 3 anni si utilizza lo stesso supporto, che si adegua perfettamente alla crescita del bambino e alla propria taglia. Costo: da 50 a 140 euro a seconda della lunghezza e delle caratteristiche del prodotto (qualità del cotone, caratteristiche di produzione, di colorazione, luogo di produzione, passaggi commerciali intermedi). La durata delle migliori fasce lunghe è fino a cinque completi percorsi portati.

* *Scegliere la lunghezza*

Si sceglie la misura giusta secondo la taglia di chi porta e la tecnica di fasciatura che si applica.

Di solito, per poter usare la stessa fascia lunga durante tutto il percorso portato, utilizzando sempre le tecniche sicure delle posizioni davanti, sul fianco e dietro, è consigliata una fascia lunga di lunghezza media di circa 4,50 metri.

La misura specifica va individuata rispetto alla propria taglia e non rispetto alla taglia del bambino. Anche se il bambino cresce durante il percorso portato, la fascia sarà lunga abbastanza se all'inizio è stata scelta la lunghezza giusta.

Ogni ditta produttrice usa le proprie misure. Indicativamente sono queste:

FASCIA LUNGA	4,20 m	4,50 m	4,80 m	5,20 m
TAGLIA	38	44	50	50 in poi

Se entrambi i genitori usano la fascia lunga e hanno due taglie molto differenti consiglio di scegliere la lunghezza secondo la taglia di chi porta di più.

Ci sono anche delle tecniche "salva fascia" che permettono al genitore più robusto di portare il bambino con una fascia più corta.

•*Posizioni*:

* davanti:

- pancia contro pancia (diverse tecniche)
- fianco contro pancia (diverse tecniche)

* fianco

- pancia contro fianco (diverse tecniche)

* dietro

- pancia contro schiena (diverse tecniche)

• *Possibilità e limitazioni d'uso*

Si può usare la fascia lunga dalla nascita ai tre anni, per tutto il percorso portato che va da pochi chili a quindici chili e oltre. (Il tessuto in realtà è testato per sopportare più di cento chili). Le tecniche di legatura tra davanti, fianco e dietro sono una trentina. È normale comunque affezionarsi ad alcune tecniche che poi si continuano a utilizzare, mentre altre si tralasciano completamente. È molto importante sapere che la fascia lunga non ha un uso immediato, ma deve essere "addomesticata". Bisogna imparare a manipolarla, ad usarla e fare pratica.[9]

Per imparare a portare dietro normalmente non bastano le istruzioni cartacee o digitali allegate al prodotto. Considero indispensabile apprendere le posizioni sulla schiena affiancati da un'esperta.

La fascia lunga è l'unico supporto a non essere limitato in sé, ma proprio per questo sarebbe superficiale affermare che il suo uso variegato sia semplicissimo. Arrivati però alla conclusione del percorso portato, la fascia lunga può essere ancora utilizzata: come amaca, altalena, telo per fare picnic, fune per arrampicarsi, o finire nel baule della dote[10] oppure passare a qualche amica o parente per un nuovo percorso portato.

* Fai da te

Se si decide di confezionare una fascia lunga in casa sono da considerare alcuni aspetti fondamentali: nei negozi di scampoli in commercio non si trovano tessuti di 100% cotone con la trama delle fasce lunghe (elastiche in entrambe le diagonali). Il tessuto che arriva più vicino alla tessitura delle fasce lunghe ha una trama diagonale (*gabardine*), che lo rende elastico in una direzione. (Si rischia comunque che il tessuto dopo un po' di lavaggi non torni più nella forma originale). Sono invece da evitare tessuti elasticizzati. Inoltre si dovrebbe scegliere un tessuto non colorato, perché non ci sono garanzie rispetto alla tossicità dei colori. (Il bambino è a stretto contatto con il telo, a volte lo succhia.)

[9] Sulla base di quanto detto prima, si potrebbe considerare questo fatto anche come un vantaggio, perché porta a confrontarsi in modo più approfondito con la pratica del portare, prendendosi un tempo e uno spazio per imparare.

[10] È molto comune che ci si affezioni tanto alla fascia lunga, al punto che diventa il simbolo per il legame primario con il proprio bambino.

Infine è indispensabile comprare 4,50 m di tessuto in un pezzo unico; mai cucire la fascia in mezzo per risparmiare, perché proprio il centro deve tenere il bambino ed è sotto il massimo sforzo. Piuttosto confezionare due fasce e regalarne una all'amica oppure confezionarne una lunga e due corte.

Nulla vieta che genitori esperti (e molto sicuri) utilizzino un pareo, uno scialle o un sari indiano per portare un bambino per esempio in situazioni di emergenza, quando il bambino è stanco e la fascia lunga è rimasta a casa. Gli SPOC,[11] che negli USA cominciano a godere di una popolarità sempre maggiore, hanno sicuramente un loro fascino. Tuttavia li posso consigliare solo a genitori che abbiano acquisito un'ottima sicurezza portando il loro bambino.

• *Uso della fascia lunga*

All'inizio la fascia lunga, per la sua lunghezza, può sembrare un po' difficile da gestire e quindi possono essere utili alcune considerazioni per avvicinarla al meglio. Consiglio vivamente di fare un corso per imparare bene e in sicurezza, affiancati da un'esperta!

* *Incontrare la fascia lunga*

La prima volta che si ha in mano la fascia lunga è consigliato affrontarla di petto; cioè aprirla in tutta la sua intera lunghezza, guardarla, ma soprattutto toccarla e stirarla. Che impressione fa? Che sensazioni dà? Sembra solida o fragile? Reggerà il peso del bambino? Quanto è lunga!

Ora, è fondamentale esprimere ad alta voce ciò che si sente e ciò che si pensa ivi inclusi i dubbi e anche se si è soli con il bambino.

Considerare ora le due caratteristiche fondamentali che fanno funzionare la fascia lunga e che saranno importanti nella descrizione delle tecniche più avanti:

- ORLI

Ci sono due orli, uno superiore e uno inferiore, responsabili per la tenuta della fascia addosso. Se sono in adeguata tensione garantiscono il sostengo ottimale del bambino.

[11] Acronimo per *Simple Piece Of Cloth* (semplice pezzo di stoffa).

- LEMBI

Se si divide la fascia a metà, i due lembi, che sono gli strati di tessuto interi con cui si eseguono le tecniche, devono essere lisci se si vuole indossare la fascia al meglio e senza giri di tessuto che diventano come delle funi dure sul corpo. All'inizio comunque sarà inevitabile che i lembi si girino, ma un semplice trucco può aiutare a verificare che scorrano lisci come un fiume sul corpo:

Una volta che la fascia è indossata e annodata, prima di inserire il bambino portare entrambe le mani al centro della fascia prendendo tra le dita l'orlo superiore e iniziare a percorrere il percorso dell'orlo superiore. Ci si renderà subito conto se i lembi sono girati o meno. Se ci si accorge dei lembi girati, prima di infilare il bambino è consigliabile ripetere la tecnica e cercare di indossarla "liscia".

* *Scegliere la tecnica*

Quando ci si avvicina alla fascia lunga e fintanto che non si abbia una buona esperienza pratica, è consigliabile usare solo tecniche "a due passi": cioè prima si indossa la fascia e si annoda e poi si infila il bambino nello spazio portato. Affrontare questi due passi in sequenza dà presto buoni risultati.

Qui di seguito spiego la posizione X con nodo davanti, detto "supermercato", che è pratica e universale, adatta anche ai neonati e che va indossata una sola volta, mentre il bambino può essere infilato e sfilato a piacere.[12]

[12] A volte si teme che l'uso della fascia lunga sia poco igienico perché quando viene indossata i lembi toccano per terra. Se con un po' di esperienza è facile evitare questo inconveniente, tendendo i lembi tra le ginocchia, all'inizio si evita scegliendo una tecnica che permetta di indossare la fascia a casa in un ambiente pulito e in cui il bambino viene infilato e sfilato varie volte senza che ci sia la necessità di rifare la tecnica ogni volta. Va inoltre detto che la parte a contatto con il bambino è sempre quella centrale che non tocca mai terra.

** Primo passo: indossare la fascia lunga*

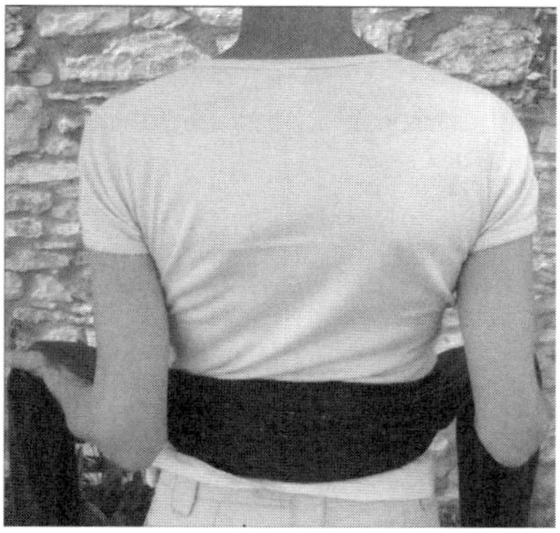

Iniziare con il centro[13] della fascia dietro di modo che la metà della fascia lunga si posizioni sulla spina dorsale all'altezza del girovita. Prendere i due lembi in mano, arricciando "a fisarmonica" la stoffa nelle mani e...

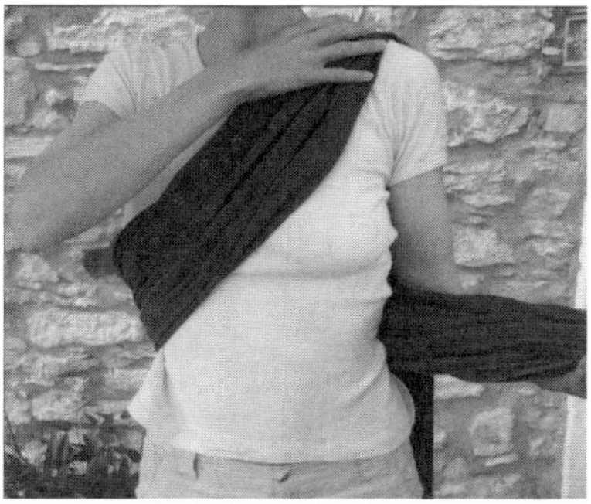

portare un lembo in diagonale sulla spalla...

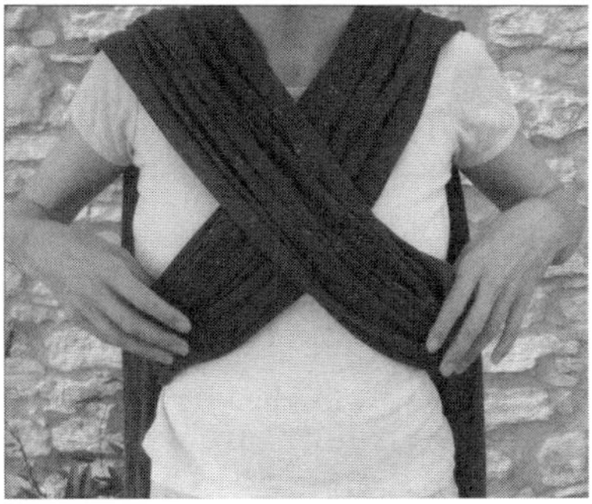

e ora l'altra in modo che si formi un incrocio all'altezza dello sterno.

[13] È molto utile contrassegnare la metà della fascia lunga con un filo o un etichetta. Molte fasce lunghe oggi dispongono di questo piccolo ma utile dettaglio già all'acquisto.

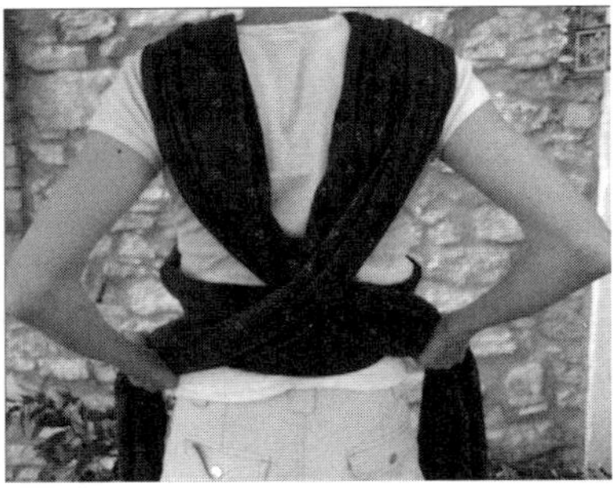

Incrociare i due lembi dietro.

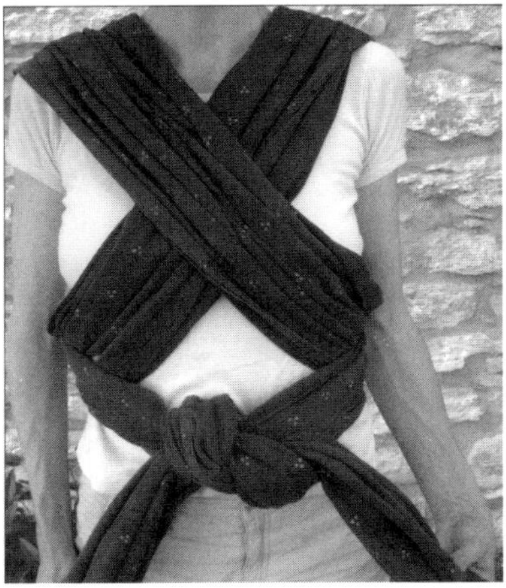

Fare un doppio nodo davanti all'altezza dell'ombelico.

Mentre si indossa la fascia non bisogna pensare che la croce davanti debba essere larga perché dovrà contenere il bambino. Come vedrete, lo spazio che viene creato semplicemente mettendosi addosso la fascia *senza stringerla* sarà sufficiente per contenere il neonato. Per un bambino un po' più grande e con l'esperienza crescente si modula lo spazio prima di incrociare i lembi dietro.

Ora, prima di prendere il bambino, creare e visualizzare lo spazio portato.

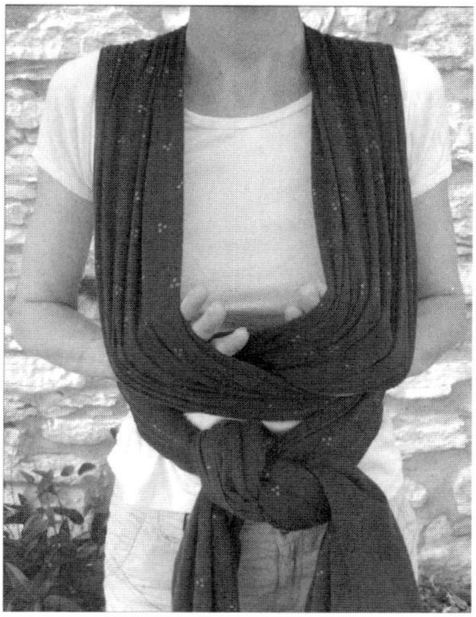

Tirare la croce davanti in basso per fare spazio al bambino. Alzare i lembi dalle spalle e tirare, prendere i lembi inferiori e tirare in modo che la croce sulla schiena aderisca strettamente al proprio corpo (non ci sono più vuoti) e il nodo si appoggi al proprio ombelico. Controllare che la croce, quando viene appesantita con le mani, sia a livello dell'ombelico.

Ora lo spazio portato è pronto ad accogliere il bambino.

* *Secondo passo: infilare il bambino nello spazio portato*

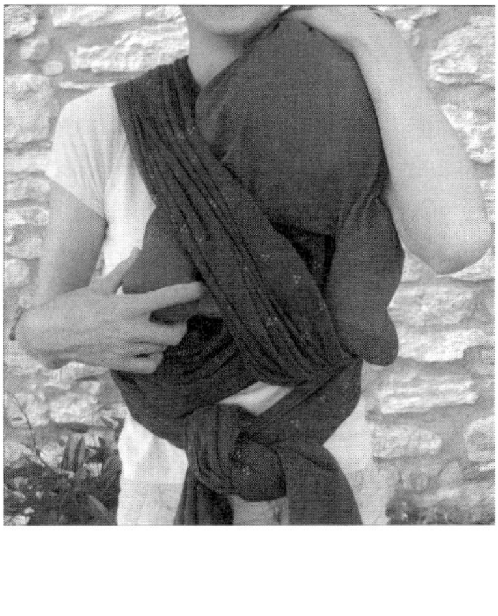

Prendere il bambino in braccio, appoggiarlo vicino al proprio corpo all'altezza della spalla (come per fargli fare il ruttino). Infilare il piede opposto alla spalla dove sta il bambino nel lembo corrispondente.

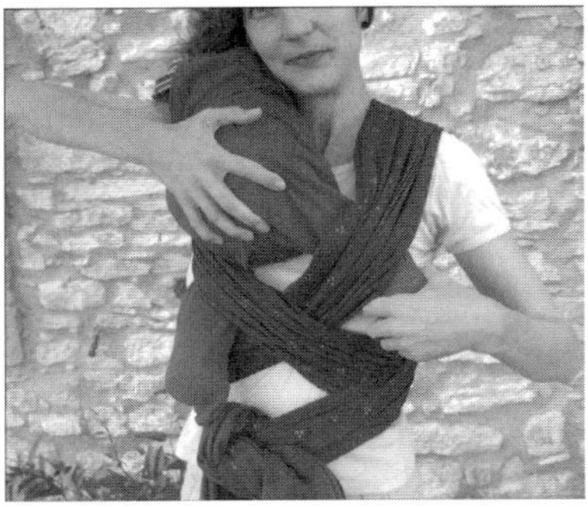

Cambiare spalla, appoggiando bene il bambino e infilare l'altro piede nel lembo di riferimento.

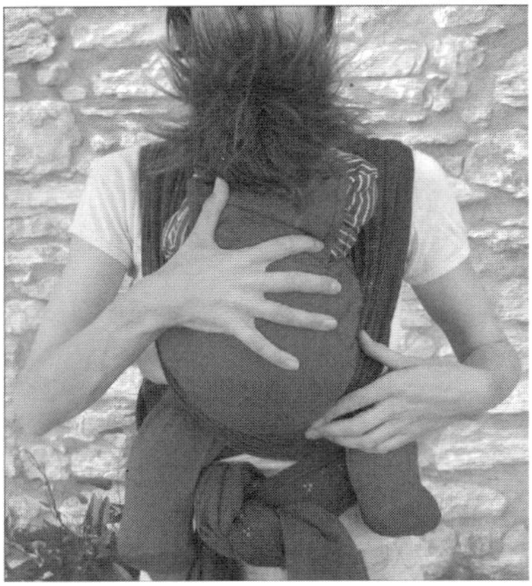

Sistemare il bambino dritto davanti, sostenendo bene la schiena e farlo sedere sulla croce.

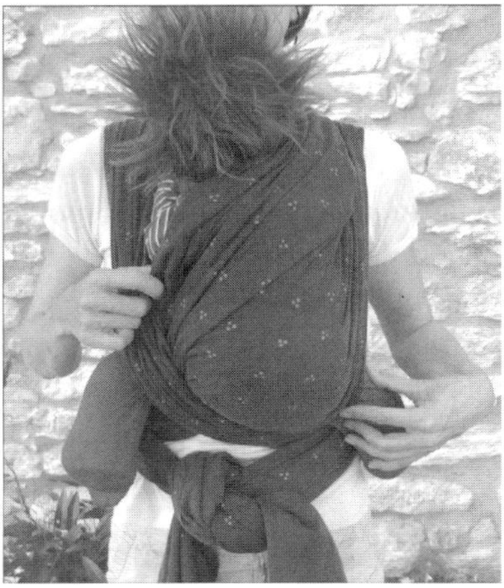

Sostenere sempre il bambino sulla schiena con una mano, aprire prima il lembo interno "sfogliandolo" dal ginocchio del bambino fino sulla schiena. Si deve tirare un po' per oltrepassare il sedere del bambino e bisogna stare attenti ad aprire e "sfogliare" la fascia in tutta la sua larghezza, portando così il maggiore tessuto (e quindi sostengo) sulla schiena del bambino.

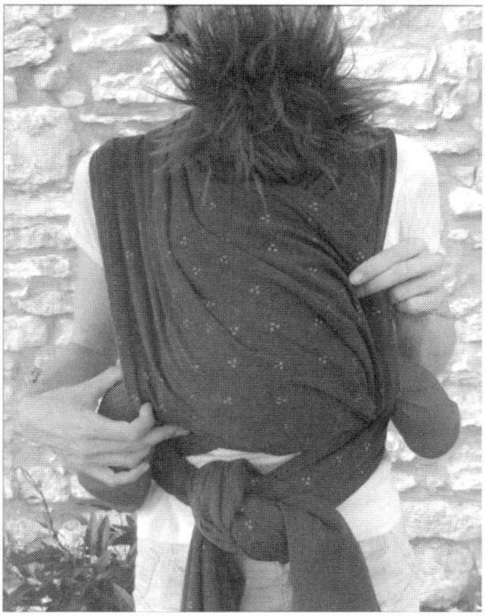

Aprire ora l'altro lembo sempre lasciando poco tessuto nel ginocchio e portando tutto il tessuto sulla schiena del bambino.

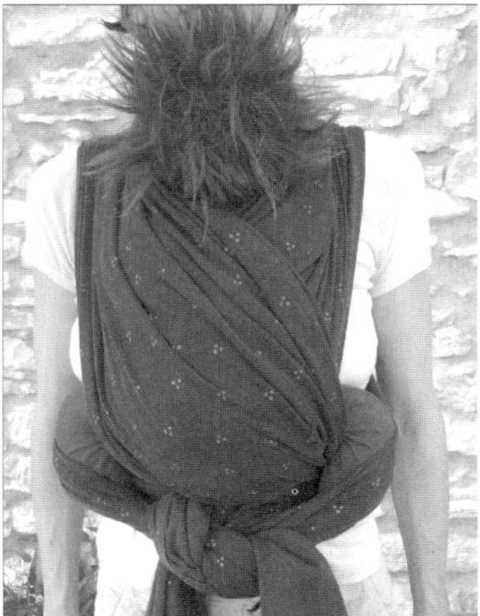

Infilare i piedi in un risvolto del lembo che finisce nel nodo così che il bambino abbia l'appoggio necessario per sistemare la sua postura.

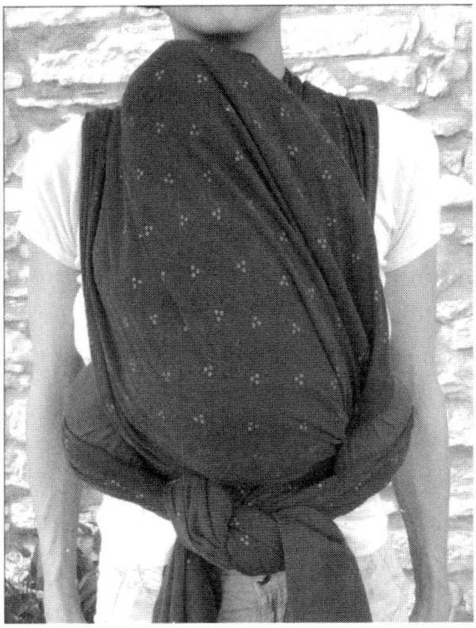

Le mani sono lasciate libere; ci penserà il bambino a sistemarsele. Se il bambino è sistemato correttamente, regge la sua testa se il genitore non fa dei movimenti bruschi. Se il genitore vuole piena libertà di movimento (per sporgersi in avanti) la testa del bambino va sostenuta tirando almeno uno dei due lembi fino sulla testa.

Se il bambino non gradisce di essere "chiuso" sulla testa,[14] si aspetta fin quando si è addormentato.

Il bambino è posizionato correttamente nella fascia lunga se ancora dopo una mezz'ora in posizione verticale aderisce bene al corpo del genitore e non si ingobbisce.[15]

Si ricorda che all'inizio è bene provare a portare con la fascia lunga in diversi momenti della giornata, non solo quando il bambino è stanco o piange. Un po' al mattino, un po' al pomeriggio e un po' alla sera. In casa durante i mestieri, fuori all'aria aperta, in modo che possa familiarizzare con la condizione spazio portato. È nostra esperienza che anche chi si avvicina alla fascia lunga con un bambino già più grande, che sarebbe oltre i limiti consueti LPE,[16] debba passare, anche se solo per qualche giorno, dall'esperienza di portarlo davanti, perché è questa la posizione di partenza (per i genitori occidentali) per poter portare in altre posizioni (fianco e dietro).

[14] Spesso i neonati sono sensibili alla testa per il ricordo della nascita.

[15] A causa della sua tessitura particolare la fascia lunga cede leggermente dopo un po' di tempo.

[16] Lunghezza-mento/gambe, Peso-7kg, Età-6-8mesi.

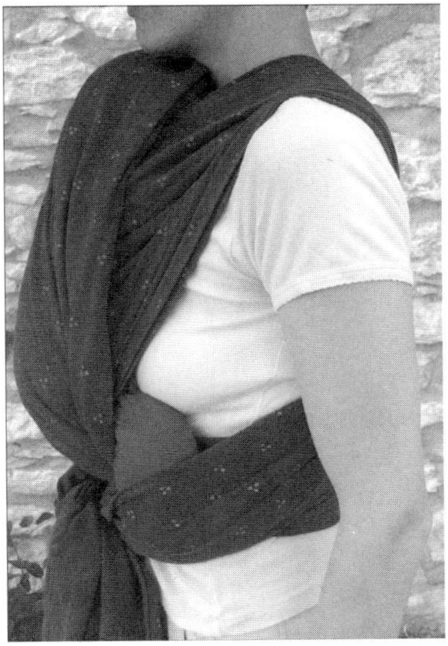

Raggiunti i limiti di peso (7 kg), lunghezza (il mento del genitore sbatte contro la testa del bambino), le gambe del bambino sono così lunghe che arrivano sulle cosce del genitore) e/o età (6 mesi circa), è necessario adeguare la posizione portata allo sviluppo del bambino passando al fianco e successivamente alla schiena.

* *Posizione pancia al mondo*

Come abbiamo visto nel capitolo contatto, la posizione pancia al mondo è una posizione problematica e sconsigliata per il bambino sia dal punto di vista anatomico-posturale sia dal punto di vista relazionale e psicosociale. Inoltre è scomoda per chi porta perché il bambino è "appeso" davanti e non si modella sul corpo di chi porta, alleggerendo il suo peso. Pertanto ho scelto di non insegnare più questa posizione.

* *Passare al fianco*

* *Passo per passo*

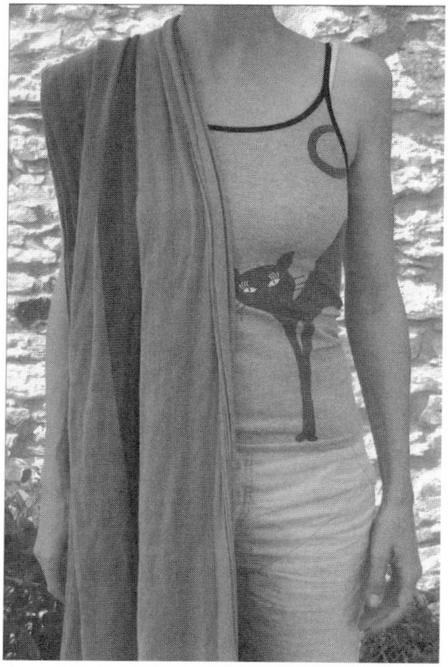

Porre il centro della fascia sulla spalla opposta al fianco dove si intende poi far sedere il proprio bambino.

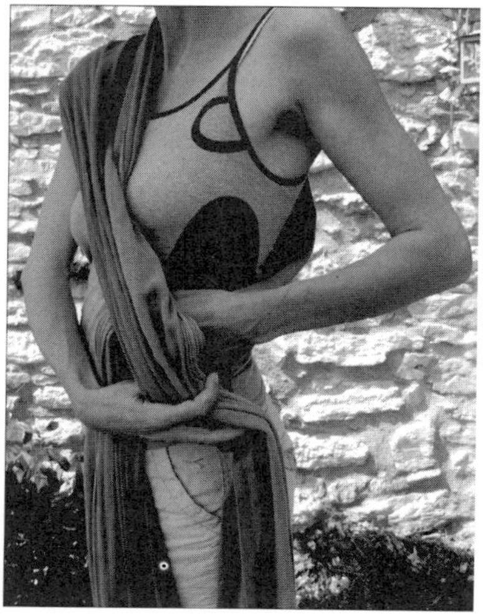

Portare i due lembi sul fianco opposto e incrociarli in vita.

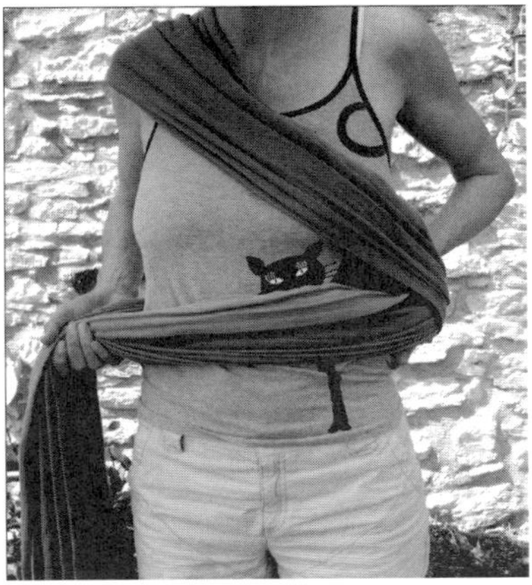

Portare i lembi sull'altro fianco. Prendere le misure per lo spazio portato, che corrisponde allo spazio di circa un pugno appoggiato al proprio fianco all'interno dei due lembi.

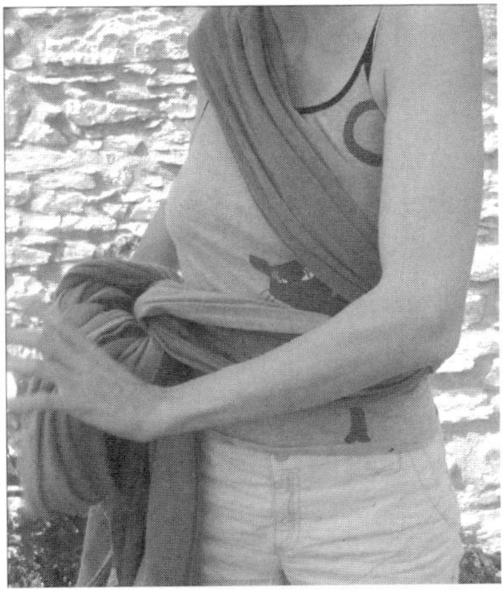

Fare un doppio nodo.

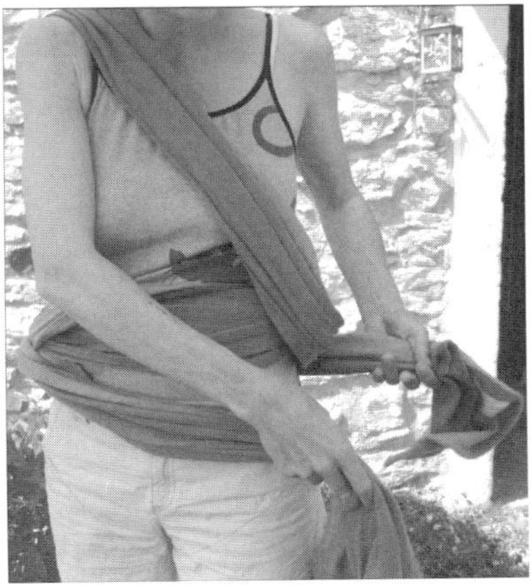

Se la fascia è lunga, riportare i due lembi sul fianco dove c'è l'incrocio e fare un altro nodo. (Questo diventerà l'appoggio per i piedi del bambino).

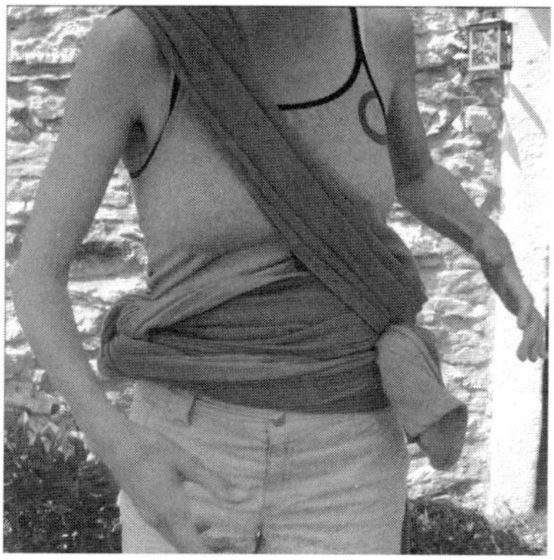

Il risultato dovrebbe essere simile a questo.

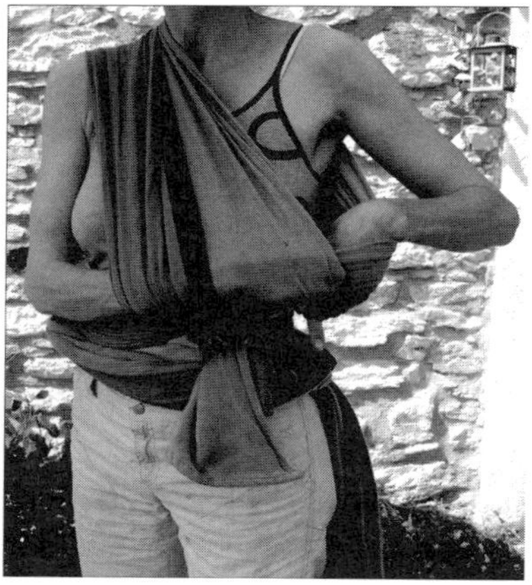

Visualizzare lo spazio portato e l'incrocio dove si siederà il bambino e dove passeranno le gambine.

Prendere il bambino, appoggiarlo bene a sé sulla spalla libera.

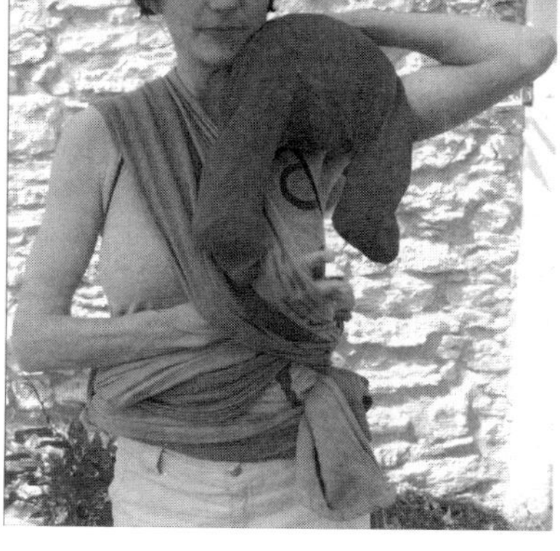

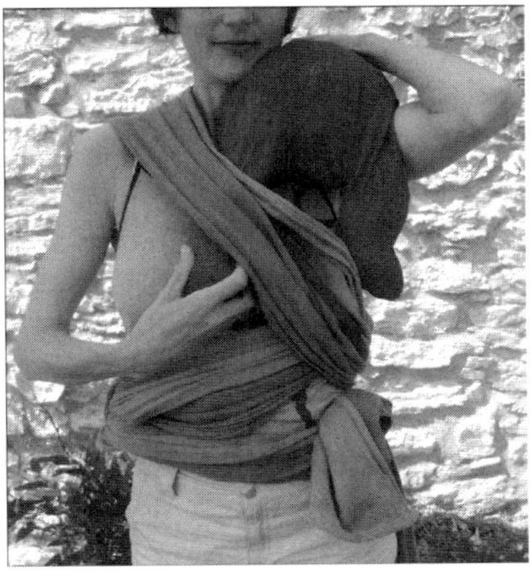

Infilare una gamba nel lembo davanti.

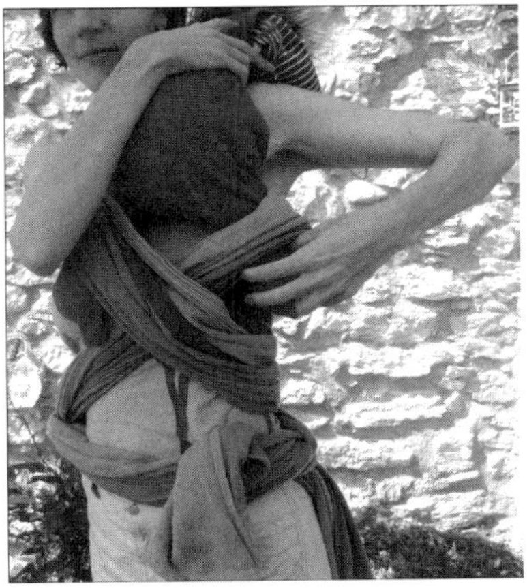

Infilare l'altra gamba nel lembo dietro in modo che si sieda sull'incrocio.

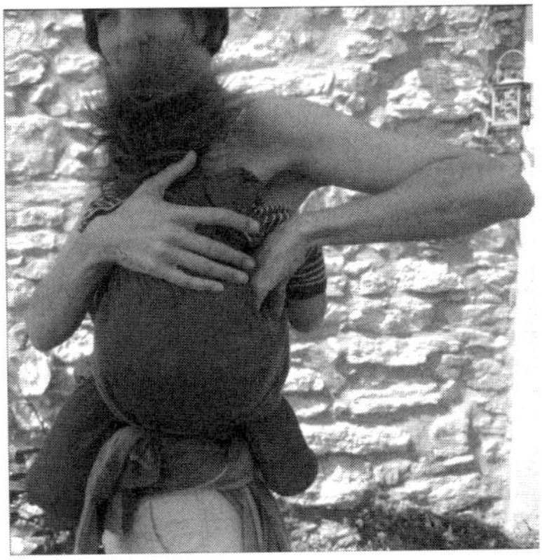

Aprire prima il lembo interno (in questo caso quello dietro).

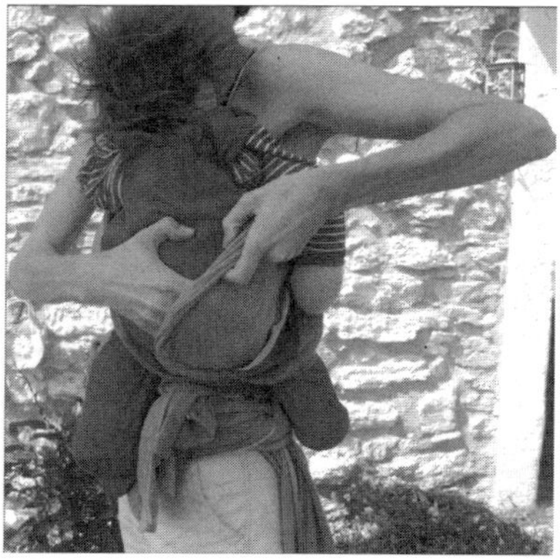

È normale che questo passaggio sia un po' faticoso e non significa che la fascia sia legata troppo stretta.

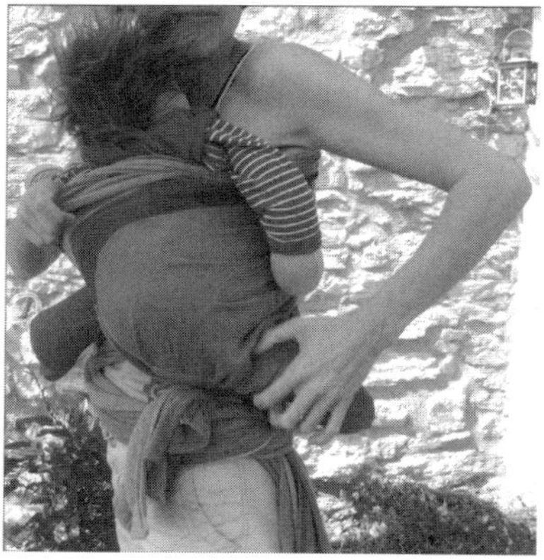

Per sfogliare bene i lembi bisogna tirare con decisione il lembo oltre il sedere del bambino.

Aprire il lembo esterno, sfogliandolo tutto.

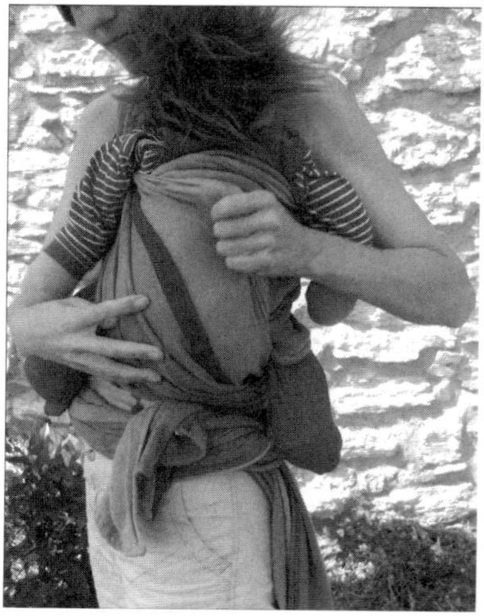

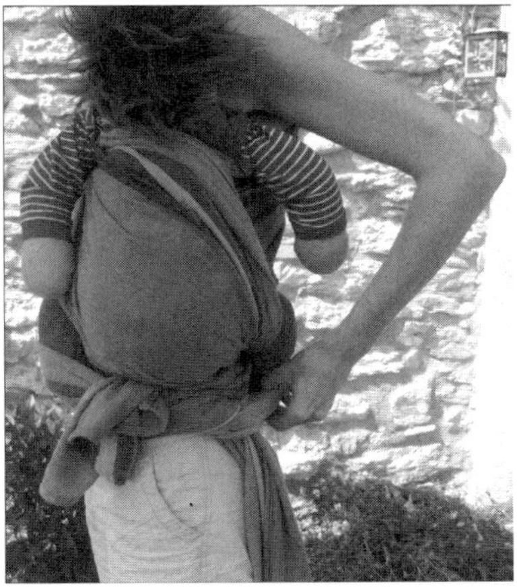

Dare appoggio ai piedi.

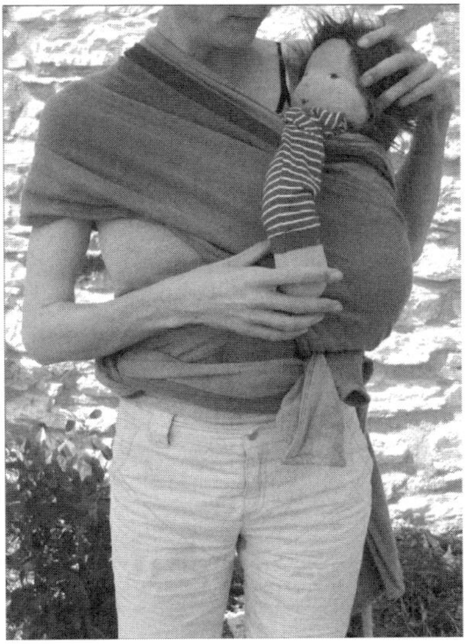

La posizione è corretta quando il bambino aderisce bene ed è sostenuto fino in alto sulla schiena. Per evitare che la fascia "seghi" il collo di chi porta, tirare l'orlo inferiore in basso fino sulla spalla (inutile tirare l'orlo vicino al collo perché non servirà a nulla) finché non si sente sollievo vicino al collo.

Un bambino molto piccolo sarà avvolto dai lembi fino al collo, un bambino tonico di alcuni mesi può tenere una o entrambe le braccia fuori, i lembi le passano sotto le ascelle e solo nel momento in cui dorme inserisce le braccia nello spazio portato. Un bambino che cammina avrà il sostengo della fascia solo fino oltre i lombari (metà schiena) ma apprezzerà ancora di potersi infilare completamente nello spazio portato quando ha voglia di addormentarsi.

* *Portare dietro*

La difficoltà (iniziale e superabile) del portare dietro si riferisce alla posizione in cui il bambino si trova, cioè fuori controllo visivo, e costituisce così un elemento di insicurezza per i genitori. Ma la domanda di fondo è: come mettere un bambino sulla schiena in modo completamente sicuro? E come lo tolgo dalla schiena?

Ora, per mettere un bambino sulla schiena si deve seguire il principio *sicuro=vicino*. Prima di delegare alla fascia la tenuta del bambino sulla schiena, è consigliabile fare un esercizio senza la fascia: si prende in braccio il bambino e gli si fa fare *il giro del proprio corpo*, portandolo sotto il braccio dietro e riportandolo davanti dall'altra parte, ovviamente continuando a tenerlo.

Così si potrà sperimentare fisicamente che finché anche solo *una* mano tiene anche solo *una* parte del bambino vicino al proprio corpo, lui non cade ed è al sicuro. Dopo aver fatto alcune volte questo esercizio si è pronti a fare l'esperienza con la fascia.

Qualsiasi sia il modo che si sceglie per mettere il bambino sulla schiena è importante tenere sempre a mente che se una mano tiene il bambino, questo è al sicuro. Il passo successivo sarà di delegare la tenuta della mano che tiene alla fascia e precisamente agli orli superiori.

Di seguito spiego passo per passo una modalità per mettere il bambino sulla schiena, che secondo me viene incontro al meglio al bisogno di sicurezza e di controllo visivo dei genitori occidentali.

** Fare "il pacchetto" – mettere il bambino sulla schiena*

** Passo per passo*

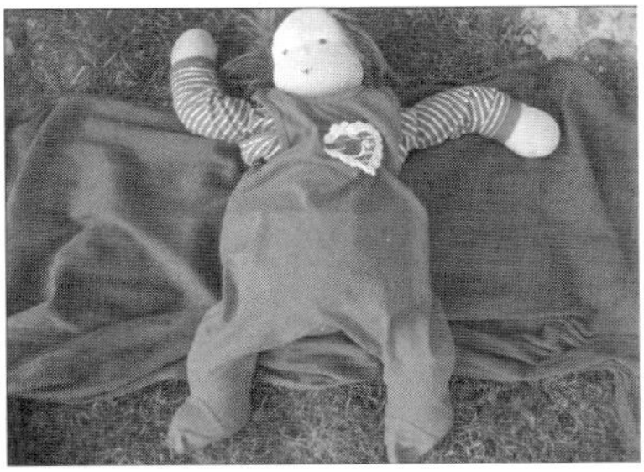

1. Poggiare la fascia con il centro su una superficie (divano, tappeto).

2. Sdraiare il bambino sul centro della fascia; lasciare fuori la testa, arricciare il tessuto in più sotto il sedere.

3. Fare "il pacchetto della cicogna" con presa sopra lo sterno del bambino, molto vicino al suo corpo.

4. I bordi inferiori sono tirati nell'incavo delle ginocchia, di modo che il bambino stia praticamente già seduto.

5. Definire la spalla per il "lancio", che è quella opposta alla mano che tiene il pacchetto.

6. Mettere entrambi i lembi dalla parte del braccio che tiene insieme il pacchetto, così che non disturbino il "lancio".

7. Girare il bambino a 90° con i piedi verso la spalla scelta.

8. Fare una L con la mano libera.

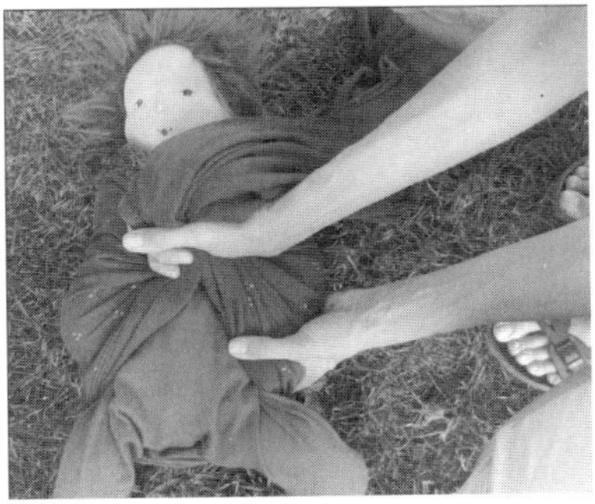

9. Con questa mano fare presa sul corpo del bambino

10. Portare il bambino sulla spalla definita.

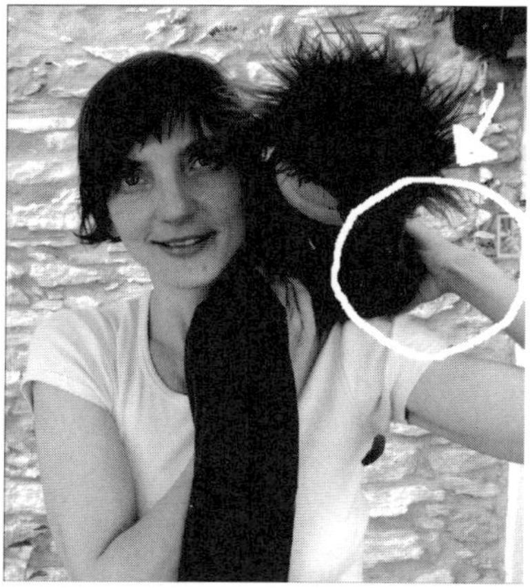

11. La mano con la L, ovvero quella che tiene il bambino, continua a tenere!

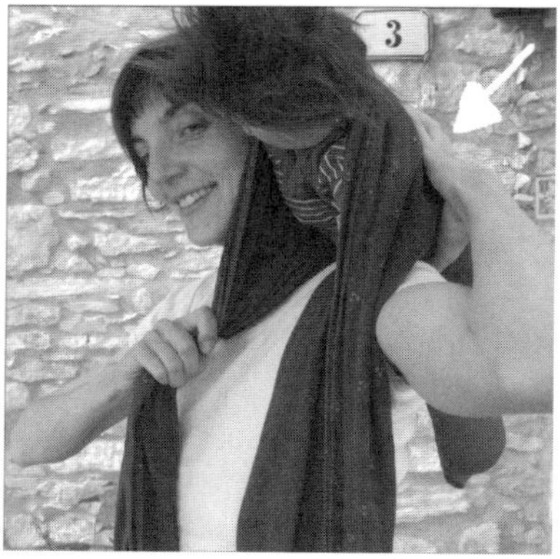

12. Mollare la mano che tiene i lembi del pacchetto e portare il lembo vicino al collo oltre la propria testa. L'altra mano continua a tenere il bambino!

13. Tirare ora gli orli superiori stretti al proprio corpo. (Questo è il momento in cui si delega la presa alla fascia: il bambino viene tenuto dalla tensione degli orli superiori).

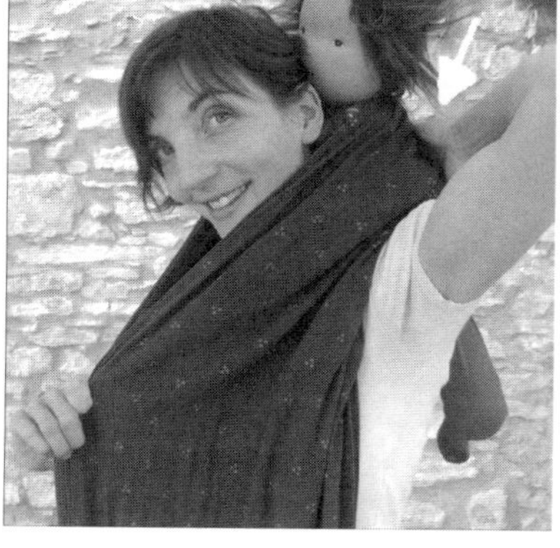

14. Piegarsi in avanti in modo che il bambino si appoggi alla schiena.

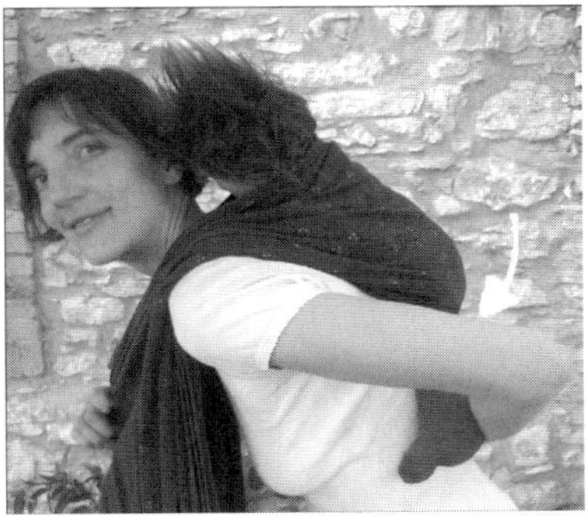

15. Solo ora, per far scendere il bambino, mollare la mano che lo tiene (vedi punto 11) e riportarla in basso dove riprende subito il contatto con il corpo del bambino (schiena, gambe, sedere) tenendolo premuto vicino a sé. Controllare ancora una volta che gli orli superiori siano in adeguata tensione. (Solo a questo punto si perde il controllo visivo!).

16. Il bambino ora dovrebbe essere al posto giusto della schiena. (dritto, al centro, all'altezza desiderata).

17. Tenere un lembo tra le gambe in tensione, con l'altro fare la spallina e andare…

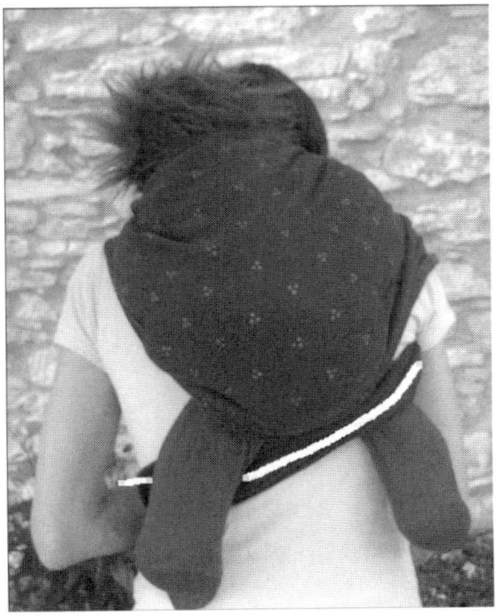

18. …prima *sopra* una gamba del bambino, poi *sotto* l'altra.

19. La stessa cosa con l'altro lembo: prima *sopra* poi *sotto* (il bambino siede sulla croce!).

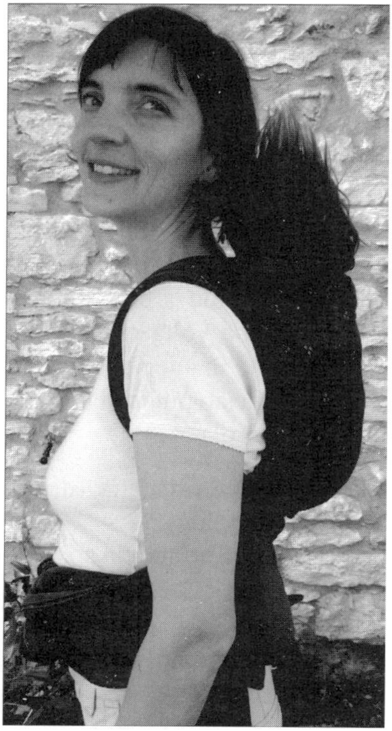

20. Annodare i lembi con doppio nodo davanti. Raddrizzzarsi. Pronti.

Alcuni consigli aggiuntivi:

• Le prime volte è utile esercitarsi su una superficie morbida (letto, tappetto, etc.), che dà sicurezza.

• Nel momento in cui il bambino è sulla spalla (punto 10) è consigliabile fermarsi un attimo e pensare alla mano che continua a tenere (il bambino) e alla mano che invece molla (la fascia!). Abbiamo fatto l'esperienza che la maggior parte dei genitori la prima volta molla la mano che tiene il bambino e non quella che tiene la fascia.

• La sensazione del bambino dietro deve essere quella di un corpo unico. Il bambino è a stretto contatto con la schiena della madre così da creare un baricentro unico. Se dovesse dondolare a destra e a sinistra (errore frequente all'inizio), significherebbe che gli orli non sono stati tirati bene. Per rimediare, la tecnica va ripetuta dall'inizio.

• Controllare allo specchio la propria postura, che deve essere completamente dritta (non ingobbita) quando il bambino sta sulla schiena. Il baricentro è spostato solo di poco indietro.

• All'inizio può essere utile portare con sé uno specchio tascabile per controllare di tanto in tanto la posizione e come sta il bambino dietro. Dopo un po' di tempo si comincerà a *sentire* se dorme o se è sveglio (il ritmo del respiro cambia) e lo specchio non sarà più indispensabile.

• Il bambino che cammina forse non si sdraierà molto volentieri per entrare nel pacchetto; è più semplice avvolgerlo nel pacchetto dalla posizione in piedi oppure seduto su un tavolo oppure sul proprio ginocchio.

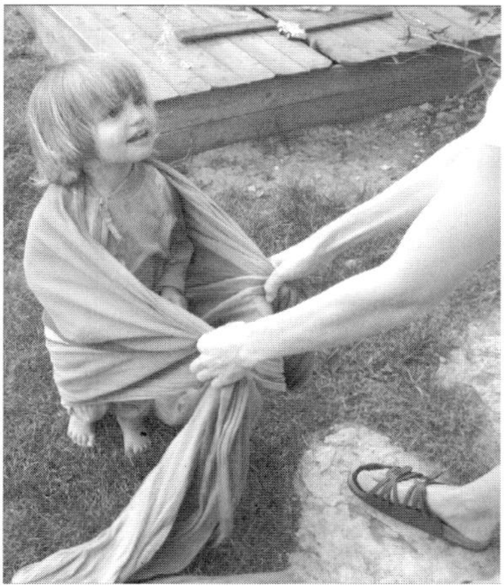

* *Il principio per legare le gambe del bambino*

Qualsiasi tecnica si usi, le gambe del bambino vengono legate secondo il principio:

prima sopra poi sotto

In questo modo il bambino sta seduto sulla croce ed è sicuro anche se lo strato di tessuto orizzontale o la "tasca" dove è seduto dovesse scivolare in alto.

Per quanto riguarda le rifiniture dei lembi sul corpo di chi porta, ce ne sono diverse e vanno scelte a seconda delle proprie preferenze:

La fascia può essere portata *a bretella* e con nodo sulla pancia (come nell'esempio riportato) oppure *incrociata davanti* e poi annodata sulla pancia.

C'è chi preferisce la legatura alla tibetana, dove non c'è il nodo in vita e che riporto qui sotto. Questa rifinitura può essere utile quando le bretelle tendono a scivolare dalle spalle e la fascia perde la tensione.

* *Rifinitura davanti alla tibetana*

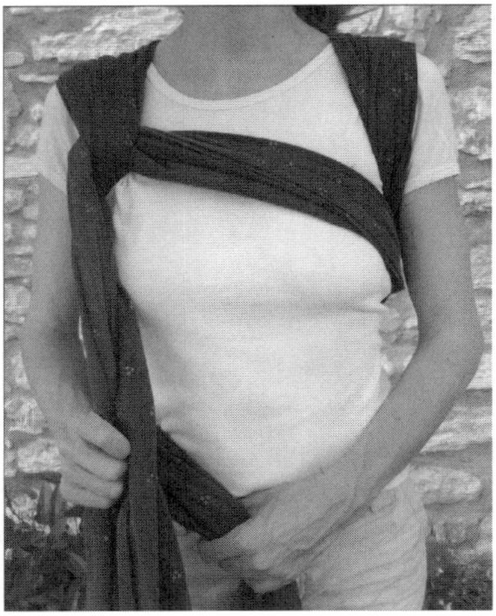

Dopo aver legato le gambine si porta il lembo davanti e si infila nella bretella opposta nella direzione dall'interno all'esterno.

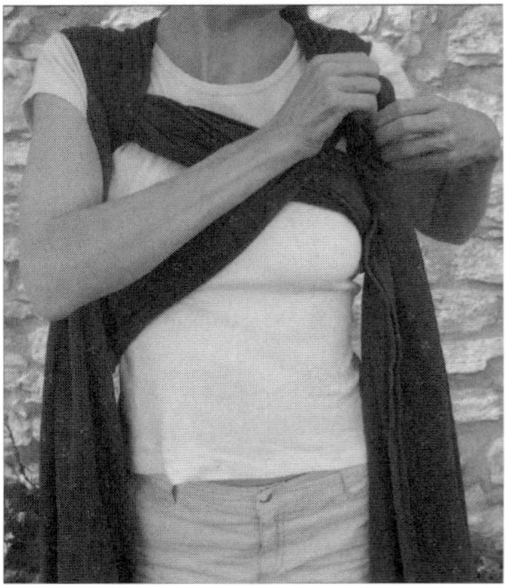

Ripetere con l'altro lembo.

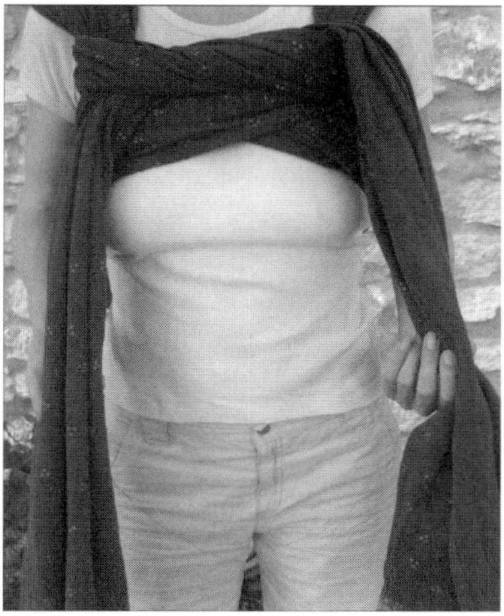

Fare il doppio nodo davanti

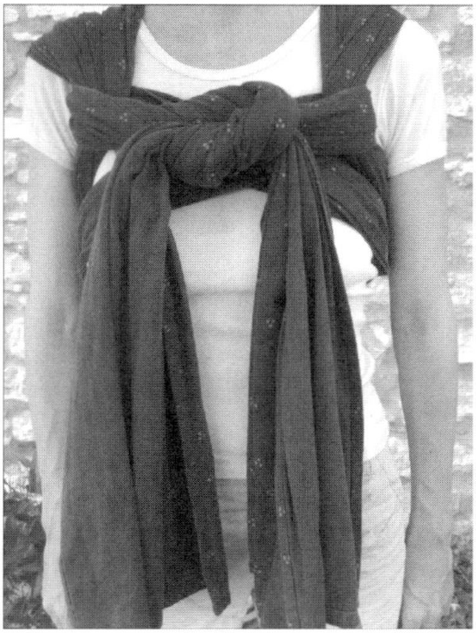

Pronti per partire

Anche se ho scelto di spiegare passo per passo la modalità che ritengo la più sicura per mettersi un bambino sulla schiena, sono profondamente convinta che la descrizione teorica di tutto ciò che concerne la schiena sia più che limitativa. Infatti non c'è niente di strano se non si riesce a metterla in pratica leggendola. Solo nell'accompagnamento personale e reale passa quella dose di sicurezza pratica che rende completamente sicuro quanto descritto. Pertanto, per imparare a portare sulla schiena in sicurezza ritengo sia indispensabile imparare con un'esperta.

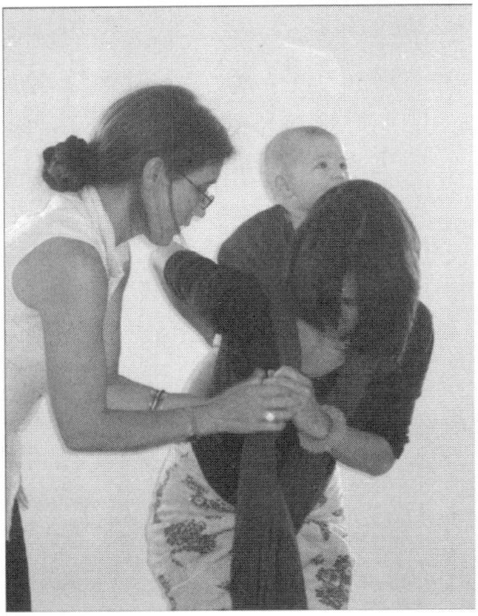

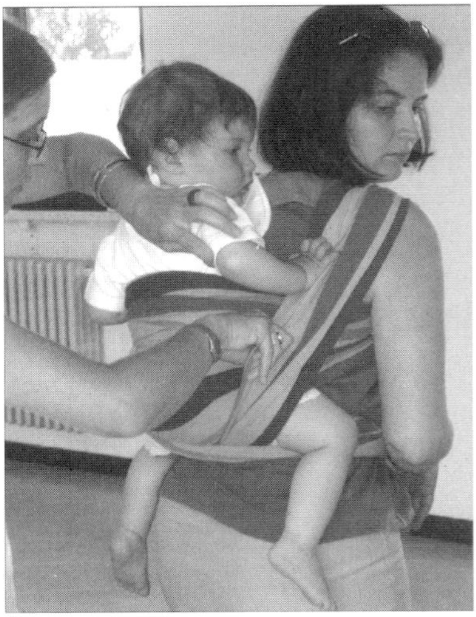

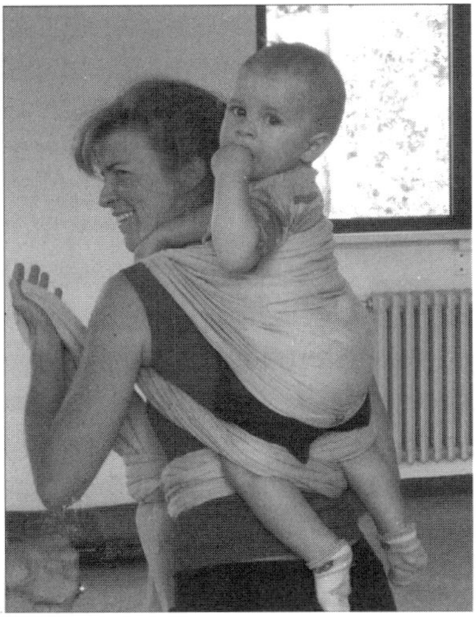

** Togliere il bambino dalla schiena*

Come si può togliere un bambino dalla schiena se non c'è a disposizione un divano o un letto per appoggiarsi?

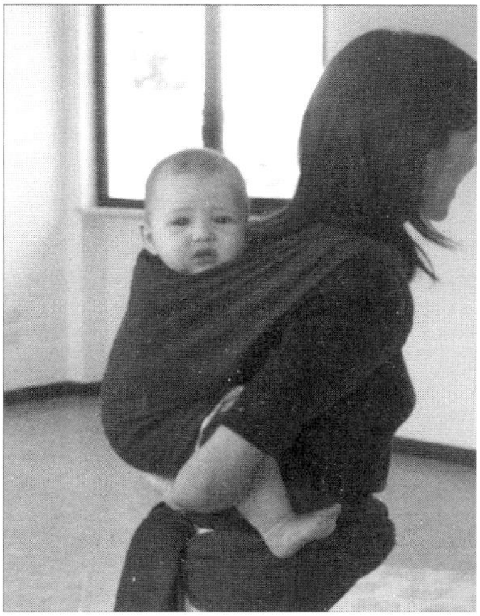

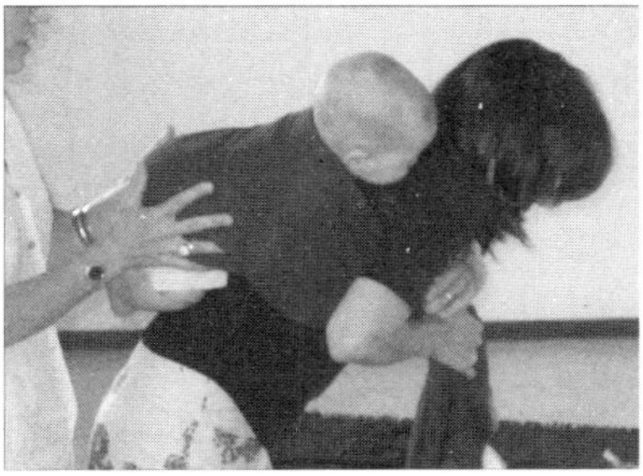

Sciogliere il nodo davanti e l'incrocio sotto le gambine, tenendo sempre bene in tensione entrambi i lembi e controllando che la "tasca" (lo strato orizzontale) continui a sostenere il bambino.

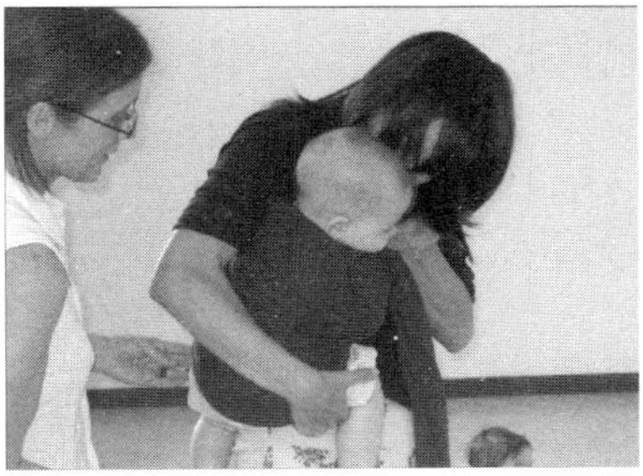

Uscire con un braccio tra i lembi e afferrare il sedere del bambino dietro. Trascinare il corpo del bambino vicino al proprio corpo avanti.

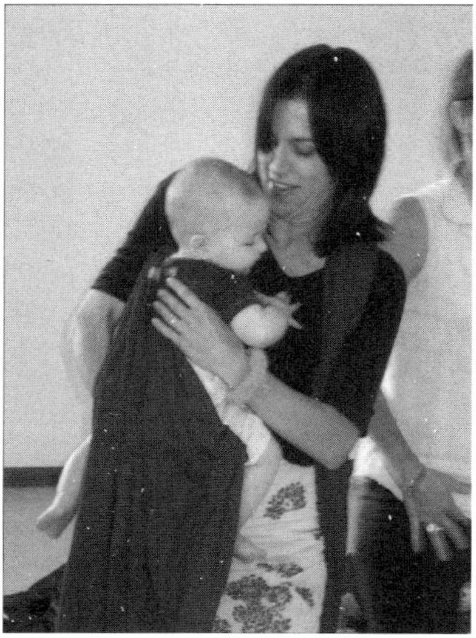

Lasciare andare la fascia. Ecco fatto.

Tenendo conto dei princìpi generali, i genitori portatori avanzati possono sbizzarrirsi nelle tecniche e nelle modalità, improvvisarsi e inventarne delle nuove, ispirandosi alle pratiche antiche di popoli che portano per tradizione.[17]

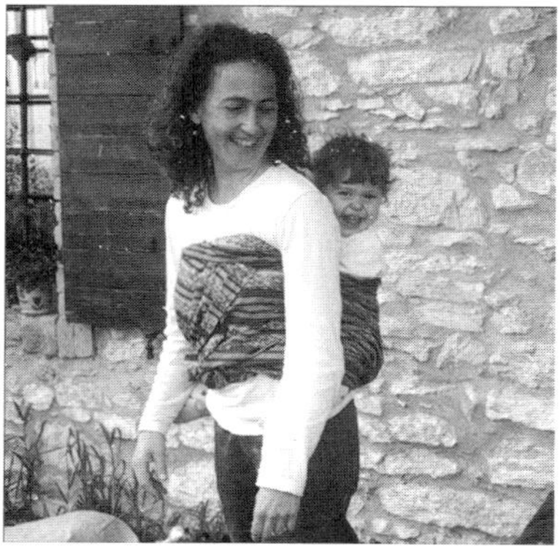

Con un *pagne* sulla schiena (tecnica tradizionale ghanese senza nodi!)

[17] Vedi tecniche con SPOC http://www.wearyourbaby.com e dvd su http://www.tummy2tummy.com

V

Conclusione

Per una cultura occidentale del portare...

L'ottimale diffusione delle conoscenze attorno al tema del portare potrebbe cambiare la coscienza della società. Significherebbe che i bambini piccolissimi vengono accettati come esseri sociali e che la vita insieme, integrata, inizia con la nascita. I bambini non sarebbero più esclusi dalla società e bambini piccolissimi si troverebbero in tutte le situazioni della vita sociale. Un bambino non significherebbe più un sacrificio, un impedimento della propria libertà e neanche la perdita di qualità della propria vita. Le restrizioni a cui sono sottoposti i genitori con bambini non sono naturali ma imposte artificialmente dalla nostra società.

Nelle società tradizionali che hanno una vera cultura del portare la vita con i bambini e la loro perfetta integrazione nella vita sociale sono normali e naturali. Dobbiamo reimparare a stare con i nostri bambini, come dobbiamo imparare a portarli.[1]

Per reimparare a stare con i nostri bambini è indispensabile che facciamo i conti con i nostri vissuti primari, con il prezzo che abbiamo pagato e che hanno pagato i nostri genitori alla società industrializzata di alta tecnologia e di consumi sofisticati. Dobbiamo fare i conti con la nostra nascita medicalizzata e la separazione precoce subita. Dobbiamo fare i conti con le conseguenze, i propri vuoti emotivi e sensoriali, mai colmati e colmabili attraverso ciò che si acquista. Solo in questo modo, probabilmente, andiamo alla ricerca dei nostri veri bisogni e scopriamo la necessità di risposte semplici a bisogni veri.

[1] Manns e Schrader, *op. cit.*, p. 208.

Bisogna ripartire dal conoscere e riconoscere i bisogni umani veri e fondamentali, ricordando che ciò che ci rende umani (e ci distingue dagli animali mammiferi) è la libertà di scelta. E proprio in Occidente, più che in ogni altra parte del mondo, abbiamo la grandissima opportunità e fortuna di poter scegliere: possiamo scegliere che genitori vogliamo essere, possiamo scegliere un approccio a contatto con i nostri bambini, possiamo scegliere di portarli. Non è una scelta comoda, tutt'altro. È tremendamente faticoso essere un genitore occidentale presente fisicamente, psichicamente, a contatto con i propri figli. È faticoso rispondere ai bisogni del bambino, andargli incontro invece di "metterlo subito al suo posto", rispettare i suoi ritmi e i suoi tempi, essere disponibili veramente. Non è ancora un approccio scontato accogliere questa fatica come un'opportunità di crescere e di guarire.

Per concludere vorrei aggiungere il messaggio di Hiroshi Nishida, neonatologo di fama mondiale e direttore dell'Unità materna infantile dell'Università di Tokyo, che nel 2003 ha intrapreso la prima parte di un singolare progetto, quello di percorrere oltre 10.000 km in tre mesi, proprio lungo la via della seta che univa Pechino al Mar mediterraneo, proponendo un messaggio di educazione alla pace che si fonda sulla relazione di amore tra madre e nascituro e poi tra madre e neonato, dicendo:

La pace nel mondo può dipendere dal rapporto che ogni mamma ha e avrà con il suo bambino. Mi preme affermare l'importanza che i contatti nutrizionali e affettivi hanno nei primi tre anni di vita del bambino, una fase importante e densa di esperienze, in cui si formano le radici emotive della persona. Questo periodo è fondamentale per la sua crescita, non solo fisica ma anche psicologica; è infatti in questi anni che si modellano i suoi sentimenti verso orientamenti di pace. Le prime cure affettuose della mamma verso il bambino sono il primo passo per creargli una disposizione d'animo pacifico. Il bambino non si deve mai sentire abbandonato.[2]

Portare, nel senso della *fisiologia del portare,* significa una speranza concreta che i bambini portati saranno adulti meno frustrati, meno dipendenti da vizi vari, più interi emotivamente.

[2] Articolo di Antonella Muschio sulla visita del prof. Nishida a Milano, trovato in internet nel luglio 2003, fonte non più rintracciabile.

Significa anche non avere certezze, perché portare in Occidente oggi significa ancora rompere gli schemi e le tradizioni di *maternage,* significa esporsi a nuove esperienze senza poterne prevedere le conseguenze.

Quindi, al di là delle prospettive future, portare può essere certo considerata semplicemente una scelta, che permette di vivere nel "qui e ora" meglio e più intensamente i primi anni con i figli, che permette di mettersi in ascolto delle loro esigenze e dei loro bisogni veri, che fa avvicinare alla salute, propria, loro e dell'ambiente, aiutando a vivere l'esperienza di essere genitore *oggi* con maggiore gioia, orgoglio e serenità.

Quando una mamma dice "portare mia figlia mi ha cambiato la vita", credo abbia toccato l'essenza del portare, che semplifica, alleggerisce, libera, ma fa anche crescere, cambiare e diventare più veri. Il resto è speranza. Siamo solo all'inizio e sarà il tempo che ci confermerà (o meno) che portare è una modalità estremamente adatta e rispettosa, oggi in Occidente, per costruire un mondo più umano, più pacifico, più felice.

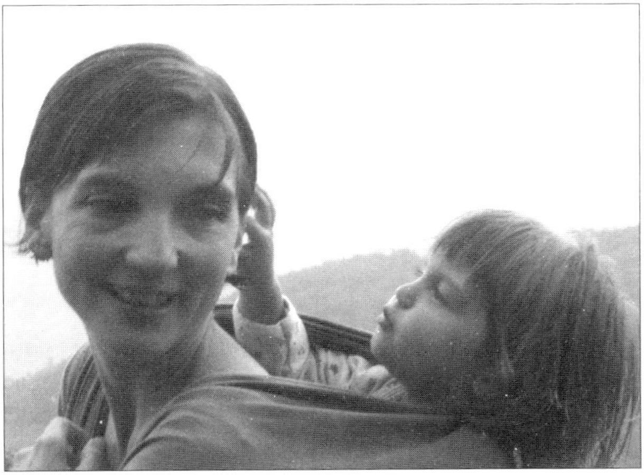

Appendice

Esperienze im-portanti

Ho sempre guardato con ammirazione le donne ecuadoriane che con abilità si mettevano i loro bimbi sulla schiena e, nei primi anni, li portavano ovunque con sé.

Quando è nato mio figlio avevo bisogno di molto contatto con lui, di sentirlo vicino al mio corpo quando uscivamo così come in casa. Portare poi in una città come Catania, ingolfata dal traffico e senza marciapiedi (dal momento che sono occupati dalle macchine in sosta), diventa, più che una scelta ideologica, una questione di sopravvivenza e praticità.

Il mio primo bambino non è stato portato con sistematicità, sebbene spesso. Non disponevo, o non avevo cercato/trovato, degli strumenti adatti. Il marsupio nei primi mesi, lo zaino in telaio metallico per portare dietro, il seggiolino nella bicicletta, alcune stoffe prestate (una fascia base africana e la fascia sul fianco con l'anello) per un viaggio di circa due mesi sulle Ande ecuadoriane quando Andrea aveva quasi due anni. E proprio dopo questo viaggio ho finalmente capito che per portare ci vogliono degli strumenti adeguati, che distribuiscano meglio il peso del bambino sul genitore. Il rischio è quello di rinunciare, di negarsi delle possibilità, di individuare questioni oggettive che impediscono di coltivare i propri desideri e bisogni.

A un convegno a Catania nel 2003 scopro l'esistenza della fascia lunga... Sentii che era lo strumento giusto per me e le mie esigenze. Quando mia figlia stava per nascere avevo preso contatti per imparare a usarla, e ho così avuto modo di utilizzare la fascia lunga poco dopo la sua nascita.

Non è stato facile familiarizzare con una fascia di circa 5 metri, tirare gli orli il giusto per una buona posizione, superare la paura che la bimba non respirasse così a stretto contatto con il mio corpo, costruire con la fascia una relazione di intimità e familiarità, ignorare gli inviti degli altri a posarla nella culla per evitare "brutte abitudini" e per "farla stare più comoda nel suo lettino".

Mia figlia adesso ha più di due anni e la porto solo occasionalmente, quando serve, quando lei ne ha voglia.

Parte della relazione di crescita reciproca è stato anche l'ascolto delle sue esigenze, che ha portato a una diminuzione progressiva del portare man mano che lei conquistava i suoi spazi di autonomia.

Del portare con la fascia lunga ricordo le sensazioni di forza, sicurezza, bellezza, tranquillità che mi trasmetteva il contatto stretto e comodo con la mia bambina. Ricordo le lunghe passeggiate, i viaggi in aereo, la libertà di poter lavorare con lei addosso e di uscire con facilità anche sotto la pioggia, la relazione speciale che si creava tra noi e tra noi e il mondo. Così come ho ben presente il sudore, l'ingombro della fascia nel momento in cui la bimba voleva scendere, i momenti di stanchezza e di scomodità quando la fascia non era legata bene.

Credo sia stata per me un'esperienza fondamentale che mi ha rafforzata, una fonte di crescita, di conoscenza dei bisogni dei bambini appena nati oltre che di scoperta di altre possibilità del mio corpo.

Tiziana

* * *

Ho incontrato la fascia lunga molto prima della nascita dei nostri figli. Un colpo d'amore.

Tre anni dopo è nato nostro figlio che è stato portato fin dall'inizio. Uscendo dall'ospedale lo portava il papà. Mentre entrando in ospedale io l'avevo portato nella mia pancia, mi sembrava giusto che il papà avesse la priorità per la prima uscita. Cosi siamo tornati a casa.

All'inizio siamo stati tanto tempo insieme nel letto a incontrarci, la vita fuori dai miei confini era molto, troppo rumorosa e agitata per me e il mio cucciolo. L'avevo aspettato tanto tempo questo piccolo, che avevo bisogno d'incontrarlo con tranquillità e serenità. Utilizzavo la fascia durante la giornata a casa, ma specialmente alla fine del pomeriggio perché avevo scoperto che così mi sentivo meno insicura nell'attesa del pianto serale. Mi ricordo la prima passeggiata con mio figlio nella fascia. Siamo andati al parco vicino a casa nostra per cinque, dieci o forse quindici minuti, che mi sembrarono un'eternità, così siamo tornati a casa presto. La sera ero molto fiera di essere riuscita a uscire per un periodo cosi breve. Pian pianino è arrivata la sicurezza e abbiamo fatto tanti giri insieme nella fascia. Il passeggino era parcheggiato davanti a casa e non è mai servito fino a un anno e mezzo, quando ero incinta di sei mesi della nostra bambina. Anche lei è stata portata fin dall'inizio. Era una bambina un po' più esigente rispetto al maschio, aveva bisogno di più vicinanza, di più contatto. Quando è stata più grande ha avuto anche bisogno di più contenimento. E questo lo trovava anche nella fascia sulla schiena. Per due bambini cosi vicini abbiamo avuto la fascia e le spalle, o due fasce o la fascia e il passeggino.

La fascia l'ho utilizzata senza conoscerne la filosofia, non avevo letto tanto, ma la sentivo giusta per me e i miei figli. Il mio bambino doveva essere vicino a me, questo sentimento era giusto. Mi ha dato anche la sicurezza che mi mancava come a molte neomamme, che sentono l'insicurezza della novità di un incontro tanto bello ma tanto sconosciuto.

Dopo ho letto, ho imparato e ho capito che le cose che avevo sentito avevano i loro motivi. Dare sicurezza, serenità ai nostri figli attraverso la vicinanza, il sentire, l'ascoltare, il contatto. Sono stata molto fortunata ad aver avuto la possibilità di portare i miei figli tanti anni con tanta felicità e orgoglio, perché so che questo non è scontato, dipende tanto dalla nostra personale storia di vita.

I nostri figli erano contentissimi nella fascia, il nostro bambino ancora a quattro anni faceva la nanna nella fascia sulla schiena ed era molto comodo per lui godersi le passeggiate senza camminare. Nostra figlia l'amava tanto come posto sicuro specialmente in città o quando era malata. Tutti e due hanno anche portato le loro bambole a passeggiare nella fascia.

La fine della fascia è suonata il 22.12.2006, quando mia figlia aveva tre anni e mezzo. Quel giorno era malata. Di solito, quando non stava bene, la portavo di più, perché lei stessa mi portava la fascia, come per dirmi: "portami." Ma quel giorno, quando ho voluto prenderla sulla schiena, lei ha fatto un passo indietro e ha detto: "Mamma non sono più un bebè!" E cosi fu...

Il mio cuore ha pianto tanto, e ho dovuto imparare a trovare delle nuove strategie senza fascia. La fascia mi aveva dato un tempo per imparare, un tempo di sollievo. Con la fascia ho trovato con i miei figli vicinanza, incontro, serenità, tranquillità, sicurezza, contenimento, fierezza, forma fisica e praticità.

Isabelle

* * *

Conoscemmo la fascia nel 2002, ad un incontro alla festa della Rete Lilliput a Villa Buri (VR). Io e mio marito Emanuele ne rimanemmo entusiasti, ma ancora non avevamo figli e quindi era solo una "bella idea".

Quando nell'agosto 2004 nacque Anna, facemmo il corso e usammo la fascia per portare la nostra bambina in casa, nelle passeggiate, ovunque ci spostassimo: sul lungolago, al museo, in montagna, al mare, al supermercato, in visita ai parenti, alla sagra parrocchiale, a Messa.

Tenere Anna nella fascia è stato un modo per coccolarla, per tenercela vicino, in intimità con noi, insomma per amarla.

Tante volte ci siamo detti la fortuna di aver conosciuto la fascia, chissà se senza avremmo provato le stesse emozioni!

Con la fascia, accudire Anna e ora Maria (che ha un anno di vita) non ci è pesato particolarmente. Ci pare di essere riusciti a calmare i loro pianti, a facilitare il loro sonno e a dar loro quella sicurezza che ora le rende curiose verso il mondo.

In certi momenti siamo stati criticati, però sentire che le bambine stavano bene ci rendeva sicuri della nostra scelta. È pur vero che in molti casi l'uso della fascia ha suscitato invece curiosità, interesse, simpatia in coloro che incontravamo.

Naturalmente ogni scelta genera un senso di appartenenza. Noi non fa-

cevamo parte del "popolo della carrozzina", magari griffata. Ci sentivamo vicini ai milioni di genitori che portano i loro piccoli, soprattutto in Africa e in Sud America.

In un certo senso "portarcele addosso" ha fatto bene anche a noi: ci siamo sentiti noi stessi coccolati dalle nostre bambine.

L'unico inconveniente della fascia è che, essendo essa poco ingombrante, è un attimo partire per un viaggio e dimenticarla a casa. Come quella volta, a Pasquetta, che dopo esserci disperati abbiamo rimediato utilizzando un comune lenzuolo. Anche così funziona.

Luciana

* * *

Appunti di diario di una nonna

La prima volta che ho visto la bambina non l'ho proprio vista. Piuttosto ho visto mia figlia, sua madre, che aveva una protuberanza all'altezza del busto, infagottata stretta con un tessuto che sembrava incrociato diverse volte. A guardare bene, in alto c'era una piccola apertura, un'idea di capelli neri.

La bambina della mia bambina. Ciao mamma, disse mia figlia, e tutto a un tratto questo "mamma" mi suonò strano, come se la parola fosse cambiata o meglio avesse acquisito un significato diverso. Mia figlia, che a vent'anni giurò di non avere figli, che a venticinque disse che eventuali figli si sarebbero dovuti adeguare a lei e non viceversa, che andava per strade inconsuete, mia figlia, che se n'è andata di casa e di paese, che da allora ha vissuto la sua vita parlando una lingua che non è quella di sua madre, mia figlia a trentacinque anni portava addosso la sua bambina, era raggiante, anche se attorno agli occhi notavo segni di stanchezza. Intuii che nonostante tutto forse era la cosa più coerente che avesse mai fatto (non detto).

Le tre settimane seguenti le passai con mia figlia, il suo compagno e la loro figlia. La bambina piangeva tanto, preferibilmente di sera. "Anche tu hai pianto tanto i primi tre mesi", dissi a mia figlia," tuo padre si chiedeva perché tu non potessi piangere quando lui non c'era. Non sopportava sentirti piangere. Ti portavo in braccio, allora."

Cinque mesi più tardi andai di nuovo a trovarle. Ora la bambina si vedeva bene. La testa, praticamente senza capelli, spuntava dritta e curiosa dal telo e seguiva i movimenti di sua madre. Le gambe, rotondeggianti, a cavallo, stringevano il fianco di mia figlia, le braccia erano libere e a ogni movimento improvviso la bambina si aggrappava a un lembo di tessuto, del telo o della maglia di sua madre. Rideva e mi guardava incuriosita.

A dodici mesi la bambina mi veniva incontro sulle proprie gambe. A metà strada verso di me però si girava, correva verso sua madre, alzando le braccia. In braccio. Mia figlia rideva. Ciao mamma, disse.

In braccio a sua mamma, la bambina aveva di nuovo l'aria contenta e lo sguardo attento. Mi misurava. Ciao, dissi.

Mia figlia mise la bambina sulla schiena per permetterle di darsi al sonno, disse. Facemmo una passeggiata , all'inizio la bambina guardava a destra e a sinistra, poi a un tratto baciò un paio di volte il collo di sua madre, quindi appoggiò la testa. Qualche attimo più tardi la vidi scivolare nel sonno, mentre io e sua madre parlavamo e ci godevamo l'aria della passeggiata nel bosco. A sedici mesi dormiva accoccolata addosso a sua madre. Da quando ero arrivata non l'avevo ancora sentita piangere.

Ora ha cinque anni.

Sono grande, dice. La sua mamma non la porta più da tempo. Ma a volte (e non l'ho ancora detto a nessuno), in alcuni momenti, mi sembra di vedere ancora quel telo avvolgere entrambe, madre e figlia.

E devo dire che quella visione mi mette una strana sensazione di dolore e di pace. Dolore se guardo al mio passato da bambina, così diverso, e al passato che condivido con mia figlia da bambina. Pace, forse, perché non tutto e per forza deve ripetersi di generazione in generazione. Perché davvero è possibile scegliere e cambiare.

una nonna

* * *

Una storia di …'fasce'

Penso che portare i piccoli sia un'esperienza fantastica di scambio reciproco. Il tema è anche quello di farsi tras-portare dai bimbi alla scoperta del mondo mentre li aiutiamo a conoscerlo portandoli… in montagna, in città, sui tram, nelle stazioni dei treni, nei boschi, attraverso la natura, nella vita di tutti i giorni, anche a casa, in un gioco di scambio continuo di esperienze ed emozioni.

Qualche estate fa mi sono trovata in Corsica alla scoperta di una spiaggia molto bella, ma un po' difficile da raggiungere. Ero con la piccola Nicoletta e il mio compagno Fabrizio insieme ad amici comuni con una bimba poco più piccola della nostra. Un trekking di 20 minuti con bimbi di 2 anni e mezzo e quasi 2. Noi avevamo portato la fascia, ma i nostri amici neppure lo zaino porta-bimbi da montagna, lasciato a casa in quanto troppo ingombrante. Eppure ci tenevano così tanto a venire con noi!

Il trekking non era poi così difficile, ma bisognava camminare tra sterpi e qualche dirupo, in salita e in discesa, a tratti sotto il sole e per altri tratti anche all'ombra degli alberi, partendo perlopiù alle 8 del mattino. Era possibile, ma solo portando le bimbe (12-13 kg l'una…) addosso, perché a piedi era ancora troppo difficile per loro.

Ebbene, non avendo altre fasce se non la nostra, ho deciso di proporre ai nostri amici di provare a portare la piccola con un asciugamano da mare, di quelli in microfibra, molto sottile ma resistente e soprattutto a due piazze, quindi abbastanza ampio per tenere la bimba. Però all'africana, cioè come fosse stato un khanga. La mamma se la sentiva e così abbiamo creato insieme il modo e…via!

Che bello è stato! Siamo riusciti a fare il tragitto in maniera esemplare. E le piccole al ritorno si sono addormentate nelle rispettive 'fasce'. Erano compagne di nido, molto legate tra loro, e si sono divertite un mondo.

L'esplorazione del mondo in quell'occasione è stata fantastica! Un percorso che dopo qualche minuto diventava una discesa verso il mare e poi si apriva e ci mostrava una distesa di sabbia incontaminata… una sabbia a onde descritte dall'acqua, trasparente e pulita come mai, se non in Grecia, avevo avuto modo di vedere.

E le bimbe ci hanno regalato a loro volta la possibilità di vedere il mondo con gli occhi di un bimbo che ti saltella sulla schiena e ti indica con il dito le ragnatele, i fiori, le spine e il mare... e vuole l'acqua, o 'uaua' come diceva mia figlia fino a poco tempo fa ancora, e ti fa capire che vuole farsi portare giù dalla schiena per averla.

Uno scambio fantastico di esperienze e di emozioni, da ricordare...

Rosanna Carabellese

* * *

Solo un pezzo di stoffa?

"La fascia lunga non è magica, è solo un pezzo di stoffa, è l'uso che se ne fa che la trasforma in un efficace strumento di relazione, di ascolto, supporto e libertà." *Come istruttrice Portare i Piccoli lo ripeto di frequente. Come mamma però non ho mai potuto fare a meno di attribuire a quel "semplice" pezzo di stoffa qualcosa in più: la fascia come complice, salvagente, stampella, qualche volta anche come sacrificio o una complicazione, una camicia di forza o un abito bellissimo che calza a pennello, una bandiera...*

A dire il vero le ho attribuito un valore simbolico ancora più intimo: a mio parere ogni stoffa per ogni mamma rappresenta e racconta la relazione con il suo bambino e le sue caratteristiche.

L'ho osservato con lo sguardo da psicomotricista , l'ho sentito toccando e usando le fasce dei miei bambini, l'ho potuto confermare con i racconti di diverse mamme sul loro modo di percepire la fascia: colore, elasticità, morbidezza o ruvidezza, malleabilità, resistenza, comodità,... rispecchiano il modo di sentire la relazione con il cucciolo portato, una persona nuova, simile o diversa, facile o difficile, desiderata o inaspettata, riconosciuta o una quotidiana sorpresa!

Il mio primogenito è profondo e tenero come la sua fascia arancione, intenso e affidabile ma lento a "mollare gli ormeggi"; la piccola invece è fresca e luminosa come la sua fascia in lino bianca e come questa ruvida e difficile da legare! ...e tanti altri neonati ricevono gli stessi aggettivi delle loro fasce...o viceversa: leggeri, difficili, "lunghi" o ingombranti, allegri, "tosti", unici, delicati, complicati, cedevoli, soffocanti o ariosi, e mille altri usciti dalle parole delle mamme.

Perdere tempo per scegliere e acquistare una fascia dà spazio a considerazioni apparentemente banali (Piacerà anche a papà? Avrò caldo? Cambierà umore al mio bimbo una fascia nera? Però è elegante...) ma che esprimono anche la nostra attenzione di mamme-portatrici e raccontano della coppia mamma-bebè. In tantissime culture in fondo i supporti per portare sono vere opere d'arte cucite o decorate a misura per il nuovo nato, perchè non dovrebbe essere così anche per noi?

E anche una fascia prestata o regalata o comprata d'occasione porta un suo significato: come i figli non sempre sono come li immaginavamo, o possiamo non sentirli così "nostri" ma ospiti "in prestito" in attesa di diventare grandi, possono essere "regali" d'amore, o venire accolti/accettati per quello che sono...anche se non proprio del "nostro" colore...!

Silvia Cavalli

* * *

La mia esperienza con la fascia

Sono mamma di due splendidi bambini, Valerio e Tiziano. Per noi il contatto è sempre stato fondamentale.

Prima di avere il mio primo figlio immaginavo le mie passeggiate con lui, dove avrei spinto con amore la carrozzina che lo conteneva. Quindi abbiamo ordinato la carrozzina più bella, per noi era un gesto d'amore verso il nostro bimbo. Poi è nato Valerio. La carrozzina non l'abbiamo mai utilizzata, lui piangeva appena lo mettevo giù, e io comunque non riuscivo ad andare in giro per i marciapiedi di Milano con quel transatlantico, era difficile da muovere e poco sicuro.

Un amico di famiglia mi ha consigliato il marsupio, e finché ho potuto l'ho portato con quel supporto. La scomodità del marsupio era compensata dalla felicità che provavo nell'averlo vicino e dal fatto che Valerio amava essere portato. Tre anni dopo è nato Tiziano, e per caso ho sentito parlare della fascia come modalità per portare i bambini. È stato amore a prima vista. Entrambi i miei bambini mi hanno fatto capire da subito il loro bisogno di contatto, e io stessa avevo bisogno di sentirli vicini. La fascia mi ha permesso, in maniera molto più completa e "coinvolgente/avvolgente" rispetto ad altri supporti (come il marsupio, appunto) di soddisfare questo nostro bisogno. Portare Tiziano in fascia mi ha aiutato a creare con lui uno scambio molto profondo. Da subito sono entrata in sintonia con lui e riuscivo a capirlo molto bene, e la cosa era reciproca! Siamo entrati in simbiosi, e questo scambio, questa relazione avveniva anche quando era fuori dalla fascia.

Con il passare del tempo diminuiva il portare, e Tiziano è diventato presto un bambino autonomo e socievole. Ma la fascia è rimasta una nostra amica, un simbolo della nostra relazione. Ci ha aiutato nei momenti di separazione, quando sono rientrata al lavoro. Uscivo da casa la mattina con il mio bimbo in fascia e lo riportavo a casa in fascia al ritorno dall'ufficio. In pochi minuti ci ritrovavamo e mi sembrava di recuperare le ore di separazione della giornata.

C'è stato un altro effetto che la fascia ha avuto su di me: ha scatenato una serie di emozioni sopite nel tempo, un percorso di autoconsapevolezza che ha lavorato su lacune della mia prima infanzia. Come molte donne della mia generazione, sono stata accudita secondo la teoria del distacco precoce dalla madre e dell'accudimento a distanza (carrozzina, lettino, biberon ecc.); portare i miei bambini mi ha permesso di recuperare e soddisfare il bisogno di contatto che io stessa avevo da piccola.

Dopo aver portato con gioia, e aver visto gli effetti positivi sui miei bambini, ho deciso di diventare un'Istruttrice Portare i Piccoli, per offrire alle mamme l'opportunità di conoscere la fascia e di portare a loro volta i loro bimbi. Credo fermamente che portare in fascia contribuisca a creare le basi sicure nei primi anni di vita. Soddisfare i bisogni primari dei bambini fa sì che diventino adulti consapevoli, capaci di cambiare il mondo e renderlo un luogo di amore e di pace.

Gabriella

* * *

La gioia di portare

Quando nacque la mia primogenita non conoscevo assolutamente nulla sul portare con la fascia, ma sentivo che il passeggino e la carrozzina tenevano distante la mia bimba da me. Sentivo invece che doveva stare con me, e che fosse il contatto una cosa naturale. Così cominciai da autodidatta a ricercare nei negozi e in internet qualcosa di "alternativo". Dopo sei mesi e soldi spesi tra marsupi vari scoprii la fascia lunga. Non sono però mai riuscita a "comprenderla" completamente nonostante le istruzioni cartacee e i vari video amatoriali disponibili in rete. Ho continuato a portare la mia bimba e poi anche Zoe, la seconda, soprattutto con il mei tai, ma non mi sono mai innamorata di questa modalità. La trovavo semplicemente giusta. Proprio per questa mia convinzione ho deciso di partecipare al corso di Esther per diventare istruttrice PIP. E qui sono rinata. Ho compreso la natura che mi muoveva a sostenere questo approccio perché si tratta proprio di ritrovare la naturalezza e la gioia di stare insieme ai propri cuccioli, oltre che offrire loro tutto ciò di cui hanno bisogno per uno sviluppo sano e sereno: i propri genitori, il loro corpo, la loro disponibilità... l'esserci. E questa mia nuova consapevolezza la sto vivendo con le mie bimbe che mi insegnano a stare insieme, che mi chiedono di ascoltarle e io con le competenze "giuste" affronto serenamente e con amore le loro esigenze e la mia gioia incontenibile nel farlo.

Doris de Toni

* * *

Il "lavoro" di Istruttrice Portare i Piccoli offre una grande possibilità di arricchimento personale che viene da ogni bimbo, da ogni mamma e dalle loro storie. L'esperienza per me più emozionante fino a ora è stata l'incontro con M. e la sua mamma. Rifiutata durante la gravidanza, abbandonata alla nascita, abbandonata dalla prima famiglia adottiva dopo aver scoperto la disabilità visiva, finalmente accolta, nel vero senso della parola, da una famiglia che ha saputo cogliere le emozioni e l'estremo bisogno di contatto, di rassicurazione, di riconquista della fiducia, di sentirsi amata e accettata di questa splendida bambina dagli occhioni dolci.

"La storia con la mia bambina è un po' speciale nel senso che dal sapere che sarei diventata la sua mamma al conoscerla è passata solo una settimana. Appena ho conosciuto la mia piccolina ho immediatamente sentito il bisogno di sentirmi un tutt'uno con lei, ma questa cosa era fisicamente difficile perché prima di tutto eravamo estranee fino a quel momento e poi perché, a causa un ingombrante divaricatore per displasia dell'anca, la sua unica posizione privilegiata era verso l'esterno. Io invece avevo bisogno di sentirla sul mio petto, di sentire il suo respiro, di guardala dormire attaccata a me ed ero convinta che anche lei ne avesse estremo bisogno.

Si è presentata così la possibilità di prendere in considerazione il mei tai. Premettendo che mia figlia odia sentirsi costretta all'interno di qualsiasi cosa e il classico marsupio non lo si poteva nemmeno provare, ero un po' titubante rispetto al mei tai e invece la sorpresa è stata bellissima perché non ne era assolutamente infastidita e anzi, dalla prima volta che l'ho portata sul mio petto, ha cominciato a lasciarsi andare su di me mentre prima non lo faceva in quanto voleva sempre stare con il viso rivolto all'esterno; il massimo dell'emozione è stato quando si è addormentata stretta a me e finalmente ho potuto sentire il suo respiro e guardarla riposare serena. E lei ha potuto "sentire" me! Da qui l'attaccamento è diventato sempre più sicuro.

Un aspetto non meno importante è relativo al fatto che la mia piccolina è ipovedente e quindi sembra vedere a distanza molto ravvicinata. La posizione viso a viso senz'altro ci permette di avere un contatto visivo importante, anzi fondamentale, gli occhi sono meno sfuggenti in quella posizione e lei sorride ai miei sorrisi, mi osserva, mi tocca il viso.

Sicuramente il portare con il mei tai è stato un grande aiuto per instaurare un legame profondo fatto di contatto e di calore, di desiderio di sentirsi una parte dell'altra pur essendo due persone distinte.

Questa è l'esperienza finora vissuta e ora stiamo a vedere cosa accadrà!

C.

Un esempio a mio avviso di come il portare sia un mezzo, uno strumento per facilitare la relazione e in questo caso un esempio delle capacità di recupero dei bambini, della resilienza che, se accolti e ascoltati anche nella loro rabbia, i bambini sanno mettere in campo.

Serena Pirovano

* * *

L'affascinante mondo del portare ha portato a me stessa, come persona, ostetrica e istruttrice Portare i Piccoli, la straordinaria opportunità di offrire un validissimo strumento di supporto relazionale e fisico alle mamme e ai bambini che mi ritrovo ad accompagnare e a sostenere in questo meraviglioso viaggio che è la vita. Come si sa, chi ben comincia è a metà dell'opera e questo direi che è proprio un bel modo per cominciare a sperimentare il mondo dopo la nascita; e la gioia e il benessere che vedo nell'espressione di mamme, papà e bambini è il riscontro più bello per essere ricompensati della passione che si mette nel proprio lavoro e nella propria vita!

Michela Z., Vicenza

* * *

Lettera a un bambino portato

L'esperienza con la fascia è arrivata per caso. Iniziò da un'esigenza logistica. In due anni tutti i membri della mia famiglia, me compresa, avevano avuto problemi di salute che avevano messo a rischio l'esistenza di tutti e quattro. Quando mi ritrovai per la prima volta fra le braccia il mio secondo figlio ero già stanca; la primogenita aveva solo due anni e mio marito stava ancora recuperando la sua salute: mi servivano altre due braccia, ma ero sola.

Allora arrivò la fascia lunga, sentii di potermi fidare e quello che mi restituì superò le aspettative, perché era un modo di entrare in ascolto con il mio piccolo e di esprimere la mia essenza di madre che non conoscevo ancora, perché come figlia non avevo ricevuto altrettanto, e quindi non avevo avuto la possibilità di impararlo.

L'istinto materno però c'era, lì da qualche parte nel profondo di me stessa, stava urlando perché voleva essere ascoltato ancora di più rispetto alla mia prima bimba; un istinto che mia madre mi ha trasmesso, ma che lei non ha avuto la possibilità di esprimere, come io ho potuto fare, grazie a quest'esperienza.

Per farvi capire meglio, sono solo in grado di tradurre le mie emozioni con questa lettera. La dedico ai miei genitori che mi hanno dato la vita, a mio marito che mi ha reso madre, ai miei figli che mi hanno dato l'oppor-

tunità di crescere, e a Esther che mi ha insegnato ad ascoltare il mio istinto materno, come non avevo ancora imparato a fare, per poter esprimere me stessa al meglio:

"Caro cucciolo mio,

portandoti "addosso" sono riuscita a esprimere l'essenza più profonda del mio istinto materno, e ad essere tutto questo:

Sono stata la tua Terra, dove hai imparato i tuoi primi movimenti seguendo i miei.

Sono stata il tuo Tempo, scandito ascoltando il battito del mio cuore.

Sono stata il tuo Nutrimento, alimentandoti con il mio amore e il mio seno.

Sono stata le tue prime Emozioni, attraverso i cambiamenti del mio respiro hai cominciato a conoscere la gioia e il dolore, l'inquietudine e la serenità.

Sono stata la tua Sicurezza, giorno per giorno, in qualsiasi situazione ci trovassimo, il mio corpo diventava un filtro da cui cominciavi a "spiare" il mondo, ti bastava solo starmi accanto.

Sono stata il tuo Spazio, dove percepire i confini del tuo piccolo corpo a contatto con il mio; e infine, amore mio, non ti dirò che sono stata la tua culla preferita, ma permettimi, ti dirò di più: sono stata la Custode dei tuoi sogni, perché solo quando dormivi in fascia assumevi quell'espressione che albergherà per sempre nella mia mente: il tuo volto si trasfigurava nella pace assoluta, eri così vicino a me eppure così lontano, sembrava che in quegli attimi, stessi tornando da quel luogo irraggiungibile da cui sei venuto, sembrava che in quegli attimi, potessi regalarmi un po' di ciò che sei stato quando ancora non eri mio.

Grazie cuccioli miei per avermi permesso di essere così importante, per sempre, la vostra mamma."

Beatrice Perinelli

Letteratura per approfondire e proseguire

Anzieu Didier, *L'io pelle,* Edizioni Borla, 1994.

Balsamo Elena, S*ono qui con te – L'arte del maternage,* Il leone verde, 2007.

Bowlby John**,** *Una base sicura,* Raffaello Cortina Editore, 1989.

Bowlby John, *Costruzione e rottura dei legami affettivi,* Raffaello Cortina Editore, 1982.

Bowlby John, *Attaccamento e perdita,* Vol 1,2,3 Bollati Boringhieri, 1999.

Brazelton T.Berry, *Il tuo bambino e il pianto,* Raffaello Cortina Editore, 2003.

Brazelton T.Berry, Greenspan Stanley, *I bisogni irrinunciabili dei bambini. Ciò che un bambino deve avere per crescere e imparare,* Raffaello Cortina Editore, 2001.

Catanzani Tiziana, Negri Paola, *Allattare un gesto d'amore,* Bonomi Editore, 2005.

Charpak Nathalie, *Una mamma canguro***,** edizioni Red!, 2006.

Chinosi Lia, *Sguardi di mamme,* Franco Angeli, 2002.

Cramer Bertrand, *Professione bebè*, Bollati Boringhieri, 1992.

Damasio Antonio, *L'errore di Cartesio,* Adelphi, 1994.

Damasio Antonio, *Alla ricerca di Spinoza,* Adelphi, 2003.

De Fiore Grazia, *Portare i bambini – contatto continuo come e perché,* Coleman Editore, 2006.

Didierjean-Jouveau, Claude-Suzanne, *Porter bebé,* Jouvence editions, 2006.

Filliozat Isabelle, *Il quoziente emotivo*, Piemme pocket, 2002.

Filliozat Isabelle, *Le emozioni dei bambini, comprenderli significa aiutarli a crescere,* Piemme pocket, 2004.

Fontanel Beatrice, d'Harcourt Claire, *Il grande libro dei piccolissimi bebè,* Mondadori,1997.

Fontanel Beatrice, d'Harcourt Claire, *Bebè del mondo,* L'ippocampo, 2007.

Fromm Erich, *Avere o essere?,* Mondadori, 1991.

Gerhardt Sue, *Perchè si devono amare i bambini,* Raffaello Cortina Editore, 2006.

Gloeckler M, Goebel W, *La salute del bambino,* Armando Editore, 1994, sec. ristampa 1997.

Gonzalez Carlos, *Besame mucho – Come crescere i vostri figli con amore,* Coleman Editore, 2005.

Gottschalk-Batschkus Christine, Schuler Judith, Ed., *Ethnomedizinische Perspektiven zur fruehen Kindheit,* Verlag fuer Wissenschaft und Bildung, Berlin,1996.

Harms Thomas Ed., *Auf die Welt gekommen,* Ulrich Leutner, 2000.

Hassenstein Bernhard, V*erhaltensbiologie des Kindes,* Piper, 1987.

Hatch Frank, Maietta Lenny, *Kinestethics Infant Handling,* Hans Huber, 2004.

Honegger Fresco Grazia, *Facciamo la nanna,* Il leone verde, 2006.

Janus Ludwig, *Come nasce l'anima – la nostra vita psichica prima e dopo la nascita,* Mediterranee, 1997.

Kirkilionis Evelin, *Ein Baby will getragen sein,* Koesel Verlag, 2002.

La casa di tutti i colori, *Mille modi di crescere,* Franco Angeli, 2002.

Largo Remo H, *Babyjahre,* Piper, 2001.

Leboyer Frederick, P*er una nascita senza violenza,* tascabili Bompiani, 2003.

Leboyer Frederick, *Shantala,* Sonzogno, IV edizione, 2006.

Ledoux Joseph, *Il cervello emotivo,* Baldini Castoldi Dalai Editore, 2006.

Liedloff Jean, *Il concetto del continuum – Ritrovare il benessere perduto*, La meridiana, 1994.

Lin Brenda et al., *Bonding via Baby carriers,* Les Enphants Co., 2001.

Mahler Margaret, *La nascita psicologica del bambino,* Bollati Boringhieri, 1978.

Manns Anja, Schrader Anne Ch., *Ins Leben tragen,* VWB, 1995.

Marcovich Marina, de Jong Maria Th., *Fruehchen-zu klein zum Leben?,* Rowohlt TBV, 1999.

Maurer Willi, *Zugehoerigkeit,* Doné Eigenverlag, Aranno, 2000 .

McClure Vimala, *Massaggio al bambino messaggio d'amore,* Bonomi Editore, 2000.

Mehler Jacques, Dupoux Emmanuel *Appena nato,* Mondadori,1992.

Mocciaro Rosario, Bocci Tiziana, M*arsupi d'amore,* edizioni Kappa, 2004.

Montagu Ashley, *Il linguaggio della pelle,* Vallardi, 1981.

Negri Paola, *Tutte le mamme hanno il latte,* Il leone verde, 2005.

Odent Michel, *L'acqua e la sessualità*, edizioni red!, 1991.

Odent Michel, *L'agricoltore e il ginecologo,* Il leone verde edizioni, 2006.

Odent Michel, *Abbracciamolo subito,* edizioni Red!, 2006.

Prekop Jirina, *Il piccolo tiranno,* edizioni Red!, 2000.

Prekop Jirina, *Haettest du mich festgehalten, Grundlagen und Anwendung der Festhaltetherapie,* Goldmann, 1992.

Renggli Franz, *Angst und Geborgenheit*, Ex Libris, 1975.

Renggli Franz, *L'origine della paura,* Magi Edizioni, 2004.

Rinaldi Niccolò, *L'invenzione dell'Africa,* edizioni la meridiana, 2005.

Sarvady Andrea, *Baby Gami,* magazzini Salani, 2005.

Schmid Verena, *Venire al mondo e dare alla luce,* Apogeo, 2005.

Solter Aletha J, *Il bambino consapevole,* la Meridiana – partenze, 1997.

Stacherl Sonia, *Naehe und Geborgenheit,* Walter Verlag,1997.

Stern Daniel N, *La costellazione materna,* Bollati Boringhieri, 1995.

Stern Daniel, Bruschweiler N, *Nascita di una madre*, Oscar Mondadori, 1999.

Van den Peerebom Ingrid, *Peau à peau – technique e pratique du portage,* Jouvence editions, 2006.

Van Hout IC, *Lieve lasten – hoe kinderen gedragen worden,* Tropenmuseum Amsterdam, 1993.

von Zglinicki Friedrich, *Die Wiege,* Pustet, 1979.

Welch Martha G, *L'abbraccio che guarisce,* edizioni red!, 2006.

Winnicott Donald W, *Dalla pediatria alla psicoanalisi,* G.Martinelli & C., Firenze, 1991.

Winnicott Donald W, *Mother and Child: a Primar of First Relationship,* Basic Books, NY, 1957.

Winnicott Donald W, *I bambini e le loro madri,* Raffaello Cortina Editore, 1987.

Per i bambini:

Bernhard Emery and Durga, *A ride on mothers back, a day of baby carrying around the world,* Gulliver books, Harcourt Brace & Co., 1996.

Bougeault Pascale, *Mimi et Angelo,* l'école des loisirs, Paris, 1994.

Link e indirizzi

Associazioni e siti specifici in Italia

Portare i Piccoli®

Il termine "portare i piccoli" nasce nel 2001 insieme alla nostra prima figlia e si sviluppa e si evolve durante gli anni successivi. Alla nascita della nostra seconda bambina nel 2005 viene depositato come marchio; la registrazione definitiva avviene nel marzo del 2009. Ma che cos'è? "Portare i piccoli" è più di una dicitura semplice e fortunatamente efficace, che viene volentieri presa in prestito da chi si occupa oggi del tema:

• da più di dieci anni è sinonimo di informazione oggettiva rispetto al perché e il come portare i bambini piccoli addosso al proprio corpo.

• È da sempre un approccio multidisciplinare al tema, con una solida base di conoscenze e nozioni collegati tra biologia comportamentale, antropologia, e psicologia.

• Dal 2003 tutela la qualità della consulenza professionale e della formazione ad operatori, promuovendo esplicitamente la modalità del portare nel quadro della relazione genitore-bambino, nell'ascolto e nel rispetto reciproco e considerando i bisogni individuali di ciascuno.

• Dal 2003 "Portare i piccoli" è l'ombrello di una serie di etichette, prima mancanti in lingua italiana, che determinano e definiscono in modo univoco alcuni aspetti teorici e soprattutto le tipologie dei supporti pratici per portare (per esempio fascia lunga e fascia elastica). Definizioni che da diversi anni trovano ampio riscontro da chi si occupa del tema e dalle realtà commerciali che producono supporti specifici.

• Nel 2007, "Portare i piccoli" diventa il titolo del mio libro in cui, per la prima volta, spiego in modo ampio lo sviluppo del mio approccio e il significato più profondo che attribuisco alla modalità del portare i bambini.

• Dal 2001 ad oggi "Portare i piccoli" è sinonimo di un cammino per oltre millecinquecento coppie genitori-bambini che io e le mie colleghe istruttrici Portare i Piccoli abbiamo accompagnato e accompagniamo nel loro percorso individuale.

www.portareipiccoli.it
Dal 2002 sito di informazione dedicato al perché e al come portare. Curato da Esther Weber.

www.portareipiccoli.org
Sito ufficiale dell'Associazione culturale portare i piccoli, che da dieci anni promuove un'informazione e formazione oggettiva e indipendente rispetto al significato del portare i piccoli.

Dal 2013 l'associazione culturale ha sede a Milano, Via Monzambano 13.
Si trova su fb "associazione portare i piccoli". Email: associazione@portareipiccoli.org

BLOG DI ISTRUTTRICI PORTARE I PICCOLI

www.mammacanguro.blogspot.it
www.mammematte.org
www.bambinonaturale.it/le-nostre-rubriche/camminare-con-i-bambini/
www.alberoestella.it
www.assocazioneilmelograno.it
www.conipiedinellemani.it

ALTRE REALTÀ CHE PROMUOVONO IL PORTARE IN ITALIA:

http://www.bambigioi.it
http:// www.scuoladelportare.it
http.//www.bimbinfascia.it

LINK COMMERCIALI IN ITALIA

Nella pagina dei link commerciali su www.portareipiccoli.it/link.htm segnaliamo solo dei link per l'acquisto di supporti di ottima e comprovata qualità. Alcuni supporti di qualità sicura qui di seguito:

FASCIA LUNGA

• fascia lunga Bellicomeilsole, www.bellicomeilsole.it

• fascia lunga Didymos, www.didymos.de

• fascia lunga Lana, in Italia da: www.superbimbi.com

• fascia lunga ctm altromercato, presso le botteghe del mondo e negozi ctm altromercato

• Fascia lunga Neobulle, tra altre una fascia lunga di cotone biologico certificato, filiera di produzione francese, www.neobulle.com, in Italia da: www.bebevda.com

Elenco dei link aggiornato sul sito www.portareipiccoli.org

FASCIA ELASTICA

- Tricot Slen della Babylonia
    - in Italia da: http://www.bambigioi.com oppure da un rivenditore di zona

TIPO MEI TAI

- BB Tai di Babylonia
    - in Italia da http://www.bambigioi.com oppure da un rivenditore di zona

- Didy Tai della Didymos
    - http://www.didymos.de/.it

TIPO AMACA

- BB Sling di Babylonia
    - in Italia da http://www.bambigioi.com oppure da un rivenditore di zona
- Didy Sling di Didymos
    - http://www.didymos.de/.it

TIPO MARSUPIO

- Ergobabycarrier
    - http://www.ergobaby.eu/it/
- Manduca
    - http://www.manduca.de
    - in Italia da rivenditore di zona o per corrispondenza

Indice

In questa collana sono già apparsi:

Michel Odent, *L'Agricoltore e il Ginecologo - L'industrializzazione della nascita,* p. 134, € 16,00

Claudia Benatti-Franco Ambrosi-Carla Rosa, *Vaccinazioni tra scienza e propaganda - Elementi critici di riflessione,* p. 186, € 16,00

Ibone Olza - Enrique Lebrero Martínez, *Il parto cesareo - Solo se indispensabile, sempre con rispetto,* p. 193, € 18,00

Grazia Honegger Fresco, *Facciamo la nanna - Quel che conviene sapere sui metodi per far dormire il vostro bambino,* p. 139, € 14,00

Antonella Randazzo, *Bambini psico-programmati - Essere consapevoli dell'influenza della pubblicità, della TV, dei videogiochi,* p. 183, € 16,00

Elena Balsamo, *Sono qui con te - L'arte del maternage,* p. 245, € 16,00

Esther Weber, *Portare i piccoli - Un modo antico, moderno e... comodo per stare insieme,* p. 278, € 18,00 Seconda edizione

Carlos Gonzalez, *Un dono per tutta la vita - Guida all'allattamento materno,* p. 360, € 22,00

Sara Honegger, *Un mondo di pappe - I saperi delle mamme nell'alimentazione del bambino da 0 a 6 anni*, p. 143, € 14,00

Giorgia Cozza, *Bebè a costo zero - Guida al consumo critico per neomamme e futuri genitori,* p. 277, € 18,00 Seconda edizione

Jan Hunt, *Genitori con il cuore - I bambini si comportano così come vengono trattati*, p. 128, € 16,00

Franco De Luca, *Bambini e (troppe) medicine - Difendersi dall'eccessiva medicalizzazione dei nostri figli,* p. 123, € 14,00

Eugenio Serravalle, *Bambini super-vaccinati - Saperne di più per una scelta responsabile* p. 352, € 20,00 Seconda edizione

Isabelle Fox, *Sempre con lui - I vantaggi di essere un genitore a tempo pieno* p. 218, € 18,00

Gordon Neufeld-Gabor Maté, *I vostri figli hanno bisogno di voi - Perché i genitori oggi contano più che mai,* p. 370 € 25,00

Paola Negri, *Sapore di mamma - Allattare dopo i primi mesi,* p. 178, € 16,00

Giorgia Cozza, *Quando l'attesa si interrompe - Riflessioni e testimonianze sulla perdita prenatale,* p. 208, € 16,00

Alfie Kohn, *Amarli senza se* e senza *ma - Dalla logica dei premi e delle punizioni a quella dell'amore e della ragione,* p. 208, € 20,00

Elena Balsamo, *Libertà e amore - L'approccio Montessori per un'educazione secondo natura,* p. 356, € 20,00

Alessandra Bortolotti, *E se poi prende il vizio? Pregiudizi culturali e bisogni irrinunciabili dei nostri bambini*, p. 232 € 16,00

Eva Benso, *La dislessia - Una guida per genitori e insegnanti: teoria, trattamenti e giochi.* p. 160 € 18,00

James J. McKenna, *Di notte con tuo figlio - Il sonno condiviso in famiglia,* p. 144 € 14,00

Elena Dal Prà, *Via il pannolino! Come dare l'addio al pannolino in una prospettiva educativa, etica ed ecologica*, p. 148 € 15,00

Claudia Porta, *La mia mamma sta con me - Conciliare famiglia e lavoro grazie a Internet*, p. 170 € 16,00

Paola Negri, *Tutte le mamme hanno il latte - Quello che tutti dovrebbero sapere sull'allattamento e l'alimentazione artificiale*, p. 254 € 18,00 Seconda edizione

Giorgia Cozza, *Me lo leggi? - Racconti, fiabe e filastrocche per un dialogo d'amore con il nostro bambino,* p. 280, € 18,00

Claudia Porta, *Giochi con me? - Tanti modi creativi per accompagnare i nostri figli nella crescita*, p. 178 € 16,00

Elisa Artuso, *Eco-famiglie - Riflessioni, esperienze, idee per una maggiore consapevolezza e un orientamento più sostenibile*, p. 210 € 16,00

Elena Balsamo, *Nato prima del tempo - Sacralità della nascita e accoglienza amorevole al neonato prematuro*, p. 132 € 14,00

* * *

Dagli autori della collana *Il bambino naturale* nasce su Internet un luogo di discussione, dove i temi legati al mondo dei più piccoli sono affrontati in una prospettiva diversa, lontana dagli interessi industriali e commerciali, tipici del mondo moderno:

www.bambinonaturale.it

Si tratta di un sito concepito per offrire ai genitori gli strumenti necessari per trasformarsi in consumatori critici, che valutano con attenzione mentre scelgono per i propri figli, perché conoscono le relazioni che collegano il sistema dei consumi con l'ambiente, la società, l'economia, l'etica.

Finito di stampare
nel mese di Gennaio 2013 presso
Graphicolor, Città di Castello (PG)